Heilende Punkte

Weltbild Taschenbuch

Über den Autor:

Michael Reed Gach, Ph. D. ist Gründer und Direktor des »Acupressure Institute« in Berkley, Kalifornien. Er entwickelte das Acu-Yoga-System und ist Auto mehrerer Bücher zum Thema Akupressur.

Michael Reed Gach

Heilende Punkte

Akupressur zur Selbstbehandlung von Krankheiten

Weltbild

Die amerikanische Originalausgabe erschien unter dem Titel
»Acupressure's Potent Points« bei Bantam Books, New York.

Einkaufen im Internet:
www.weltbild.de

Genehmigte Lizenzausgabe für Verlagsgruppe Weltbild GmbH,
Steinerne Furt, 86167 Augsburg

Umschlaggestaltung: bürosüd° GmbH – Andreas Pavelic, München
Umschlagfoto: © gettyimages
Satz: ba · br
Gesamtherstellung: CPI Moravia Books s.r.o., Pohorelice
Printed in the EU
978-3-8289-3530-3

2012 2011 2010
Die letzte Jahreszahl gibt die aktuelle Lizenzausgabe an.

Für meine Großmutter
die mir als kleinem Jungen mit Händen, Augen und Herz
die größte und bedingungsloseste Liebe entgegenbrachte.

Die Tiefe und Macht unserer gegenseitigen Zuneigung
gibt mir noch heute den Antrieb, anderen Menschen zu helfen,
indem ich sie die Kunst des Heilens mit den Händen lehre.

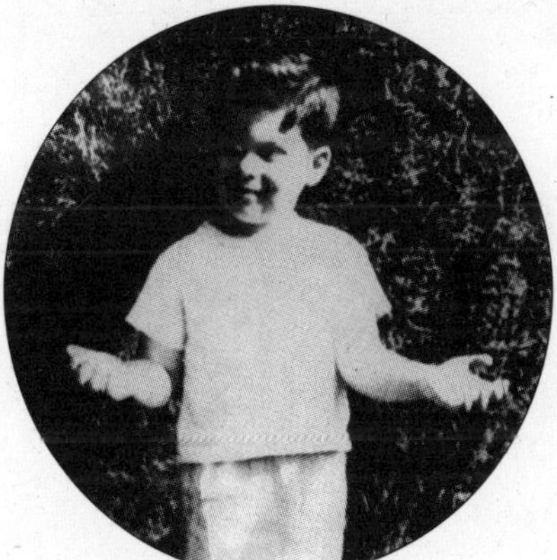

Danksagungen

Ich bin dankbar für die Liebe, die ich von meinen Eltern, Lehrern und Freunden empfangen habe. Insbesondere möchte ich meinen Schülern, Klienten, Mitarbeitern und dem Lehrkörper am Akupressur-Institut – seit über fünfzehn Jahren mein erweiterer »Familienkreis« – für die professionelle Unterstützung danken, die ich brauchte, um dieses Buch schreiben zu können.

Ich möchte allen meinen Lehrern danken, insbesondere Iona und Ron Teeguarden und Frank Chung, C. A., O. M. D., der mich in den praktischen therapeutischen Anwendungen der Akupressur-Energiepunkte unterwies.

Die Anleitung und die maßgeblichen redaktionellen Hinweise von Sally Zahner und Leslie Meredith verwandelten mein Manuskript in ein kompaktes Ganzes. Ich weiß ihre Einsicht, ihr Können und den enormen Arbeitsaufwand, den sie meinem Buch widmeten, zutiefst zu schätzen. Gina Velasquez möchte ich dafür danken, daß sie sich um den Gesamtablauf kümmerte, von redaktionellen Einzelheiten bis hin zur Koordination der Produktion.

Mein Dank gilt weiterhin Paul Abell, Ph. D., Pamela Clarke, Joseph Carter, C. A., Alice Hiatt, R. N., und Brian O'Dea, C. A., für die fachlichen Hinweise und Tips. Besonders dankbar bin ich für die Hilfe von Cathy Hemming und Patty Leasure bei der Veröffentlichung dieses Buchs.

Bezüglich der grafischen Gestaltung des Buchs hat Mary Sanichas mit ihrem High-Tech-Scanner und ihrer profunden Desktop-publishing-Erfahrung hervorragende Arbeit geleistet. Danken möchte ich auch Carrie Sealine für die organisatorische und redaktionelle Arbeit am Computer.

Es war mir eine Freude, wieder mit David Lehrer zusammenzuarbeiten, von dem die vorzüglichen Aufnahmen in diesem Buch stammen. Mein spezieller Dank gilt auch Joan Carol, Christel Busch und Gordon Pagnello für ihre anatomischen Zeichnungen.
Schließlich ist es mir ein Bedürfnis, auch den Modellen zu danken, die sich für dieses Buch zur Verfügung stellten:
Molly Beck, Joella Caskey, Pamela Clarke, Nathan Hiatt, Herb R. Jorgensen, Alexander B. Levin, Takami Matsumoto, Bill Mathers, Frank Nuessle, Gene Poferl, Mary Sanichas und Jo Ann Turner.

Inhalt

Vorwort

In diesem Buch ist in einfachen Schritten dargestellt, wie man an sich selbst Akupressur anwenden kann, um streßbedingte Beschwerden zu beheben, die sich körperlich oder emotionell bemerkbar machen. Die Energiepunkte und Selbsthilfetechniken ermöglichen es uns, selbst etwas für unsere Gesundheit zu tun. Natürlich sollte man trotzdem weiterhin zum Arzt gehen, um eine individuelle Untersuchung, Beratung und Behandlung durchführen zu lassen. Ich glaube aber, daß dieses Buch die persönliche Gesundheitsfürsorge sinnvoll ergänzt, weil man mit seiner Hilfe Wesentliches dazu beitragen kann, gesund zu werden und zu bleiben.

Dieses Buch ist kein Ersatz für den Rat des Arztes. Der Leser sollte regelmäßig alles, was seine Gesundheit betrifft, mit einem Arzt besprechen, insbesondere alle Symptome, die einer Diagnose oder ärztlichen Überwachung bedürfen. Vor der Anwendung von Akupressur sollte der Leser erst Teil I und das gesamte Kapitel über sein spezielles Gesundheitsproblem lesen und alle warnenden Hinweise in diesem Buch berücksichtigen. Schwangere sollten insbesondere Kapitel 3 beachten.

Teil I enthält allgemeine Informationen über Akupressur, ihren Ursprung, wie sie wirkt, wofür sie sich eignet und wofür nicht, was ein Akupressurpunkt ist, wie man die Punkte findet und wie man Fingerdruck anwendet.

Teil II enthält einundvierzig Kapitel mit ausführlich illustrierten Selbsthilfeverfahren für häufige Beschwerden von Akne über Kopfschmerzen bis hin zu Zahnschmerzen.

Die Gesundheitsstörungen sind in alphabetischer Reihenfolge angegeben, damit man schnell an der richtigen Stelle nachschlagen kann.

Als erstes bespreche ich das gesundheitliche Problem, nenne seine Gründe und gebe Tips, wie man es vermeiden kann. Daran anschließend zeige ich in einzelnen Programmschritten, wie man Akupressur anwendet. Fast jedes Kapitel endet mit einem Hinweis auf andere Kapitel, in denen weitere nützliche Punkte für die jeweilige Erkrankung angegeben sind. Zusätzlich erleichtert ein Register das Auffinden der Abschnitte, die darüber hinaus für Sie in Betracht kommen, und in Anhang B finden Sie die Energiepunkte in alphabetischer Reihenfolge mit den entsprechenden Seitenzahlen.

Es ist etwas Wunderbares, daß man sich selbst und anderen bei gesundheitlichen Beschwerden ohne teure Geräte, einfach mit den eigenen Händen, jederzeit und an jedem Ort helfen kann. Ich hoffe, daß dieses Buch den Leser in eine neue Dimension des Wohlbefindens führt – daß er nicht nur in die Lage versetzt wird, aktiv etwas für seine Gesundheit zu tun, sondern auch sein Bewußtsein für seine eigene heilende Energie und für seine mächtige Lebenskraft erweitert.

Teil I

Einführung in die Akupressur

Ursprünge, Anwendungsgebiete und Grundsätze

1 Was ist Akupressur?

Akupressur ist eine alte Heilkunst, bei der man mit den Fingern bestimmte Punkte auf der Hautoberfläche drückt, um die natürliche Selbstheilungskraft des Körpers anzuregen. Das Drücken dieser Punkte löst Muskelspannungen und regt den Blutkreislauf und die Lebenskraft des Körpers an, so daß eine schnellere Heilung eintritt. Bei der Akupressur werden dieselben Punkte benutzt wie bei der Akupunktur, jedoch wird bei der Akupunktur mit Nadeln gearbeitet, während man bei Akupressur den sanften, aber festen Druck der Hände (und sogar der Füße) benutzt. Die Wirksamkeit und Wirkungsweise der Akupunktur ist durch eine Fülle wissenschaftlicher Daten nachgewiesen und erklärt. Die Akupressur, die ältere Tradition, trat jedoch in den Hintergrund als die Chinesen die von der Technik unterstützten Stimulationsverfahren mit Nadeln und Elektrizität entwickelten. Die Akupressur ist aber nach wie vor die wirksamste Methode der Selbstbehandlung bei spannungsbedingten Erkrankungen.

Zu den größten Vorteilen der Akupressur gehört die Tatsache, daß man ihre heilende Berührung gefahrlos an sich selbst und anderen praktizieren kann, selbst wenn man noch keinerlei Erfahrung hat, solange man die Anweisungen befolgt und die warnenden Hinweise beachtet. Es entstehen keinerlei Nebenwirkungen durch Arzneimittel, weil es keine Arzneimittel gibt. Die einzige »Ausrüstung«, die man braucht, sind die eigenen Hände. Eine Akupressurtherapie kann man jederzeit und überall anwenden.

Meine klinischen Erfahrungen seit nunmehr achtzehn Jahren haben gezeigt, daß Akupressur bei der Beseitigung von Kopfschmerzen, Überanstrengung der Augen, Nebenhöhlenbeschwerden, Nackenschmerzen, Rückenschmerzen, Arthritis, Muskelschmerzen und streßbedingten Verspannungen hilfreich eingesetzt werden kann. Ich habe Hunderten von Akupressurschülern, Klienten und Freunden gezeigt, wie man (sich) mit Akupressur bei Geschwürschmerzen, Menstruationsbeschwerden, Kreuzschmerzen, Verstopfung und Verdauungsschwäche helfen kann. Mit Selbstakupressur kann man auch Angstzustände lindern und das Einschlafen fördern.

Susan, eine meiner Schülerinnen, litt infolge einer Nackenverletzung jahrelang an Schlaflosigkeit und gelegentlichen Kopfschmerzen. »Ich fühle mich ständig so erschöpft und abgespannt, Michael«, sagte sie. »Wie kann Akupressur mir helfen?«

Ich zeigte ihr mehrere Energiepunkte an ihren Fußknöcheln und am Hals für die Kopfschmerzen sowie einige Dehnungsübungen für den oberen Wirbelbereich gegen die Schlaflosigkeit. Zwei Wochen später berichtete mir Susan freudestrahlend: »Die Behandlung hat wirklich geholfen! Zum erstenmal seit fünfzehn Jahren habe ich die ganze Nacht gesund und ohne Unterbrechung durchgeschlafen!«

Akupressur läßt sich auch sehr gut dafür einsetzen, den Körper ins Gleichgewicht zu bringen und bei guter Gesundheit zu halten. Die heilende Berührung der Akupressur baut Spannungen ab, stärkt den Kreislauf und ermöglicht eine tiefe Entspannung des Körpers. Durch Linderung von Streßerscheinungen kräftigt Akupressur den Widerstand gegenüber Krankheiten und steigert das Wohlbefinden.

In der Akupressur betrachtet man lokale Symptome als Ausdruck des körperlichen Zustands im ganzen. So kann zum Beispiel Spannungskopfschmerz von der Schulter und vom Nakken ausgehen. Ziel der Akupressur ist also die Linderung von Schmerzen und Beschwerden sowie die Behandlung von Spannungen, bevor sich eine Krankheit entwickelt, das heißt, bevor durch die Anspannung und das Ungleichgewicht größerer Schaden entstehen kann. Durch eine Kombination von Selbsthilfemethoden wie zum Beispiel die Stimulation von Fernpunkten, Tiefatmung, Dehnungsübungen mit Entspannungstechniken kann man die körperliche Verfassung verbessern, so daß man sich frischer, gesünder und in größerer Harmonie mit dem eigenen Leben fühlt.

Vor einiger Zeit klagte Judy, eine meiner fortgeschrittenen Akupressurschülerinnen, über Nachtschweiß. Ihr stand eine schwierige Entscheidung über ihren künftigen Wohnort bevor, wobei auch noch eine gestörte Beziehung eine Rolle spielte. Ich stellte fest, daß ihr oberer Wirbelbereich durch Anspannung vorgewölbt war, und ich entdeckte weitere Verspannungen in ihrem Nacken. Ich zeigte ihr die Punkte für die Behandlung dieser Bereiche. Einen Monat später berichtete Judy, nachdem sie zweimal täglich Selbstakupressur angewandt hatte, daß die Verspannungen im oberen Wirbelbereich und ein »Kloß« tiefen Kummers verschwunden waren. Sie fühlte sich auch geistig klarer und objektiver im Umgang mit ihren Problemen. Vor allen Dingen aber war der Nachtschweiß, der sie zwei Monate lang geplagt hatte, verschwunden.

Alice, eine meiner älteren Patientinnen, klagte über eingeschränkte Beweglichkeit im Nacken mit schweren arthritischen Nackenschmerzen, die über die Schultern in ihre Arme sowie in den Kopf ausstrahlten. Nach ihrer ersten Akupressursitzung fühlte sie sich nicht nur besser, sondern besaß auch eine größere Beweglichkeit im Nakken. Zum erstenmal seit Jahren konnte sie ihren Kopf schmerzfrei in alle Richtungen bewegen. Nach einigen Wochen erkannte Alice, daß sie auch selbst mit Hilfe der Punkte unterhalb der Schädelbasis sowohl die Schmerzen wie auch die Steifigkeit im Nacken beseitigen konnte. Vor kurzem sagte sie mir, sie wende jetzt sofort Selbstakupressur an, sobald sie bemerkt, daß der Schmerz »hochkriecht«. Es ist möglich, daß diese verbesserte Beweglichkeit selbst wiederum eine weitere Verschlechterung verhindert.

Die Entstehung der Akupressur

Die Ursprünge der Akupressur sind so alt wie der instinktive Impuls, bei Kopfschmerz die Hände gegen die Stirn oder die Schläfen zu pressen. Jeder Mensch benutzt irgendwann einmal spontan seine Hände, um angespannte oder schmerzende Körperstellen zu halten.

Vor über fünftausend Jahren entdeckten die Chinesen, daß das Drücken bestimmter Körperstellen den Schmerz an der Stelle linderte, an der er auftrat, sich aber auch auf Körperstellen auswirkte, die vom Schmerz und dem Druckpunkt weiter entfernt lagen.[1] Mit der Zeit fanden sie weitere Stellen, die nicht nur den Schmerz linderten, sondern auch die Funktion bestimmter innerer Organe beeinflußten.

Während der Zeit der frühen chinesischen Dynastien, als Steine und Pfeile das einzige Kriegsgerät waren, berichteten viele Soldaten, die auf dem Schlachtfeld verwundet wurden, daß Krankheitssymptome, unter denen sie jahrelang gelitten hatten, plötzlich verschwunden waren. Solche seltsamen Berichte interessierten natürlich die Heilkundigen, die zunächst keinen logischen Zusammenhang zwischen der Verletzung und der daraufhin eintretenden Wiederherstellung der Gesundheit feststellen konnten. Nach jahrelangen sorgfältigen Beobachtungen entwickelten chinesische Ärzte dann Verfahren zur Heilung bestimmter Krankheiten, indem sie auf spezielle Punkte auf der Körperoberfläche schlugen oder in diese stachen.[2]

Wie im Falle der chinesischen Soldaten haben die Menschen zu allen Zeiten durch Probieren herausgefunden, wie sie sich selbst am besten helfen können.

1 Ilza Veith (Übers.), *The Yellow Emperor's Classic of International Medicine* (Berkeley: University of California Press, 1949). Ein altchinesischer medizinischer Text *(Huang-ti nei-ching)*, der dem legendären »Gelben Kaiser« (Huang-ti [2697–2597 oder 2674–2575]) zugeschrieben wird, wahrscheinlich aber erst im 3. oder 2. Jahrhundert v. Chr. entstanden ist.

2 Dr. Stephen Thomas Chang, *The Complete Book of Acupuncture* (Berkeley: Celestial Arts, 1976), 14.

Die Kunst und Wissenschaft der Akupressur wurde mit Hilfe der Fähigkeiten von Menschen praktiziert, deren Sensibilität so hoch entwickelt war, daß sie spüren konnten, wo Menschen mit Schmerzen verspannt waren, und wahrnehmen konnten, welche Fernpunkte das Problem beseitigen würden. Die Chinesen praktizieren Selbstakupressur seit über fünftausend Jahren als einen Weg, gesund und glücklich zu bleiben. Auch Sie können lernen, wie Sie die Behandlung, die Ihr Arzt durchführt, ergänzen können. Sie können Ihrem Körper helfen, sich von häufigen Beschwerden zu befreien, wie sie in diesem Buch beschrieben sind, indem Sie die richtigen Stellen drücken, die ich Ihnen zeigen werde. Wenn Sie diese Punkte ausprobieren, finden Sie vielleicht sogar andere, die bei Ihnen noch besser wirken.

Viele der Gesundheitsprobleme in unserer Gesellschaft, von Rückenschmerzen bis zur Arthritis, sind das Ergebnis einer unnatürlichen Lebensweise. Streß, Anspannung, mangelnde Bewegung, schlechte Ernährungsgewohnheiten und Haltungsfehler sind mit für die Epidemie der Degenerationskrankheiten in unserer Kultur verantwortlich. Die Akupressur ist eine Möglichkeit, dem Körper zu helfen, dem entgegenzuwirken und angesichts der Zwänge des modernen Lebens zu einem Ausgleich zu kommen.

Wie Akupressur wirkt

Akupressurpunkte, auch Energiepunkte genannt, sind Stellen auf der Haut, die auf bioelektrische Impulse im Körper besonders gut reagieren und diese Impulse rasch weiterleiten. Die fernöstlichen Kulturen stellen sich die Punkte traditionell als Kreuzungspunkte spezieller Bahnen vor, auf denen die bei den Chinesen *Chi* und bei den Japanern *Ki* genannte Lebensenergie fließt. Westliche Wissenschaftler haben mit Hilfe empfindlicher elektrischer Geräte dieses Netzwerk von Körperpunkten nachgewiesen und kartographiert.

Die Stimulierung dieser Punkte mit Druck, Nadeln oder Wärme

löst die Ausschüttung von Endorphinen aus, schmerzlindernden Neurotransmittern. Dadurch wird der Schmerz blockiert und die Versorgung des betroffenen Bereichs mit Blut und Sauerstoff verbessert. Dies bewirkt eine Entspannung der Muskeln und fördert die Heilung.

Weil Akupressur die zum Gehirn gesandten Schmerzsignale durch eine leichte, praktisch schmerzlose Stimulierung unterbindet, hat man sich die Wirkung so vorgestellt, daß sie die »Tore« des schmerzsignalisierenden Systems schließt und dadurch verhindert, daß Schmerzempfindungen über die Wirbelsäule zum Gehirn geleitet werden können.[1] Akupressur lindert aber nicht nur den Schmerz, sondern kann auch das Gleichgewicht des Körpers wiederherstellen, indem sie Spannungen beseitigt, die eine einwandfreie Körperfunktion beeinträchtigen und das Immunsystem behindern. Akupressur gibt dem Körper die Möglichkeit, sich an Umweltveränderungen anzupassen und Krankheiten abzuwehren.

Verspannungen treten bevorzugt an Akupressurpunkten auf. Wenn ein Muskel chronisch angespannt oder verkrampft ist, ziehen sich die Muskelfasern unter der Wirkung der Milchsäure zusammen, die sich infolge von Ermüdung, Trauma, Streß, chemischem Ungleichgewicht oder Mangeldurchblutung ansammelt. So kann man zum Beispiel bei starkem Streß nicht mehr richtig atmen. Bestimmte Akupressurpunkte lösen die Spannung in der Brust und lassen wieder tief atmen.

Wenn ein Punkt gedrückt wird, löst sich die Muskelspannung unter dem Druck des Fingers, wodurch sich die Fasern dehnen und entspannen können, das Blut wieder frei strömt und Gifte abtransportiert und ausgeschieden werden. Eine verbesserte Durchblutung bewirkt eine bessere Versorgung der betroffenen Bereiche mit Sauerstoff und Nährstoffen. Damit nimmt die Widerstandsfähigkeit des Kör-

1 T. Tan Leng, Margaret Y. C. Tan und Ilza Veith, *Acupuncture Therapy – Current Chinese Practice* (Philadelphia: Temple University, 1973).

pers gegenüber Krankheiten zu, und man lebt länger, gesünder und vitaler. Wenn das Blut und die bioelektrische Energie richtig fließen, steigert dies die Ausgeglichenheit, die Gesundheit und das Wohlbefinden.

Einsatzmöglichkeiten der Akupressur

Die Akupressurpunkte kann man in vielen verschiedenen Lebensbereichen nutzbringend einsetzen. Man kann mit Akupressur Streß bekämpfen, aber auch Sportverletzungen heilend beeinflussen und ihnen vorbeugen. Bei den sportlichen Veranstaltungen unterziehen sich die Teilnehmer vor und nach den Wettkämpfen einer Sportmassage. Die Akupressur ergänzt sportmedizinische Behandlungen, indem man unter Anwendung geeigneter Punkte und Massagetechniken den Muskeltonus verbessert, die Durchblutung anregt und neuromuskuläre Beschwerden beseitigt.

Die Chinesen wenden Akupressur seit Jahrtausenden auch als Schönheitsbehandlung an. Man kann mit den Energiepunkten Zustand und Tonus der Haut verbessern und die Gesichtsmuskeln entspannen, wodurch man ganz ohne Pillen etwas gegen Falten tun kann.

Die Akupressur ist wie gesagt kein Ersatz für die ärztliche Behandlung, stellt aber oft eine geeignete Ergänzungsmaßnahme dar. Sie kann zum Beispiel die Heilung eines gebrochenen Knochens beschleunigen, sobald dieser eingerichtet ist, aber auch einem Krebspatienten dabei helfen, mit seinen Schmerzen und Ängsten besser umzugehen.

Ebenso kann die Akupressur eine chiropraktische Behandlung wirksam begleiten. Durch eine Entspannung und Tonisierung der Rückenmuskulatur erleichtert und verbessert die Akupressur die Korrektur der Wirbelsäule, und die Wirkung hält länger an. In der Tat wurden die beiden Therapien im alten China ursprünglich parallel durchgeführt.

Menschen in psychotherapeutischer Behandlung können von der Akupressur profitieren, indem sie mit ihrer Hilfe das Körperbewußtsein steigern und besser mit Streß umgehen lernen. Wenn starke Gefühlsregungen kein Ziel finden und ungelöst bleiben, »speichert« der Körper die dadurch entstehenden Spannungen in den Muskeln. Die Akupressur kann helfen, das emotionelle Gleichgewicht wiederzuherstellen, indem sie die von unterdrückten Gefühlen herrührenden aufgestauten Spannungen löst.

Nach ihrer Art und Wirkungsweise lassen sich zwei Typen von Akupressurpunkten unterscheiden. Wenn man einen Punkt in demjenigen Bereich stimuliert, in dem man Schmerz oder Spannung empfindet, nennt man ihn einen lokalen Punkt. Derselbe Punkt kann aber auch bei Schmerzen in einem entfernt gelegenen Körperteil helfen; in diesem Fall spricht man von einem Fernpunkt. Die Fernwirkung wird über einen elektrischen Kanal des menschlichen Körpers vermittelt, einen sogenannten *Meridian.* Diese Meridiane sind Bahnen, die die Akupressurpunkte untereinander wie auch mit den inneren Organen verbinden. Die Meridiane sind Kanäle, durch die elektrische Energie durch den Körper fließt. Man stellt sie sich als Teil eines übergeordneten Kommunikationssystems der universellen Lebensenergie vor, die die Organe mit allen sensorischen, physiologischen und emotionellen Aspekten des Körpers verbindet. In diesem physischen Energienetz gibt es Schlüsselpunkte, mit deren Hilfe wir unsere spirituelle Bewußtheit vertiefen und uns selbst heilen können.

Weil die Stimulation eines bestimmten Punktes ein heilendes Signal in andere Körperbereiche auszusenden vermag, kann jeder Akupressurpunkt bei mehreren Beschwerden und Symptomen hilfreich sein. Deshalb sind in den folgenden Kapiteln für jeden Akupressurpunkt mehrere Beschwerden angegeben. Der hochwirksame Akupressurpunkt in der Daumen-Zeigefinger-Falte[1] zum Beispiel lindert

1 **Achtung:** Dieser Punkt darf während der Schwangerschaft nicht behandelt werden, da seine Stimulierung zu vorzeitigen Gebärmutterkontraktionen führen kann.

nicht nur Gelenkschmerzen in der Hand, sondern wirkt auch auf den Dickdarm und hilft bei Beschwerden im Gesichts- und Kopfbereich wie zum Beispiel Kopfschmerzen, Zahnschmerzen und Nebenhöhlenproblemen.

Tonisierende Punkte[1] verbessern die Kondition und wirken allgemein gesundheitserhaltend. Sie kräftigen den gesamten Körper und stärken verschiedene innere Organe und lebenswichtige Körpersysteme.

Das Auffinden der Punkte: Namen und Kurzbezeichnungen der Akupressurpunkte

Akupressurpunkte lokalisiert man mit Hilfe markanter Körperstellen. Damit der Leser sie leichter findet, ist in diesem Buch die Lage aller Punkte illustriert und genau beschrieben, zum Beispiel an Vertiefungen oder Vorsprüngen am Knochen. Manche Akupressurpunkte liegen unterhalb größerer Muskelgruppen. Punkte in der Nähe einer Knochenstruktur liegen meist in Vertiefungen, während Muskelpunkte in einem Muskelstrang, einem Band oder Spannungsknoten liegen. Um einen solchen Punkt zu stimulieren, drückt man direkt auf den Strang oder in die Vertiefung.

Als sich die Akupressur entwickelte, bekam jeder der 365 Punkte einen poetischen Namen, dem ursprünglich ein chinesisches Schriftzeichen zugeordnet war. Dieser Name verrät etwas über die Wirkung eines Punkts oder seine Lage. So bezieht sich zum Beispiel die Bezeichnung »Schulter-Treffpunkt« auf die Lage des Punkts. Der Dreimeilenpunkt hat seinen Namen daher, weil er einem Menschen »für drei Meilen zusätzliche Energie« gibt. Läufer und Radfahrer benutzen diesen effizienten Punkt, um das Durchhaltevermögen und die Ausdauer zu stärken.

Einige der Namen von Akupressurpunkten sind zugleich auch wirksame Meditationsmantras.

1 Weitere Informationen über tonisierende Punkte siehe bei Michael Reed Gach, *Greater Energy at Your Fingertips* (Berkeley: Celestial Arts, 1986), 9–25.

Wenn man einen Punkt drückt und still seinen Namen wiederholt, während man seine Wirkung visualisiert und tief atmet, kann man das volle Potential eines jeden Punkts ausschöpfen. Wenn man die Punkte Meer der Vitalität im Kreuzbereich gedrückt hält, atmet man tief ein und stellt sich vor, wie jeder Atemzug den eigenen Vorrat an Vitalität wieder auffüllt. So kann man mit der Kraft seines Geistes den Kreuzbereich kräftigen und heilend beeinflussen.

Man kann mit den Namen der Punkte Affirmationen schaffen, Bekräftigungen der Wirkung, die die Effektivität eines Punkts steigern. Man hält zum Beispiel mit den Fingerkuppen die Punkte des Loslassens im oberen äußeren Brustbereich und atmet tief. Stellen Sie sich vor, daß Sie Spannungen, Frustrationen und Streß loslassen. Halten Sie diesen Punkt und atmen Sie in diese Punkte hinein, wobei Sie für sich wiederholen, daß Sie jetzt alle Negativität und Reizbarkeit loslassen.

Neben seinem Namen bekam jeder Punkt ein Kürzel, das seine Lage am Körper bezeichnet. Die Kurzbezeichnungen der Punkte wie zum Beispiel Ma 3 oder GB 21 sind ein Standardbezugssystem, das professionelle Akupresseure und Akupunkteure benutzen, weshalb ich sie ebenfalls zur zusätzlichen Kennzeichnung verwende. Diese Kürzel sind im Anhang erklärt, doch braucht der Leser sie für die Durchführung der Selbstakupressurtechniken in diesem Buch nicht unbedingt zu wissen oder gar auswendig zu lernen.

Das Dritte Auge: Ein spiritueller Energiepunkt

Mit Hilfe der heilenden Berührung der Akupressur kann man auch sehr gut das eigene spirituelle Leben vertiefen. Wenn man zum Beispiel den Punkt des Dritten Auges knapp oberhalb der Nasenwurzel einige Minuten lang berührt, kann man damit die innere Bewußtheit steigern. Wenn man weitere Fortschritte erzielen möchte, kann man täglich fünf bis zehn Minuten über diesen Punkt meditieren, und man wird vielleicht innerhalb weniger Wochen feststellen, daß die Fähigkeit zur Intuition größer wird. Die Konzentration auf den Punkt des Dritten Auges ist Nahrung für die eigene spirituelle Natur. Spiritualität ist nichts Körperloses – gerade die stärksten spirituellen Erfahrungen wurzeln im eigenen Körper.

Wenn ich die Augen schließe und den Punkt des Dritten Auges leicht berühre und meine ganze Aufmerksamkeit auf diese Stelle zwischen meinen Augenbrauen richte, steigere ich meine Selbstwahrnehmung. Es wird mir ganz intensiv deutlich, wie sich mein Körper anfühlt, wie sich mein Atem anfühlt. Wenn ich das Blut durch meine Adern rinnen fühle, ist dies eine Wahrnehmung der strömenden Lebensenergie.

Wenn ich weiterhin mit geradem Rücken tief atme, wird mir jeder Teil meines Körpers gleichzeitig bewußt – als harmonische, einheitliche Gegenwart. Wenn ich meditiere, führt dies oft zu einer starken Empfindung des Einsseins mit der Welt. Die Macht der Akupressur kann uns körperlich und geistig heilen.

Die heilende Wirkung der Akupressur besteht in einer Entspannung des Körpers einerseits und positiven Auswirkungen auf den Geist andererseits. Wenn die Spannungen beseitigt werden, fühlt man sich nicht nur körperlich gut, sondern auch emotionell und geistig. Wenn sich der Körper entspannt, entspannt sich auch der Geist, wodurch ein anderer Bewußtseinszustand entsteht. Diese erweiterte Bewußtheit führt zu geistiger Klarheit und einer körperlichen und emotionellen Heilung, durch die die Trennung von Körper und Geist aufgehoben wird.

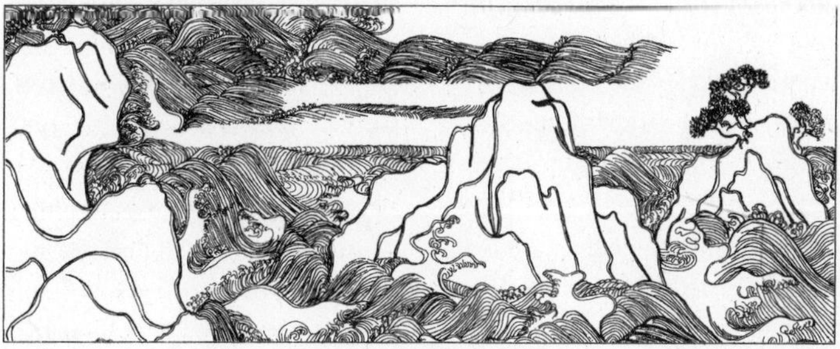

2 Die Praxis der Selbstakupressur

Es werden heute verschiedene Arten von Akupressur praktiziert, doch benutzen alle Akupressurtechniken dieselben alten Wirkpunkte. Durch unterschiedliche Rhythmen, variierende Druckstärken und veränderte Techniken entstehen verschiedene Stilrichtungen der Akupressur, ähnlich wie auch verschiedene Arten von Musik dieselben Noten benutzen, diese aber in unterschiedlicher Art miteinander verbinden. Shiatsu zum Beispiel, die bekannteste Akupressurform, kann recht kräftig sein, wobei jeder Punkt nur drei bis fünf Sekunden lang intensiv gedrückt wird. Bei einer anderen Akupressurform wird jeder Punkt eine Minute oder länger nur ganz leicht gedrückt. Drücken im schnellen Rhythmus ist stimulierend; ein langsamerer Rhythmus hat eine nachhaltig entspannende Wirkung auf den Körper.

Massagetechniken in der Akupressur

Bei den Übung in diesem Buch werden die folgenden Techniken angewandt.

Fester Druck ist die Grundtechnik. Üben Sie mit Daumen, Fingern, Handflächen, Handkanten oder Knöcheln gleichmäßigen Druck aus. Um einen Bereich zu entspannen oder Schmerzen zu lindern, drückt man sanft und hält diesen Druck ohne Bewegung jeweils einige Minuten aus. Eine Minute gleichmäßigen Drucks (der weich einsetzend aufgebaut wird) beruhigt und entspannt das Nervensystem und verbessert die Heilung. Um den Bereich zu stimulieren, wendet man nur vier bis fünf Sekunden Druck an.

Beim *langsamen Kneten* benutzt man Daumen und Finger sowie die Handballen, um große Muskelgruppen zu walken. Die Bewegung ist ähnlich wie beim Kneten eines großen Teigkloßes. Man setzt dabei das Gewicht seines Oberkörpers ein und drückt den Muskel, um ihn weich und geschmeidig zu machen. Dies löst allgemeine Steifigkeit, Verspannungen an Schultergürtel und Nacken, Verstopfung und Wadenkrämpfe.

Kräftiges Reiben ist eine Friktionsmassage, die Blut und Lymphe stimuliert. Die Haut leicht reiben, um Unterkühlung, Schwellung und Taubheit von Gliedern zu beseitigen. Diese Anwendung regt die Durchblutung an, beruhigt die Nerven und tonisiert die Haut.

Schnelles Klopfen mit den Fingerspitzen stimuliert die Muskeln auf unbedeckten, empfindlichen Körperbereichen wie zum Beispiel dem Gesicht. Auf größeren Körperflächen, etwa dem Rücken oder dem Gesäß, mit der locker geschlossenen Faust arbeiten. Dies verbessert die Funktion der Nerven und erschlaffter Muskulatur.

Achtung: Bei ernsthaften Erkrankungen, chronischen oder lebensbedrohlichen Krankheiten wie Herzleiden, Krebs oder Bluthochdruck dürfen die nachfolgenden Techniken in den Übungen nicht angewandt werden: kräftiges Reiben, tiefgehender Druck, Kneten oder andere Empfehlungen, die zu einer übermäßigen Stimulierung führen.

Die Druckanwendung

Üben Sie mit dem Finger anhaltenden Druck direkt am Punkt aus, weich einsetzender, stetiger, eindringender Druck für die Dauer von etwa drei Minuten ist ideal. Jeder Punkt fühlt sich beim Drücken etwas anders an, manche Punkte fühlen sich gespannt an, während andere beim Drücken schmerzen. Wie stark man einen Punkt drückt, hängt von der persönlichen Verfassung ab. Als allgemeine Richtlinie gilt, daß der Druck gerade so fest sein sollte, daß es »wohltuend schmerzt«, daß der Druck, mit anderen Worten, irgendwo zwischen angenehm fest und regelrechtem Schmerz liegt. Je besser die Muskeln entwickelt sind, desto mehr Druck kann man anwenden. Wenn die Empfindlichkeit oder der Schmerz sehr stark ist oder zunimmt, sollte man den Druck allmählich verringern, bis man ein Gleichgewicht zwischen schmerzhaft und wohltuend erreicht. Akupressur dient nicht dem Zweck, die Schmerzgrenze anzuheben, das heißt, man sollte sie nicht als »Härtetest« mißverstehen und die Punkte nicht unerbittlich drücken, wenn man den Schmerz kaum mehr ertragen kann. Normalerweise läßt allerdings der Schmerz nach, wenn man den Punkt lange genug, das heißt bis zu etwa zwei Minuten, gedrückt läßt, wobei man den Mittelfinger benutzt und diesen seitlich mit Zeige- und Ringfinger unterstützt.

Man beachte, daß man manchmal beim Drücken eines Punkts Schmerz in einem anderen Teil des Körpers empfindet. Dieses Phänomen nennt man reflektorischen Schmerz; er ist ein Hinweis darauf, daß die Bereiche zusammenhängen. Zur Behebung von Blockierungen sollte man die Punkte in diesen zusammenhängenden Bereichen ebenfalls drücken.

Der Mittelfinger ist der längste und kräftigste Finger und eignet sich am besten für die Selbstakupressur. Der Daumen ist ebenfalls kräftig, jedoch meist weniger sensibel. Wenn die Hand schwach ist oder bei der Anwendung von Fingerdruck schmerzt, kann man auch die Knöchel oder die Faust oder auch Hilfsmittel einsetzen wie zum Beispiel einen Golfball oder einen Radiergummi.

Auch wenn man vielleicht versucht ist, den ganzen Bereich zu massieren oder zu reiben, ist es besser, direkten stetigen Fingerdruck nur am Punkt anzuwenden. Grundsätzlich sollte man den Punkt langsam und fest im Winkel von 90 Grad zur Hautoberfläche drücken. Wenn sich die Haut verschiebt, stimmt der Winkel der Druckanwendung nicht. Man muß den Druck bewußt und allmählich zunehmend in die Mitte des Körperteils richten, das man bearbeitet. Es ist wichtig, den Fingerdruck allmählich zu- und wieder abnehmen zu lassen, weil dies dem Gewebe Zeit zur Reaktion läßt und die Heilung begünstigt. Je besser man sich konzentriert, während man den Finger langsam in den Punkt senkt und wieder zurücknimmt, desto wirksamer ist die Behandlung.

Nach mehreren Akupressursitzungen mit unterschiedlichen Druckstärken wird man an dem betreffenden Punkt ein Pulsieren wahrnehmen. Dieses Pulsieren ist ein gutes Zeichen, es bedeutet, daß die Durchblutung verbessert ist. Achten Sie auf die Art des wahrgenommenen Pulsierens. Wenn es sehr schwach oder pochend ist, sollten Sie den Punkt länger gedrückt lassen, bis das Pulsieren gleichmäßiger wird.

Wenn die Hand ermüdet, nehmen Sie langsam den Druck vom Punkt weg. Schütteln Sie die Hand locker aus und atmen Sie einige Male tief durch. Danach sollten Sie den Punkt weiterbehandeln und allmählich zunehmend drücken, bis Sie die Tiefe erreicht haben, in der der Schmerz gerade anfängt. Auch hier drückt man wiederum direkt auf die schmerzende Stelle (die oft wandert [dann mitwandern]), bis man ein eindeutiges, gleichmäßiges Pulsieren verspürt oder bis der Schmerz nachläßt. Dann können Sie allmählich den Fingerdruck verringern und zuletzt den Finger noch zwanzig Sekunden auf der Haut liegenlassen.

Sobald man den Punkt ausfindig gemacht hat und die Finger in einer bequemen Stellung genau auf der Stelle liegen, verlagert man das Gewicht langsam nach vorne und wendet Druck an. Wenn man zum Beispiel einen Punkt am Fuß drückt, sollte man das Bein abwinkeln und durch langsames Neigen des Oberkörpers Druck anwenden. Wenn man das Gewicht des Oberkörpers (und nicht nur die Hände) einsetzt, kann man ermüdungsfrei kräftigen Druck anwenden. Den Druck richten Sie senkrecht auf die Hautoberfläche und atmen dabei mehrmals langsam und tief. Einige Minuten drücken, bis man ein regelmäßiges Pulsieren verspürt oder die Empfindlichkeit des Punkts nachläßt. Dann allmählich den Druck verringern und die Behandlung mit einer leichten, beruhigenden Berührung abschließen.

Jeder Körper – und jeder Körperbereich – erfordert eine andere Druckstärke. Wenn die Anwendung von Druck an einem

Punkt sehr weh tut, arbeiten Sie lieber nur mit einer leichten Berührung statt mit Druck. Wangen, Gesicht und Genitalbereich sind besonders empfindlich. Der Rücken, das Gesäß und die Schultern brauchen meist tieferen, festeren Druck, vor allem wenn die Muskulatur gut entwickelt ist. Da bestimmte Körperbereiche wie zum Beispiel Rücken und Schultern schlecht zu erreichen sind, empfehle ich hier Aku-Yoga-Haltungen[1], bei denen man sich auf den Fußboden legt, um den nötigen Druck auf die Punkte zu erzeugen.

Um den ganzen Nutzen aus der Selbstakupressur ziehen zu können, sollte man eine behagliche Umgebung wählen, in der man ungestört ist und sich gründlich entspannen kann. Man kann Akupressur jedoch auch während der Arbeitszeit anwenden, wenn man eine zehnminütige Pause einlegt. Man wähle eine Position im Sitzen oder Liegen, je nachdem, wie man sich am wohlsten fühlt. Wenn man Punkte in den verschiedenen Bereichen drückt, darf man jederzeit auch eine andere Position einnehmen, in der man sich völlig entspannen kann (siehe »Anleitung zur Tiefentspannung« am Anfang von Teil II).

Man sollte möglichst bequeme Kleider tragen. Enge Gürtel, Hosen oder Schuhe können die Blutzirkulation behindern. Ich empfehle atmende Naturfasern wie zum Beispiel Baumwolle oder Wollmischungen. Es empfiehlt sich auch, die Fingernägel ziemlich kurz zu schneiden, damit man sich nicht weh tut oder die Haut verletzt.

Akupressur sollte man nicht unmittelbar vor einer Hauptmahlzeit oder mit vollem Magen durchführen. Man sollte nach einer leichten Mahlzeit mindestens eine Stunde, nach einer schweren Mahlzeit noch länger warten. Wenn man ein vollständiges Akupressurprogramm mit vollem Magen durchführt, kann dies den Blutstrom behindern und zu Übelkeit führen. Dage-

1 Weitere Hinweise zur Selbsthilfe siehe Michael Reed Gach, *Acu-Yoga* (Tokio: Japan Publications, 1981), 121–247. Deutsch: Aku-Yoga. Gesundheit durch freien Fluß der Lebenskräfte (München: Kösel, ²1991).

gen ist es bedenkenlos möglich, einen oder zwei Punkte zu drücken, um Verdauungsstörungen oder einen Schluckauf zu beseitigen. Eisgekühlte Getränke sollte man vermeiden, vor allem während der Wintermonate, da extreme Kälte die Körpersysteme generell schwächt und die Wirkungen der Akupressur zunichte macht. Nach einer Akupressursitzung empfiehlt sich vielmehr eine Tasse heißen Kräutertees mit anschließender Tiefentspannung.

Um ein optimales Ergebnis zu erzielen, sollte man die Akupressurprogramme täglich durchführen, ob man damit nun die Gesundheit erhalten oder eine Gesundheitsstörung beseitigen möchte. Wenn man Akupressur aus letzterem Grund durchführt, sollte man mit denselben Punkten auch nach dem Eintreten einer Besserung weiterarbeiten. Dadurch verhindert man ein erneutes Auftreten. Wenn man nicht jeden Tag üben kann, wird auch eine Akupressurbehandlung zwei- bis dreimal wöchentlich von Nutzen sein.

Die Anwendung von Selbstakupressur sollte man auf höchstens eine Stunde beschränken. Wenn man mit Akupressur beginnt, empfindet man es vielleicht am angenehmsten, wenn man einen Punkt zwei bis drei Minuten lang drückt. Mit der Zeit, das heißt nach zwei bis drei Monaten, lernt man vielleicht, die Punkte länger zu drücken, doch sollte man zehn Minuten nicht überschreiten. Auch ist nicht zu empfehlen, einen einzelnen Körperbereich wie zum Beispiel den Unterleib oder das Gesicht länger als fünfzehn Minuten zu behandeln. Die Wirkungen der Akupressur können sehr stark sein. Wenn man zu lange arbeitet, wird zuviel Energie freigesetzt, und es können Komplikationen wie Übelkeit und Kopfschmerz auftreten.

Tiefatmung

Atmen ist das wirksamste Mittel zur Reinigung und Revitalisierung des Körpers, das wir kennen. Wenn die Atmung flach ist, arbeiten alle Vitalsysteme des Körpers auf einem Mindestniveau. Wenn der Atem dagegen lang und tief ist, funktioniert das

Atemsystem richtig, und die Körperzellen werden gut mit Sauerstoff versorgt. Durch Tiefatmung können die Energiepunkte Schmerzen oder Spannungen besser beseitigen, und die heilende Energie strömt besser durch den Körper. Wenn man die Selbstakupressurprogramme in diesem Buch praktiziert und sich darauf konzentriert, tief in den Unterleib zu atmen, hilft man dem Körper, sich zu heilen und ein intensives Gefühl des Wohlbefindens zu schaffen.

Konzentriertes Atmen hilft insbesondere, einen schmerzenden Energiepunkt besser zu nutzen. Schließen Sie die Augen, richten Sie Ihre Aufmerksamkeit auf die schmerzende Stelle, atmen Sie tief, und stellen Sie sich vor, daß Sie, während Sie den Punkt ganz leicht drücken, heilende Energie in den betroffenen Bereich atmen. Tief in den Unterleib atmen und den Bauch hervortreten lassen. Fühlen Sie, wie der Atem ganz tief in den Bauch gelangt. Langsam ausatmen und die Energie, die Sie aufgenommen haben, durch den ganzen Körper kreisen lassen. Nicht massieren. Drei volle Minuten konzentriert in den Schmerz atmen. Eine schlechte Durchblutung wird oft durch einen Punkt angezeigt, der beim Drücken schmerzt. Wenn man lange, tiefe Atemzüge nimmt und sanft drei Minuten lang drückt, schließt man die Schmerztore des Nervensystems und unterstützt die Heilung des Bereichs. Diese Atemtechnik fördert die heilende Wirkung aller Akupressurroutinen in diesem Buch.

Hinweise zur Beachtung

- Langsamen, rhythmischen Fingerdruck anwenden, damit die Gewebeschichten und die inneren Organe reagieren können. Niemals abrupt, gewaltsam oder ruckartig drücken.
- Bei den Unterleibspunkten vorsichtig vorgehen, insbesondere wenn man krank ist. Den Unterleibsbereich gänzlich meiden, wenn man an einer lebensbedrohlichen Krankheit leidet, insbesondere bei Eingeweidekrebs, Tuberkulose, schweren Herzleiden und Leukämie.
- Bei Schwangerschaft eben-

falls nicht im Unterleibsbereich arbeiten.

- Während der Schwangerschaft sind besondere Vorsichtsregeln zu beachten. Weitere Hinweise hierzu siehe in Kapitel 38.
- Lymphgebiete wie die Leiste, der Halsbereich unterhalb der Ohren und der äußere Brustbereich in der Nähe der Achselhöhlen sind sehr empfindlich. Diese Bereiche dürfen nur leicht berührt und nicht gedrückt werden.
- Nicht unmittelbar an schweren Verbrennungen, Geschwüren oder an einem infizierten Bereich arbeiten; hierfür ist der Arzt zuständig.
- Nicht unmittelbar an frischen Narben arbeiten. Während des ersten Monats nach einer Verletzung oder Operation die betreffende Stelle nicht direkt drücken. Vorsichtiges, stetiges Drücken einige Zentimeter von der Peripherie der Verletzung entfernt kann dagegen den Bereich stimulieren und die Heilung fördern.
- Nach einer Akupressursitzung ist die Körperwärme niedriger. Damit ist auch die Widerstandsfähigkeit gegen Kälte niedriger. Weil die Spannungen beseitigt sind, sind die Lebensenergien des Körpers im Inneren konzentriert, damit die Heilwirkung möglichst groß ist. Der Körper ist in diesem Zustand anfälliger, weshalb man sich besonders warm anziehen und nach Abschluß eines Akupressurprogramms warm halten sollte.

Grenzen der Akupressur

Patienten mit lebensbedrohlichen Krankheiten und schweren Gesundheitsproblemen sollten immer mit ihrem Arzt sprechen, bevor sie Akupressur oder andere alternative Therapien anwenden. Der Anfänger sollte bei allen medizinischen Notsituationen wie zum Beispiel Schlaganfall oder Herzanfall sowie bei allen schweren Gesundheitsstörungen wie Arteriosklerose oder einem bakteriellen Infekt größere Vorsicht walten lassen. Akupressur ist auch keine geeignete Alleinbehandlung für Krebs, ansteckende Hautkrankheiten oder sexuell übertragbare Erkrankungen. In Verbindung mit einer entsprechenden ärztlichen Behandlung kann Akupressur jedoch (in sicherer Entfernung vom erkrankten Bereich und den inneren Organen) lindernd wirken und die Schmerzen eines Patienten günstig beeinflussen.

Dr. Katsusuke Serizawa, ein japanischer Arzt, der Akupressur regelmäßig in seiner medizinischen Forschung und Praxis anwendet, führt hierzu aus: »Die Beschwerden, bei denen Akupressur helfen kann, sind zahlreich und umfassen unter anderem Frösteln, Hitzegefühl, Schmerzen und Taubheitsgefühl … Kopfschmerz, Druck im Kopf, Schwindelgefühl, Ohrensausen, steife Schultern aufgrund von Störungen des autonomen Nervensystems, Verstopfung, Darmträgheit, kalte Hände und Füße, Schlaflosigkeit, Verformungen der Wirbelsäule, wie sie im mittleren Lebensalter häufig sind und Schmerzen in Schultern, Armen und Händen hervorrufen, Rückenschmerzen, Schmerzen in den Knien beim Stehen oder Treppensteigen.«[1]

In den nachfolgenden Kapiteln ist dargestellt, wie man sich bei diesen und anderen Beschwerden selbst helfen kann. Bevor Sie jedoch die speziellen Beschwerden nachschlagen, über die Sie etwas wissen möchten, sollten Sie sich einige Minuten Zeit nehmen und die Fragen auf dem nachfolgenden Formblatt beantworten.

Akupressur-Tagebuch

Die Wirkungen der Akupressur können sehr subtil sein. Manchmal tritt eine sofortige Befreiung von Streß und Schmerzen ein, doch kann es manchmal auch einige Wochen dauern, ehe man eine größere Veränderung in seiner gesamten Verfassung feststellt. Bis dahin kann man die folgende Checkliste verwenden, um den wöchentlichen Fort-

1 Katsusuke Serizawa, M. D., *Tsubo: Vital Points for Oriental Therapy* (Tokio: Japan Publications, 1976), 38. Deutsch: *Tsubo: Gesundheitspunkte fernöstlicher Therapie. Handbuch der Akupressur* (Schorndorf: WBV Biologisch-medizinische Verlagsgesellschaft, 1979).

schritt aufzuzeichnen. Achten Sie auf die Reaktionen Ihres Körpers auf bestimmte Punkte und Selbsthilfetechniken. Die Aufzeichnungen darüber, welche Punkte man benutzt, welche Techniken am besten helfen und wie lange es dauert, bis sich Ergebnisse einstellen, können sehr viel dazu beitragen, daß man mehr über seinen Körper erfährt und mehr Klarheit über seine Bedürfnisse gewinnt.

Verfolgen Sie die Ergebnisse Ihrer Selbstakupressur, achten Sie genau auf Ihre Fortschritte und die Entwicklung Ihres Wohlbefindens.

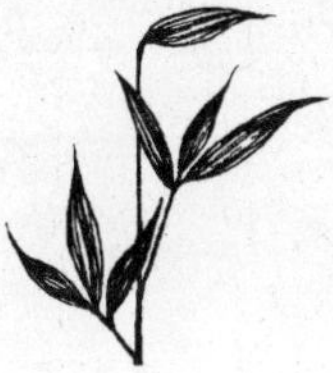

Fortschritte bei der Selbstakupressur (Checkliste)

Ich möchte die folgenden Beschwerden beseitigen:

☐ Schmerzen in ________________________________

☐ Verspannungen in ____________________________

☐ Taubheitsgefühl in ____________________________

☐ Hautprobleme an _____________________________

☐ Sonstiges ___________________________________

Durchgeführte Anweisungen zur Selbstakupressur:

Kapitel Nr. ____ Titel ____________________ Seite ____ – ____

Kapitel Nr. ____ Titel ____________________ Seite ____ – ____

Ich möchte diese Übungen ☐ 10 ☐ 20 ☐ 30 ☐ 45 ☐ 60 Minuten täglich durchführen.

Geben Sie auf den Zeichnungen rechts mit Rotstift an, wo Sie Beschwerden verspüren, die bearbeiteten Punkte bitte mit blauer Farbe markieren.

Die nachfolgenden Zustände oder Situationen verschlimmern meine Beschwerden: ☐ Stehen ☐ kalte Witterung ☐ Menstruation ☐ Verstopfung ☐ mangelnde Bewegung ☐ Streß ☐ Reisen ☐ Sonstiges ___________________________________

Beschreiben Sie die Veränderungen, die Sie während der ersten drei Tage feststellten, an denen Sie regelmäßig Übungen an den Energiepunkten durchführten: ______________________________

____

____

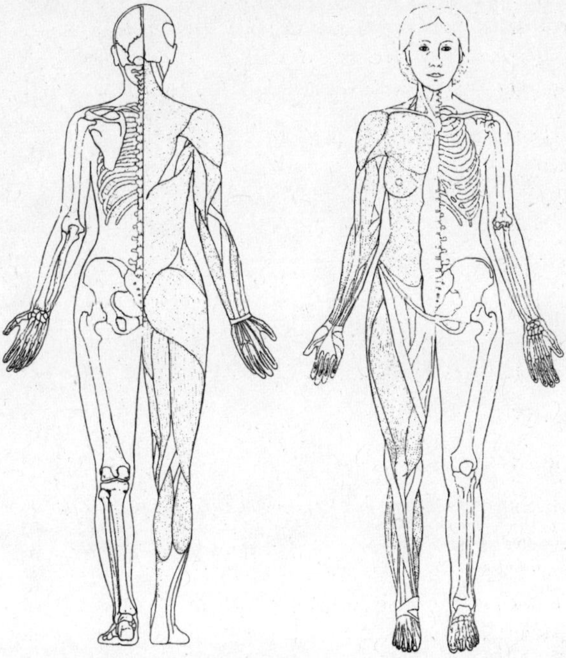

Beschreiben Sie die Veränderungen, die Sie nach einer Woche Selbstakupressur wahrnahmen: ______________________________

____

____

Beschreiben Sie die Veränderungen, die Sie in Ihrer allgemeinen Verfassung und Ihrem allgemeinen Wohlbefinden nach zwei oder drei Wochen Selbstakupressur feststellten: ____________________

____

____

Teil II

Praxis der Akupressur

Punkte und Techniken

Die Kapitel in Teil II sind alphabetisch nach Symptomen geordnet, damit der Leser die Punkte und Techniken für die Behandlung eines spezifischen Problems schneller auffinden kann. Jedes Kapitel ist in sich abgeschlossen, damit man dasjenige auswählen kann, an dem man besonders interessiert ist, und alle für ein bestimmtes Problem notwendigen Informationen erhält. Die nachfolgende Inhaltsübersicht erleichtert zusätzlich das Auffinden der Kapitel, in denen das jeweils interessierende Thema behandelt wird.

Jedes Kapitel enthält eine kurze Information zu der Erkrankung, eine Darstellung der Akupressurpunkte, die heilende Wirkung haben, und in Einzelschritte gegliederte Anleitungen für die Druckanwendung an den Punkten. Am Ende eines jeden Kapitels finden Sie Hinweise auf weitere Kapitel mit zusätzlichen Punkten und weiteren Informationen zu dieser Gesundheitsstörung. Weil jeder Akupressurpunkt auf viele verschiedene Beschwerden wirkt, habe ich weiterhin aufgeführt, welche sonstigen Wirkungen der Punkt hat. Wenn ich also zum Beispiel im Kapitel über Kopfschmerzen einen Punkt erörtere, findet sich dort auch eine vollständige Liste der Anwendungen dieses Punkts, die nicht ausschließlich mit Kopfschmerzen zu tun haben.

Wenn man zum ersten Mal diese Akupressurtechniken durchführt, dauert es natürlich eine gewisse Zeit, bis man die Übungen beherrscht. Wenn man den Ablauf jedoch einmal gelernt hat, dürfte jede Übung höchstens zehn bis zwanzig Minuten in Anspruch nehmen. Die in den nachfolgenden Kapiteln dargestellten Programme haben die beste Wirkung, wenn sie vollständig durchgeführt werden, doch nützt es auch schon, wenn man nur einen oder zwei der aufgeführten Punkte bearbeitet. Nach meiner Erfahrung erhält man die besten Ergebnisse, wenn man die Punkte mehrmals täglich stimuliert. Dabei empfehle ich, die Selbstakupressur zwei- bis dreimal täglich zu passenden Gelegenheiten durchzuführen. Man wird jedoch auch dann noch einen Nutzen davon haben, wenn man die Übungen nur einige Male pro Woche macht.

Inhaltsübersicht

Verdauungsapparat

Selbstakupressur mit Tiefentspannung

Diese Übungen sollten möglichst in einer ruhigen, entspannenden Umgebung durchgeführt werden, die den Heilungsprozeß günstig beeinflußt. Am Anfang eines Selbstakupressurprogramms würde ich empfehlen, den ganzen Körper etwas zu lockern. Strecken Sie zunächst die Arme nach oben, wie man es beim morgendlichen Aufstehen macht. Dann den Oberkörper nach vorn neigen und die Rückseite der Beine strecken, jedoch nur so weit, wie es ohne Anstrengung möglich ist. Setzen Sie sich dann in Ihren bequemsten Sessel, oder legen Sie sich einfach auf einen Teppich.

Wenn man ein Akupressurprogramm abgeschlossen hat, sollte man die nachfolgende Tiefentspannungsübung anschließen.

Statt sich sofort wieder in Aktivitäten zu stürzen, sollte man am Ende der Akupressursitzung mindestens fünf bis zehn Minuten ruhen, um die ganze Wirkung dieses entspannenden und heilenden Zustands zu erfahren.

Die leichte Anwendbarkeit der Selbstakupressur

Mit ein wenig Kreativität oder Konzentration kann man auch in einer weniger idealen Umgebung Selbstakupressur anwenden, zum Beispiel am Flughafen, im Büro oder im Flugzeug. Man kann sich einen Kopfhörer aufsetzen und eine Symphonie oder harmonische Klänge hören, und man kann sich vorstellen, daß man sich in einer entspannenden Umgebung zu Hause oder an einem ruhigen Strand befindet und dem heilenden Geräusch der Wellen lauscht. Die meisten Akupressurübungen kann man auch während der Arbeitszeit auf einem Stuhl durchführen. Man lehnt sich mit unterstütztem Rücken zurück, Füße flach auf dem Boden, die Augen auf einen niedrigen Punkt vor sich gerichtet, und atmet mehrmals tief durch, während man ganz selbstverständlich die Punkte drückt.

Anleitung zur Tiefentspannung

Schließen Sie die Augen, und spüren Sie, wie sich Ihr Körper entspannt. Wippen Sie mit den Zehen, und lassen Sie sie entspannen. Lassen Sie die Füße kreisen, damit sich die Knöchel entspannen. Bewegen Sie die Beine locker hin und her, und fühlen Sie, wie sich Waden, Knie und Oberschenkel entspannen ... Spannen Sie jetzt die Gesäßmuskeln an, lassen Sie sie entspannen ... Spüren Sie, wie sich Ihre Unterleibsorgane und der Beckenbereich entspannen ... Atmen Sie mehrmals lange und tief in den Unterleib, und lassen Sie Ihren Bauch sich entspannen. Was auch immer Sie in Ihrem Kopf bewegen, lassen Sie es los ...
Lassen Sie Ihren ganzen Rücken sich entspannen ... Entspannen Sie Ihre Arme ... Spüren Sie, wie sich jeder Finger entspannt ... Befehlen Sie Ihren Schultern und Ihrem Nacken, daß Sie sich entspannen ... Lassen Sie alle Spannungen an Stirn und Augenbrauen los ... Lassen Sie Ihre Schläfen und Ihre Ohren sich entspannen ... Lippen, Zähne und Zunge entspannen sich ... Bewegen Sie Ihren Kiefer nach beiden Seiten, damit er sich entspannt ... Entspannen Sie Nase und Hals, und befehlen Sie Ihren Augen, sich völlig zu entspannen ... Spüren Sie schließlich, wie sich Ihr ganzer Körper völlig entspannt. Lassen Sie Ihren Gedanken freien Lauf, und lassen Sie Geist und Körper sich vollständig entspannen.

Bei der Tiefentspannung wandelt sich das ganze Bewußtsein. Wenn kein körperlicher oder geistiger Widerstand mehr da ist, kann Ihr Geist seine Einheit mit dem Körper erfahren und den Zusammenhang aller Dinge im Leben wahrnehmen.
Da Sie jetzt wissen, was Akupressur ist, wie man einen Punkt findet und wie man mit Akupressur arbeiten kann, sind Sie soweit, daß Sie die Behandlung von vierzig häufigen Beschwerden selbst in die Hand nehmen können.
Wenn Ihnen nach einer Akupressursitzung etwas schwindlig ist, seien Sie vorsichtig, und lenken Sie kein Fahrzeug, bis Sie sich wieder stabil und ganz wach fühlen.

3 Akne, Ekzem und andere Hautprobleme

Hautbeschwerden[1], die durch Streß, nervöse Anspannung oder Erschöpfung verursacht oder verschlimmert werden, können mit Hilfe der Akupressurpunkte gebessert werden. Akupressur bessert unser Befinden und unser Aussehen durch die Beseitigung von Muskelspannungen und eine Anregung der Durchblutung. Es gibt viele Punkte, die Akne beseitigen, die Gesichtsmuskeln tonisieren und den Zustand der Haut verbessern. Die Forschungen von Dr. Katsusuke Serizawa an der Tokioter Universität haben gezeigt, daß die Akupressurtherapie die Körperfunktionen normalisieren und dabei Haut- und Muskelprobleme bessern kann.[2]

Viele Hautbeschwerden können durch Anwendung der nachfolgenden Akupressurformel gebessert werden, die drei Arten von Energiepunkten kombiniert: lokale, Fern- und tonisierende Punkte. Zunächst benutzt man die lokalen Punkte, um die Durchblutung in demjenigen Bereich anzuregen, in dem der Ausschlag aufgetreten ist. Dann arbeitet man mit den Fernpunkten, um die Organe und Drüsen zu stimulieren, die die Hautfunktionen steuern. Nach der traditionellen chinesischen Medizin sind diese Organe hauptsächlich die Lunge, der Dickdarm, die Leber und der Magen. Zuletzt werden die tonisierenden Punkte für die allgemeine Verjüngung eingesetzt. Der tonisierende Punkt im Kreuzbereich kräftigt das Immunsystem, die Nieren und die Nebennieren,

1 Bei Malen, die sich verfärben oder anderweitig auffällig sind, ist stets ein Arzt zu befragen.

2 Katsusuke Serizawa, M. D., *Tsubo: Vital Points for Oriental Therapy* (Tokio: Japan Publications, 1976), 38.

wodurch wiederum der gesamte Körper gestärkt wird. Der tonisierende Punkt hilft nicht nur, mit Streß im Leben fertig zu werden, sondern verbessert auch die emotionelle Stabilität – ein wichtiger Faktor bei der Beseitigung vieler Hautprobleme.

Akne

Die entspannenden und beruhigenden Wirkungen der Akupressur helfen, Hautunreinheiten und Pickel zu beseitigen, indem sie emotionelle Belastungen und hormonelle Ungleichgewichte abbauen, die häufig die Akne verschlimmern.
Dr. Serizawa hat festgestellt, daß bei Patienten weniger Pickel auftraten, nachdem er mit Hilfe der Akupressur verschiedene Körperfunktionen harmonisiert hatte.[1]
Energiepunkte wie Schönheit des Antlitzes und Himmlische Erscheinung, die nachfolgend illustriert werden, sind besonders wirksam.
Ergänzende Therapie: Außer Akupressur sollte man unbedingt täglich Atemübungen sowie auch Aerobic-Übungen durchführen. Eine sorgfältige Reinigung der Haut mit einer antibakteriellen Seife beugt Infektionen vor.
Ernährungsweise: Aus der Sicht der östlichen Ernährungstherapie sollte man unbedingt Zucker, Milchprodukte (einschließlich Eiscreme), Schokolade, Kaffee, sowie alle schweren, fetten Speisen meiden.

Ekzem

Ekzem ist ein juckender Ausschlag. Die Haut wird vielfach rot und entzündet sich. Es entstehen trockene Schuppen, die aufbrechen und aus denen eine wäßrige Flüssigkeit austritt.
In Japan herrscht traditionell die Vorstellung, daß die Haut den Zustand der inneren Organe verrät. Wenn die inneren Organe erschöpft sind, zeigt sich die Wirkung sofort auf der Haut.[2]

1 Ebenda, 240.
2 Katsusuke Serizawa, M. .D., *Effective Tsubo Therapy* (Tokio: Japan Publications, 1980), 37.

Ergänzende Therapie

Zusätzlich zu dem nachfolgenden Akupressurprogramm, das man zwei- bis dreimal täglich durchführt, kann man das Verschwinden von Ekzemen mit Hilfe traditioneller östlicher Atemübungen beschleunigen. Man stellt sich zum Beispiel mit seitlich herabhängenden Armen hin. Einatmen und die Arme nach oben über den Kopf führen. Beim Absenken der Arme wieder ausatmen. Dies zehn- bis zwanzigmal wiederholen.

Ernährungsweise

Alle Schalen- und Krustentiere, insbesondere Shrimps, Krebse und Hummer, sind vom Speiseplan zu streichen. Reichlich Löwenzahnblätter in Salaten essen und einen Tee aus Löwenzahnwurzeln bereiten.

Im folgenden ist angegeben, wie man mit Hilfe der tonisierenden, lokalen und Fernpunkte Hauterkrankungen positiv beeinflußt.

Energiepunkte bei Akne und anderen Hauterkrankungen

Meer der Vitalität (B 23 und B 47)
Achtung: Nicht auf schwache Bandscheiben oder gebrochene Knochen drücken. Wenn man einen schwachen Rücken hat, können einige Minuten gleichbleibender, leichter Berührung anstelle von Druck sehr heilend sein. Wenn man Fragen hat oder Rat braucht, sollte man zuerst zum Arzt gehen.
Lage: Im Kreuzbereich (zwischen dem zweiten und dritten Lendenwirbel) zwei bis vier Fingerbreit von der Wirbelsäule entfernt in Höhe der Taille.
Anwendungsgebiete: Akne, Ekzem und Quetschungen.

Dreimeilenpunkt (Ma 36)
Lage: Vier Fingerbreit unterhalb der Kniescheibe außen am Schienbein.
Anwendungsgebiete: Kräftigt und tonisiert die Muskeln und verbessert den Zustand der Haut am ganzen Körper.

Himmlische Säule (B 10)
Lage: 1 cm unterhalb der Schädelbasis auf den Muskelsträngen 1 cm zu beiden Seiten der Wirbelsäule.
Anwendungsgebiete: Beseitigt Streß im Zusammenhang mit Hautbeschwerden wie Akne.

Vier Weiße (Ma 2)
Lage: Einen Fingerbreit unterhalb der Augenhöhle auf der Li-

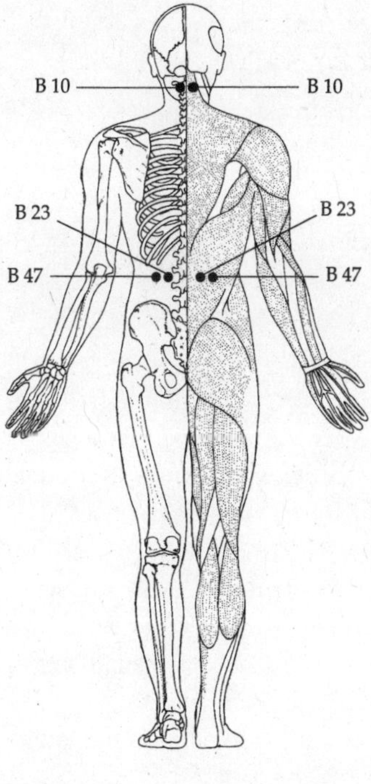

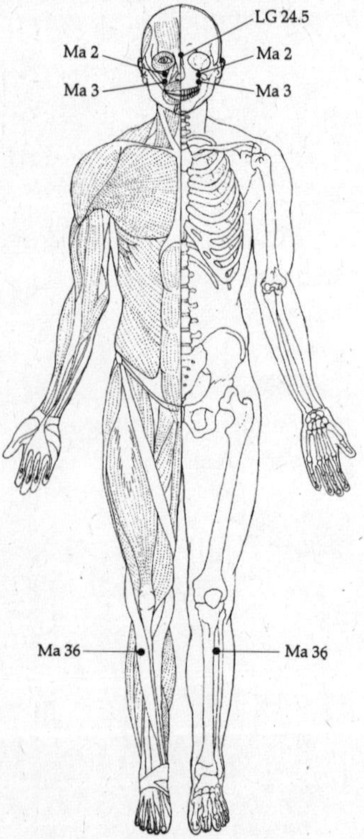

nie durch die Mitte der Iris in einer Vertiefung der Wange.
Anwendungsgebiete: Bei Akne und unreiner Gesichtshaut.

Schönheit des Antlitzes (Ma 3)
Lage: Am unteren Rand des Backenknochens genau unterhalb der Pupille.
Anwendungsgebiete: Bei Akne, unreiner Gesichtshaut, schlecht durchbluteter Haut und Hängebacken; verbessert die Durchblutung des Gesichts.

Windschutz (DW 17)
Lage: In der Vertiefung unmittelbar hinter dem Ohrläppchen.
Anwendungsgebiete: Harmonisiert die Schilddrüse und verleiht der Haut Glanz; bei Nesselsucht.

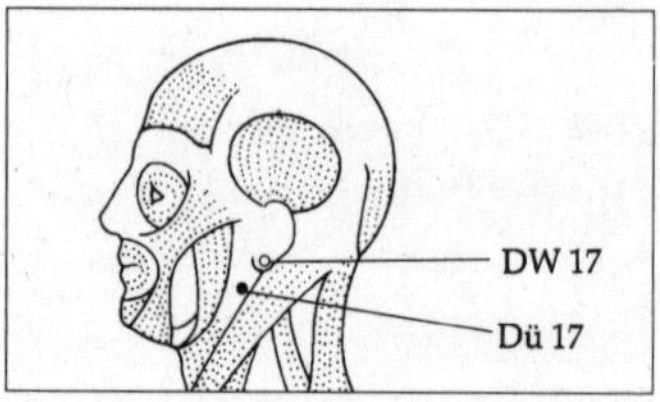

Himmlische Erscheinung (Dü 17)
Lage: In der Vertiefung direkt unterhalb des Ohrläppchens und hinter dem Kieferknochen.
Anwendungsgebiete: Harmonisiert die Schilddrüse und macht dadurch die Haut glänzend; bei Nesselsucht.

Punkt des Dritten Auges (LG 24.5)
Lage: Genau zwischen den Augenbrauen in der Vertiefung

zwischen der Nasenwurzel und der Mitte der Stirn.
Anwendungsgebiete: Stimuliert die Hypophyse, die wichtigste endokrine Drüse. Zur Verbesserung des Zustands der Haut am ganzen Körper.

Es müssen nicht alle diese Punkte bearbeitet werden. Es sind auch positive Wirkungen möglich, wenn man nur einen oder zwei Punkte bearbeitet.

Übungen

Aufrecht auf der Vorderkante des Stuhls sitzen.

Schritt 1

B 23 und B 47 kräftig reiben: Mit dem Handrücken Kreuzbereich eine Minute reiben; dabei tief atmen. Durch dieses Reiben werden der innere und der äußere Punkt des Meers der Vitalität gleichzeitig stimuliert.

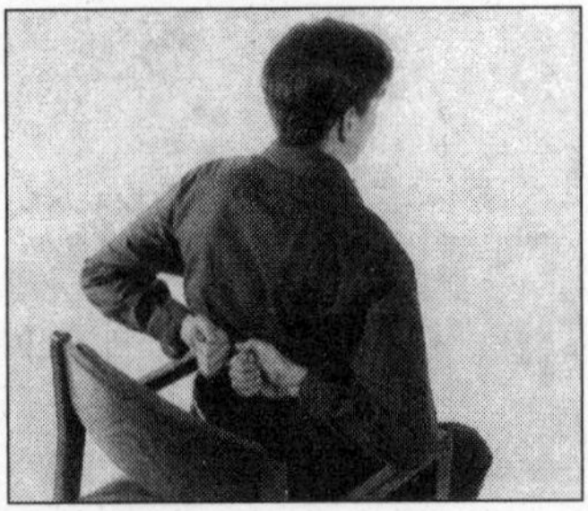

Schritt 2

Ma 36 kräftig reiben: Mit der Ferse den Punkt Ma 36 am anderen Bein außen unterhalb des Knies kräftig reiben. Ferse einen Fingerbreit außerhalb des Schienbeins ansetzen. Wenn man an der richtigen Stelle ist, muß ein Muskel hervortreten, wenn man den Fuß auf und ab bewegt. Diesen Punkt eine Minute kräftig reiben. Dann Ma 36 am anderen Bein stimulieren. Dieser wichtige tonisierende Punkt kräftigt die Verfassung der Haut und ist traditionell beim Ekzem indiziert.

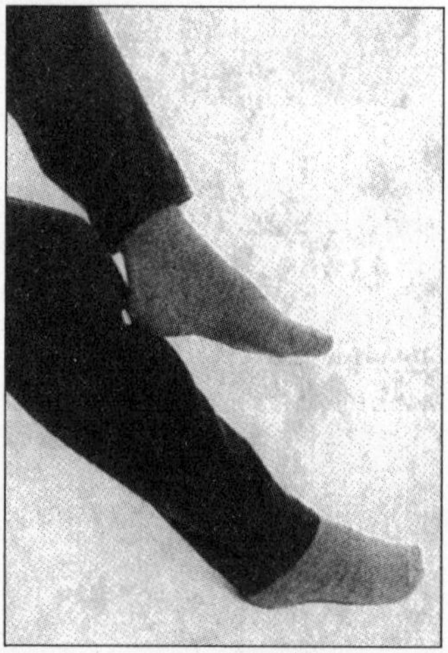

Bequem im Stuhl angelehnt sitzen.

Schritt 3

B 10 kräftig drücken: Die Hand flach in den Nacken legen. Mit den Fingern auf der einen Seite und dem Handballen auf der anderen die Stränge der Nackenmuskeln kräftig drücken. Dieser Energiepunkt wirkt positiv auf die Haut wie auch auf das Nervensystem.

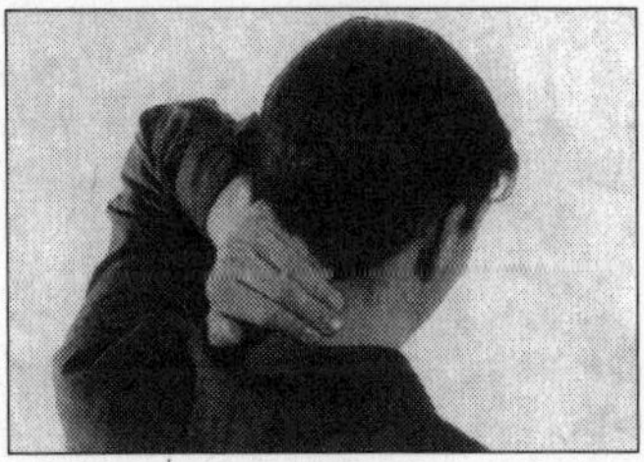

Schritt 4

Gegen unreine Gesichtshaut.

Ma 2 und Ma 3 fest, aber gefühlvoll drücken: Diese Punkte auf den Wangen eine Minute so fest gedrückt halten, bis man gerade einen ganz geringen Druck in den Augen verspürt.

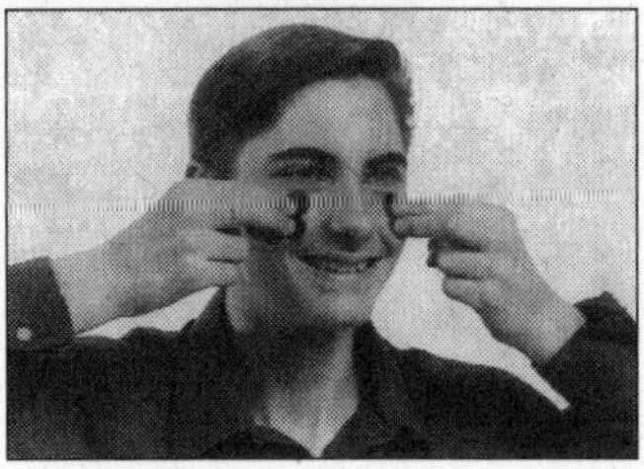

Schritt 5

DW 17 und Dü 17 leicht drücken: Mit den Kuppen von Mittel- und Zeigefinger direkt unterhalb der Ohrläppchen drücken und eine Minute lang tief atmen. Diese Punkte sind meist sehr empfindlich.

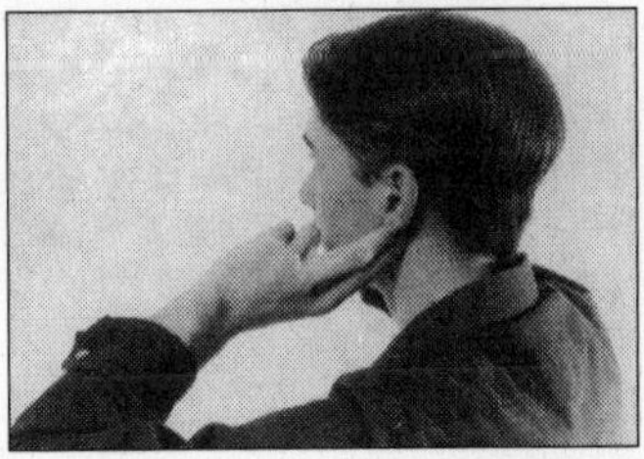

Schritt 6

LG 24.5 berühren: Handflächen aneinanderlegen und mit Mittel- und Zeigefinger Punkt des Dritten Auges leicht berühren. Die Aufmerksamkeit auf diesen Punkt richten und zwei Minuten lang tief atmen.

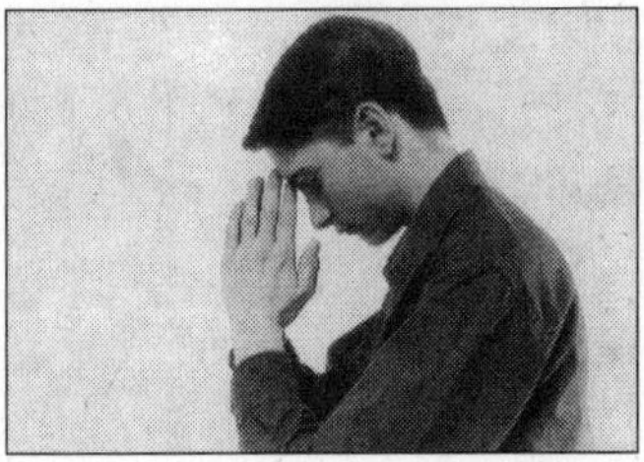

Zusätzliche Punkte bei Akne, Ekzem und anderen Hautproblemen

Darstellungen weiterer Punkte bei Akne und anderen Hautproblemen siehe in Kapitel 4, »Allergien«, Kapitel 11, »Depressionen und emotionelle Harmonisierung«, und Kapitel 8, »Aufgetriebensein und Wasserretention«.

4 Allergien

Eine Allergie ist eine Überempfindlichkeit gegenüber einem bestimmten Stoff, einem bestimmten Nahrungsmittel, einer Pflanze oder einem Tier. Zu den häufigsten allergischen Erscheinungen gehören Schwindel, Kopfschmerzen, Heuschnupfen, Müdigkeit, Atembeschwerden, Verstopfung, Magenkrämpfe, Fieber, Nesselsucht und Depression. Es gibt viele verschiedene Arten von Allergien, die teilweise auch erblich sind. Akupressur kann Allergien nicht heilen, ist aber ein wirksames Verfahren zur Linderung vieler Symptome allergischer Reaktionen durch Harmonisierung der Körpersysteme. Zuvor sollte man jedoch mit seinem Arzt die Ursache und den Schweregrad der Allergie abklären.[1]

Da es so viele unterschiedliche Allergiesymptome gibt, ist es unmöglich, in einem einzigen Kapitel darzustellen, wie man Akupressur für jede spezifische kleinere allergische Reaktion wie zum Beispiel Keuchatmung, Juckreiz und blutunterlaufene Augen anwenden kann. Dieses Kapitel enthält statt dessen eine allgemeine Punktesequenz, mit deren Hilfe man seinen Körper bei auftretenden Reaktionen harmonisieren und stabilisieren sowie auch zur Vorbeugung gegen künftige Reaktionen kräftigen kann.

Janet, eine meiner Klientinnen, die jetzt in Rente ist und früher als Sozialarbeiterin arbeitete, litt beständig an Allergien, unter erschwerter Atmung, Husten und einer laufenden Nase. Janet war

1 **Achtung:** Bei schweren allergischen Reaktionen, die zu Komplikationen führen können, sollte man sofort zum Arzt gehen. Dieses Kapitel ist kein Ersatz für Medikation oder Behandlung einer Allergie, derentwegen man sich in ärztlicher Behandlung befindet oder befinden sollte.

noch von einer Reise nach England sehr mitgenommen, wo sie sich eine Nebenhöhlenentzündung zugezogen hatte. Ein ungewöhnlicher warmer Wind in den beiden letzten Nächten hatte auch ihre Allergien zum Ausbruch gebracht, weshalb sie gerötete Augen und eine verstopfte Nase hatte. Der Arzt hatte ihr Penicillin verordnet, doch wollte sie es nicht einnehmen. Ich zeigte Janet, welche Punkte sie gegen die verstopfte Nase drükken sollte (siehe Seite 59). Ich empfahl ihr, diese Punkte mindestens dreimal täglich zu drücken. Mit Hilfe eines Entspannungstonbands brachte sie ihre Körpersysteme nach den Strapazen der Reise allmählich wieder ins Gleichgewicht. Zwei Wochen später rief mich Janet an und berichtete mir, daß das Husten, Niesen und die verstopfte Nase fast völlig verschwunden waren. »Ich glaube, ich habe mich seit Jahren nicht mehr so gesund und entspannt gefühlt«, freute sie sich. Sie hat ihre täglichen Übungen beibehalten und ist jetzt viel seltener erkältet.

Die nachfolgend genannten Übungen helfen, die Symptome und Nachwirkungen vieler allergischer Reaktionen zu lindern. Ich habe ein »Schnellrezept« entwickelt – eine sehr wirksame Kombination von Punkten zur vorläufigen Behandlung von Allergiesymptomen, wenn man wenig Zeit hat. Wer die Möglichkeit hat, sollte diese Punkte im Rahmen des längeren Programms anwenden. Dieses Programm kann je nach dem speziellen persönlichen Problem auch mit anderen Punkten aus anderen Kapiteln kombiniert werden. Man kann diese Punkte von Fall zu Fall zur Linderung der mit Allergien verbundenen Symptome anwenden, doch ist es am besten, die volle Punktesequenz täglich durchzuführen.

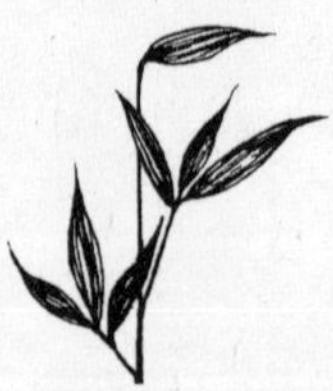

Energiepunkte bei Allergien

Verbindung mit dem Tal (Hoku) (Di 4)
Achtung: Diesen Punkt nicht bei Schwangeren anwenden, sofern nicht bereits die Wehen eingesetzt haben, da die Stimulierung eine vorzeitige Wehentätigkeit auslösen kann.
Lage: In der Hautfalte zwischen Daumen und Zeigefinger. Auf der Rückseite der Hand die höchste Stelle des Muskels aufsuchen, wenn Daumen und Zeigefinger zusammengepreßt werden.
Anwendungsgebiete: Bei allen Arten von Allergien wie Kopfschmerzen, Heuschnupfen, Niesen und Juckreiz.

Höchste Flut (Le 3)
Lage: Am Rist in der Senke zwischen der großen und der zweiten Zehe.
Anwendungsgebiete: Bei allen allergischen Reaktionen, insbesondere blutunterlaufenen Augen und neuromuskulären Störungen.

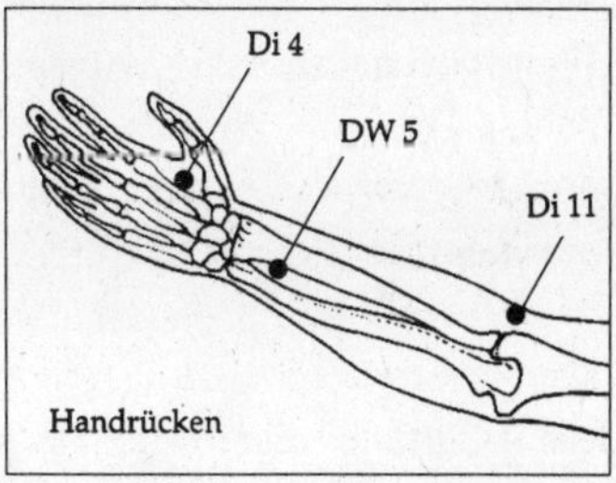

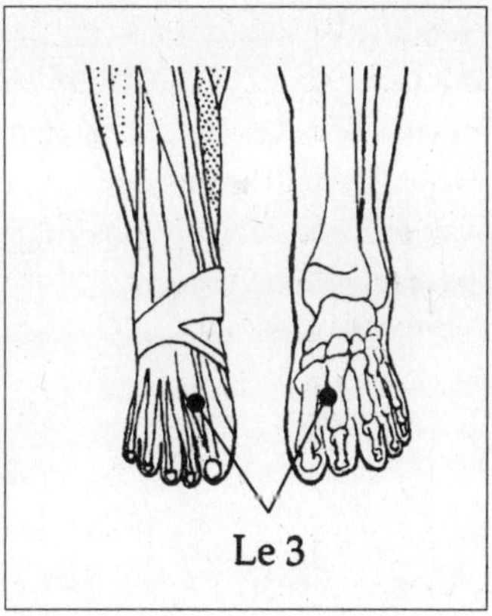

Schnellprogramm bei Allergien

Schritt 1

Diesen Schritt bei Schwangerschaft überspringen.

Di 4 kräftig drücken: Die geöffnete linke Hand mit der Handfläche nach unten vor sich halten. Di 4, ein Antihistaminpunkt, befindet sich in der Mitte der Hautfalte zwischen Daumen und Zeigefinger. Den rechten Daumen so oben auf die Mitte der Hautfalte legen, daß der rechte Zeigefinger unter der Handfläche liegt, und in die Hautfalte drücken. Den Druck zu dem Knochen unter dem Zeigefinger richten. Diesen Punkt fest drücken, dabei mehrmals langsam und tief atmen.

Anschließend Di 4 der rechten Hand mit dem linken Daumen und Zeigefinger drücken. Tief atmen und den Punkt eine Minute halten.

Schritt 2

Punkt Le 3 stimulieren: Mit den Zeigefingern zwischen die Knochen an der Oberseite des Fußes zwischen der großen und der zweiten Zehe drücken.

Kräftig in die Vertiefungen reiben und den Druck zu dem Knochen richten, der mit der zweiten Zehe verbunden ist, um diesen wichtigen Punkt zur Bekämpfung von Allergien zu stimulieren.

Äußere Pforte (Dw 5)
Lage: Oben auf dem Oberarm zwischen Elle und Speiche, eineinhalb Fingerbreit oberhalb der Gelenkfalte.
Anwendungsgebiete: Lindert allergische Reaktionen durch Kräftigung des Immunsystems.

Teich an der Biegung
(Di 11)
Lage: Am oberen äußeren Ende der Ellbogenfalte.
Anwendungsgebiete: Lindert Allergien, insbesondere entzündliche Prozesse (wie zum Beispiel Nesselsucht), Juckreiz und Fieber.

Himmlische Säule (B 10)
Lage: 1 cm unterhalb der Schädelbasis auf den Muskelsträngen 1 cm zu beiden Seiten der Wirbelsäule.
Anwendungsgebiete: Bei allergischen Reaktionen wie Erschöpfung, Kopfschmerz und geschwollenen Lidern.

Elegante Villa (N 27)
Lage: In der Vertiefung unterhalb des Schlüsselbeins am Brustbein.
Anwendungsgebiete: Bei Aller-

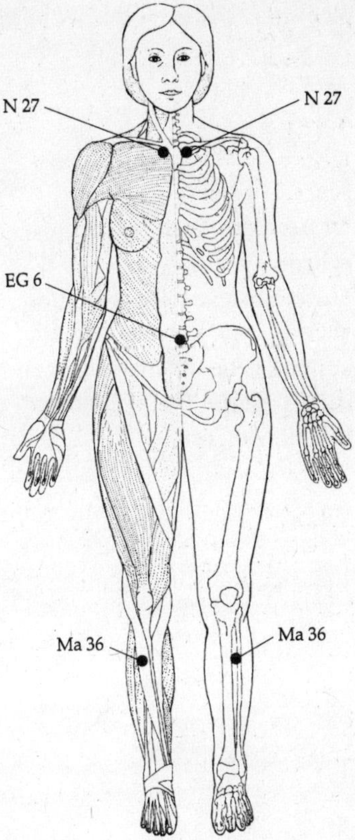

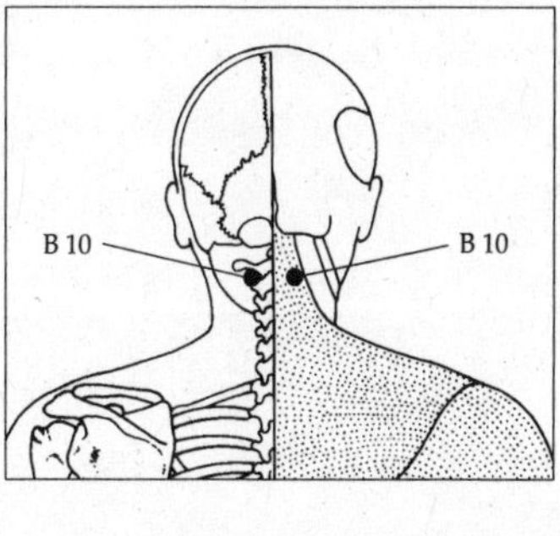

gien mit Druckgefühl in der Brust, sowie Atembeschwerden, Asthma, Husten und rauhem Hals.

Meer der Energie (EG 6)
Lage: Zwei Fingerbreit unterhalb des Nabels.
Anwendungsgebiete: Bei Allergien, die mit Verstopfung, Blähungen, Erschöpfung, allgemeiner Schwäche und Schlaflosigkeit einhergehen.

Dreimeilenpunkt (Ma 36)
Lage: Vier Fingerbreit unterhalb der Kniescheibe außen am Bein.
Anwendungsgebiete: Kräftigt den ganzen Körper, um Allergien vorzubeugen und zu lindern.

Es müssen nicht alle diese Punkte bearbeitet werden. Es genügt oft schon, wenn man nur einen oder zwei Punkte drückt.

Übungen

Für das nachfolgende Akupressurprogramm setzt man sich auf einen bequemen Stuhl.

Schritt 1

Punkt DW 5 stimulieren: Mit dem Daumen DW 5 zweieinhalb Fingerbreit oberhalb der äußeren Handgelenkfalte reiben und drücken.

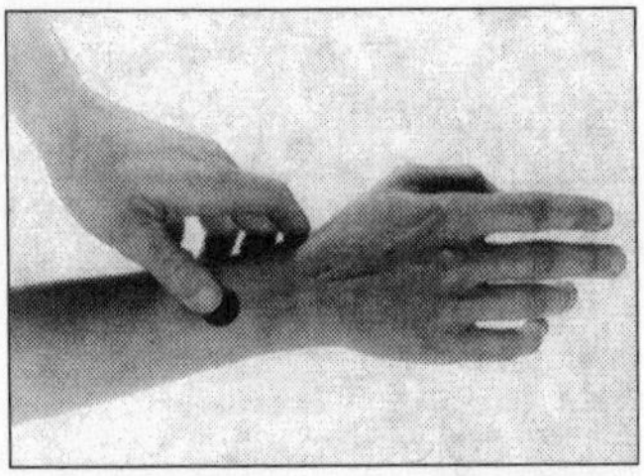

Schritt 2

Di 11 kräftig drücken: Arm abwinkeln und Daumen der anderen Hand am Ende der Ellbogenfalte am Gelenk einsetzen. Einige Sekunden kräftig drücken und dann loslassen; dies fünf- bis zehnmal wiederholen. Auf der anderen Seite den festen Druck fünfmal wiederholen.

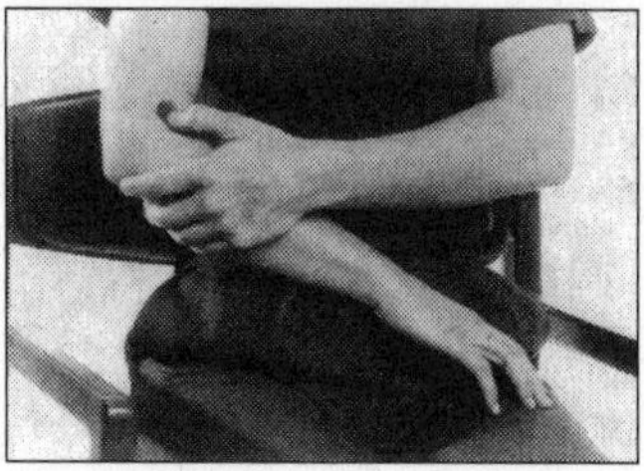

Schritt 3

B 10 kräftig halten: Mit den Fingerspitzen und dem Handballen die Muskeln zu beiden Seiten des Nackens eine Minute kräftig fassen.

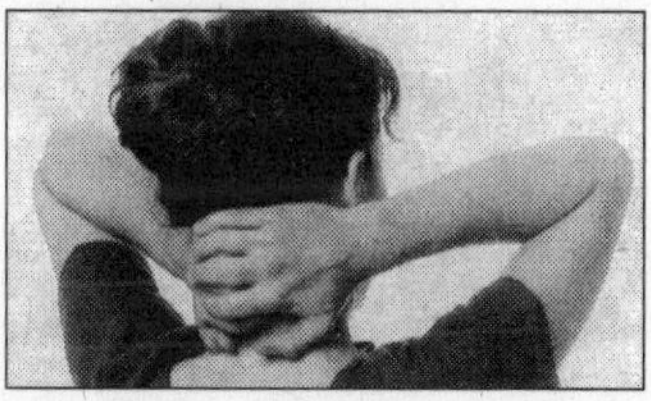

Schritt 4

N 27 drücken: Zunächst die Fingerkuppen auf die beiden Höcker des Schlüsselbeins unterhalb der Kehle legen. Dann senkrecht nach unten zur ersten Vertiefung gehen. Diese Vertiefungen eine ganze Minute kräftig drücken; dabei langsam und tief atmen.

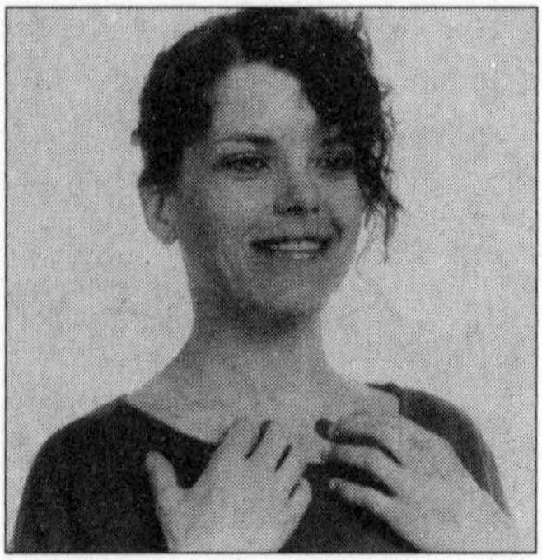

Schritt 5

EG 6 kräftig halten: Die Fingerkuppen fünf Zentimeter unterhalb des Nabels auflegen. Eine Minute lang zwei bis vier Zentimeter tief in den Unterleib drücken; dabei langsam und tief atmen.

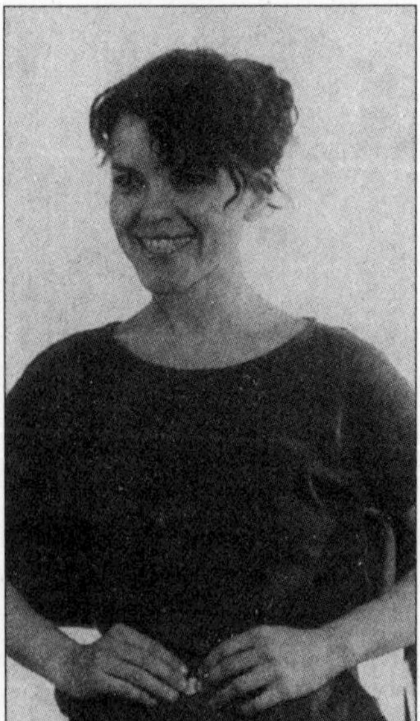

Schritt 6

Ma 36 kräftig reiben: Die rechte Ferse auf Ma 36 des linken Beins legen. Wenn man an der richtigen Stelle ist, müßte beim Anziehen und Strecken des Fußes ein Muskel hervortreten. Diesen eine Minute kräftig reiben. Auf der anderen Seite in derselben Weise verfahren, um weiteren Allergien vorzubeugen.

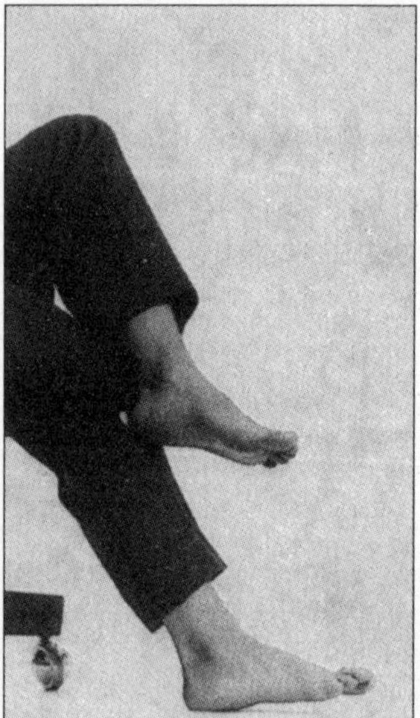

Zusätzliche Punkte gegen Allergien

Weitere Punkte für die Linderung von Allergien siehe Kapitel 10, »Chronisches Ermüdungssyndrom«, Kapitel 17, »Kräftigung des Immunsystems«, und Kapitel 28, »Nebenhöhlenbeschwerden und Heuschnupfen«.

5 Angst und Nervosität

Es gibt eine Vielzahl von Akupressurpunkten, die entspannend wirken und die Durchblutung des ganzen Körpers verbessern und auf diesem Wege Angst und Nervosität mildern. Wenn die Anspannung beseitigt ist und man sich physisch besser fühlt, faßt man auch wieder neuen Mut und gewinnt eine neue Perspektive hinsichtlich der Konflikte und Probleme, die den Ängsten zugrunde liegen.

Dorothy, eine Verwaltungsangestellte, litt unter Panikanfällen und Nervosität. Sie machte sich Sorgen wegen ihres Übergewichts, um ihren Arbeitsplatz und wegen der finanziellen Schwierigkeiten ihrer Familie und schließlich um ihren Sohn, der an Asthmaanfällen litt. Nachdem sie ihre vierte Akupressursitzung absolviert hatte, fühlte sie sich mit einem Mal entspannt und zentriert. Nach zweimonatiger Behandlung war sie mit ihren Gewichtsproblemen einen großen Schritt weitergekommen,[1] und ihre Lebensfreude war wiedergekehrt.

Wenn Sie die nachfolgenden Akupressurschritte und Tiefatemübungen durchführen, achten Sie auf die an die Oberfläche kommenden Gedanken und Empfindungen. Weil diese Übungen nachhaltig entspannen, lösen sie oft eine Kette neuer Erkenntnisse aus, mit deren Hilfe man Angst oder Nervosität überwinden kann.

Angstzustände

Angstzustände sind eine nur allzu häufige Folge der Belastun-

1 Michael Reed Gach, *For Woman Only: Weight Loss* (New York, Simon & Schuster Audio Division, 1989).

gen des modernen Lebens.[1] Bei einem akuten Angstzustand kann man den Punkt Meer der Ruhe (EG 17) in der Mitte des Brustbeins halten und sich dadurch Erleichterung verschaffen. Dabei langsam und tief atmen, um die beruhigende Wirkung zu steigern. Die übrigen in diesem Kapitel dargestellten Punkte können dazu dienen, das Körpersystem zu kräftigen und zu harmonisieren, und dadurch Nervenanfällen vorbeugen.

Wenn man die nachfolgenden Punkte und Tiefatemübungen eine Woche lang zweimal zwanzig Minuten täglich anwendet und die Angstzustände nicht aufhören, sollte man einen ganzheitlich arbeitenden Arzt oder Therapeuten aufsuchen.

Die Bedeutung der Tiefatmung

Man kann lernen, Angstzustände innerhalb weniger Minuten zu überwinden, indem man sich auf seinen Atem konzentriert. Lange, tiefe Atemzüge sind wichtig für die Beseitigung von Spannungen und für die emotionelle Harmonisierung. Wenn man wieder einmal nervös oder ängstlich ist, sollte man seinen Atem prüfen: Bei Angstzuständen ist oft die Atmung flach. Wenn man die Tiefe und das Volumen des Atems steigert, kann man sich von seiner Nervosität befreien.

Manchmal erschweren es emotionelle Faktoren, tief zu atmen – Beklemmung in der Brust wegen emotioneller Belastungen oder Ängste, schwerer Kummer oder Traurigkeit, Festhalten an einer unerfüllten Erwartung –, oder auch ein körperliches Gebrechen. Versuchen Sie es mit der Tiefentspannungsübung in diesem Kapitel, und nehmen Sie sich Zeit dafür, die Atemtechniken regelmäßig durchzuführen; es wird eine Besserung eintreten!

1 Gerald Epstein, M. D., *Healing Visualizations* (New York, Bantam Books, 1989), 59.

Lebensweise

Täglich viel körperliche Bewegung; Dehnungs-, Atem- und Aerobic-Übungen; Schwimmen, Radfahren, Tanzen oder Laufen.

Ernährung

Denaturierte Speisen mit weißem Mehl und Zucker sowie Kaffee und salzige Speisen meiden.

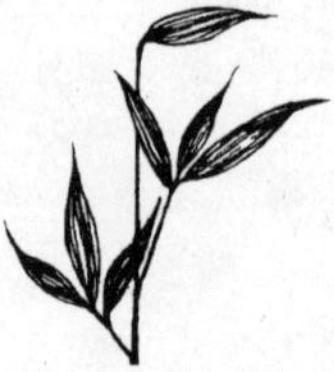

Energiepunkte bei Angstzuständen und Nervosität

Himmlische Verjüngung (DW 15)
Lage: Auf den Schultern in der Mitte zwischen dem Halsansatz und der Außenseite der Schultern 1 cm unterhalb der Oberseite der Schultern.
Anwendungsgebiete: Nervöse Anspannung und steifer Nacken; verbessert die Widerstandsfähigkeit gegenüber Erkältungen und Grippe und ist gut für die Lungen.

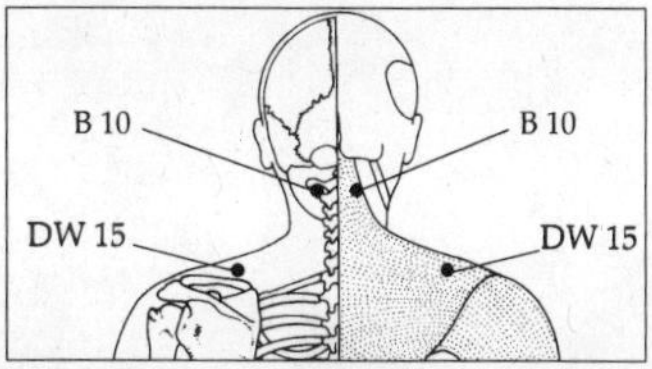

Himmlische Säule (B 10)
Lage: Einen Fingerbreit unterhalb der Schädelbasis auf den Muskelsträngen 1 cm zu beiden Seiten der Wirbelsäule.
Anwendungsgebiete: Streß, Erschöpfung, Schlaflosigkeit, Druckgefühl im Kopf, übermüdete Augen, steifer Nacken, geschwollene Augen und Halsschmerzen.

Gekrümmter Sumpf (P 3)
Lage: An der Arminnenseite am unteren Ende der Ellbogenfalte bei gebeugtem Arm.
Anwendungsgebiete: Nervöser Magen, Angstzustände, Armschmerzen, Ellbogenschmerzen und Beschwerden in der Brust.

Innere Pforte (P 6)
Lage: In der Mitte der Innenseite des Unterarms zweieinhalb Fingerbreit von der Handgelenkfalte entfernt.
Anwendungsgebiete: Übelkeit, Angstzustände, Herzklopfen und Gelenkschmerzen.

Tor des Geistes (H 7)
Lage: Am Unterarm auf der Sei-

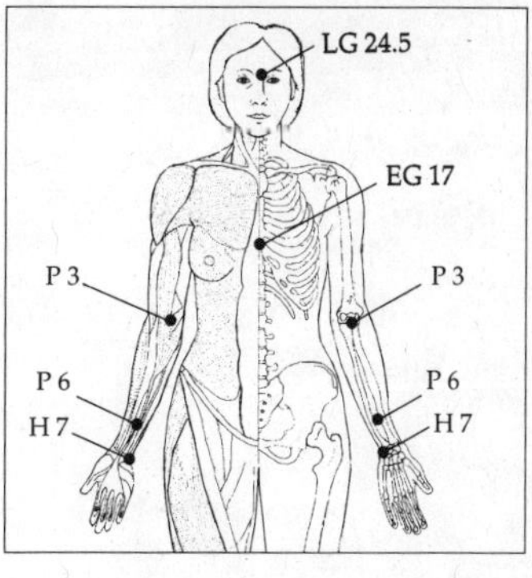

te des kleinen Fingers in der Handgelenkfalte.
Anwendungsgebiete: Emotionelles Ungleichgewicht, Furcht, Nervosität, Angstzustände und Vergeßlichkeit.

Punkt des Dritten Auges (LG 24.5)
Lage: Genau zwischen den Augenbrauen in der Vertiefung zwischen der Nasenwurzel und der Mitte der Stirn.
Anwendungen: Beruhigt den Körper zur Beseitigung von Nervosität.

Meer der Ruhe (EG 17)
Lage: In der Mitte des Brustbeins drei Daumenbreit oberhalb der Basis des Knochens.
Anwendungsgebiete: Abbau von Nervosität, Angstzuständen, Beklemmung, Ängstlichkeit, Depressionen, Hysterie und anderen emotionellen Störungen.

Es müssen nicht alle diese Punkte bearbeitet werden. Es genügt oft schon, wenn man nur einen oder zwei der Punkte drückt.

Übungen

Schritt 1

Den Himmel stützen: eine Atemübung

Die Beine sind locker und leicht gegrätscht, die Arme an den Seiten. Einatmen, die Arme mit nach oben gekehrten Handflächen nach außen und über den Kopf führen.

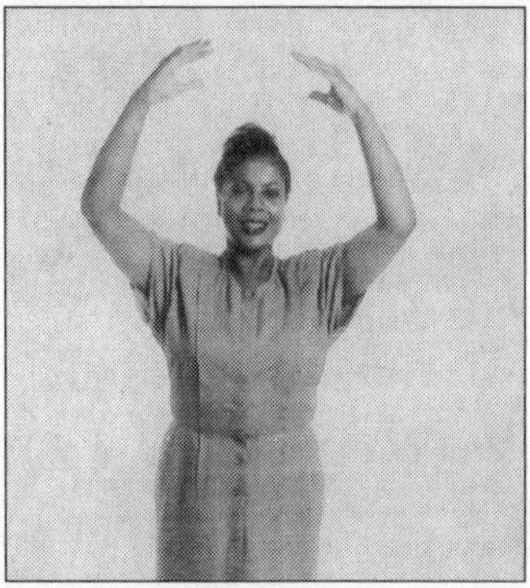

Die Finger mit aneinanderliegenden Handflächen verschränken. Handflächen nach außen drehen, so daß sie zum Himmel weisen. Einatmen und mit leicht zurückgeneigtem Kopf sanft noch etwas nach oben strecken.
Ausatmen, das Kinn zur Brust absenken und die Arme wieder seitlich nach unten führen. Fünfmal wiederholen.

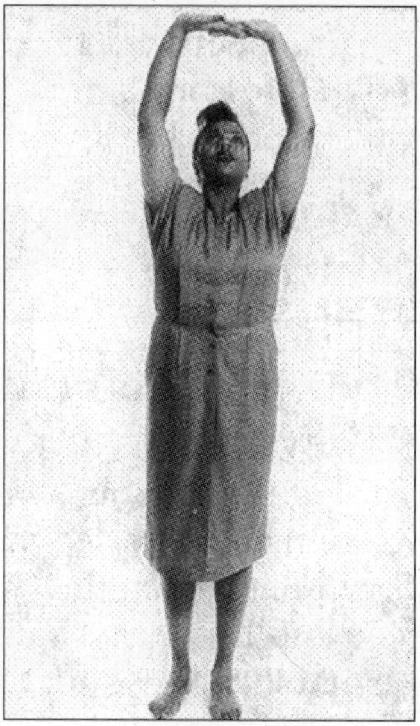

In bequemer Sitzhaltung mit Schritt 2 bis 5 fortfahren.

Schritt 2

Beide Punkte DW 15 drücken:
Mit gekrümmten Finger rechte Hand auf die rechte Schulter, linke Hand auf die linke Schulter legen. Augen schließen. Mit den

Fingerkuppen DW 15 oben auf den Schultern drücken und dreimal langsam und tief atmen. Die Hände in den Schoß legen und entspannen und noch mehrmals langsam und tief atmen.

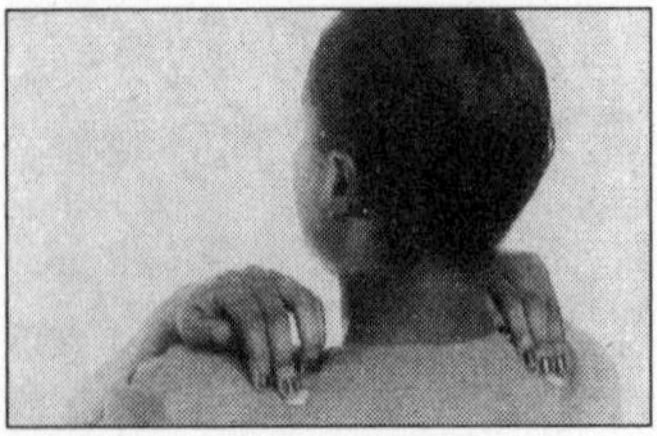

Schritt 3

B 10 kräftig drücken: Wiederum mit gekrümmten Fingern Fingerkuppen auf die Muskelstränge des Nackens legen. Kräftig drücken und dabei erneut dreimal langsam tief atmen. Die Hände in die Schoß legen und entspannen.

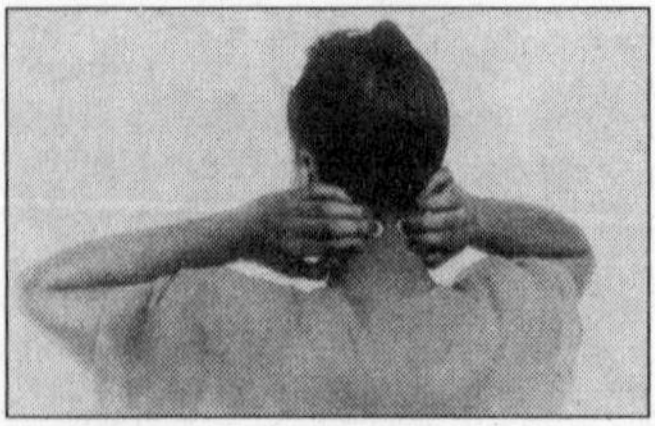

Schritt 4

P 3 halten; P 6 und H 7 drükken: P 3 mit dem Daumen halten. P 6 und H 7 mit Zeige- und Mittelfinger jeweils dreißig bis sechzig Sekunden lang drücken. Auf der anderen Seite ebenso verfahren. Wenn man weiterhin tief durch die Nase atmet, wird man feststellen, daß der Körper seinen Streß und seine nervöse Anspannung verliert.

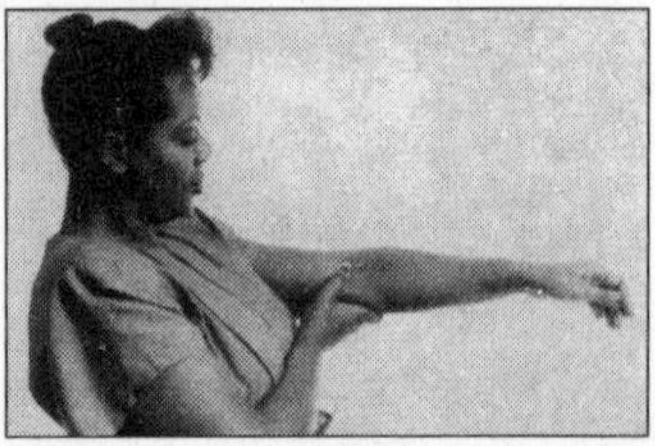

Schritt 5

LG 24.5 berühren: Augen schließen und Handflächen aneinanderlegen. Mit Mittel- und Zeigefinger den Punkt des Dritten Auges zwischen den Augenbrauen leicht berühren. Augen

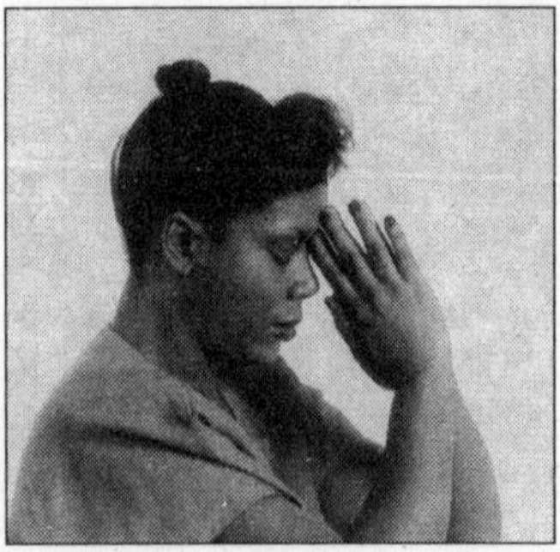

geschlossen halten und langsam und tief atmen, während man sich eine ganze Minute auf diesen Punkt konzentriert.

Schritt 6

EG 17 drücken: Handflächen aneinanderlegen. Rückseite der Daumen an das Brustbein legen und EG 17 in Höhe des Herzens kräftig drücken. Augen geschlossen halten und sich darauf

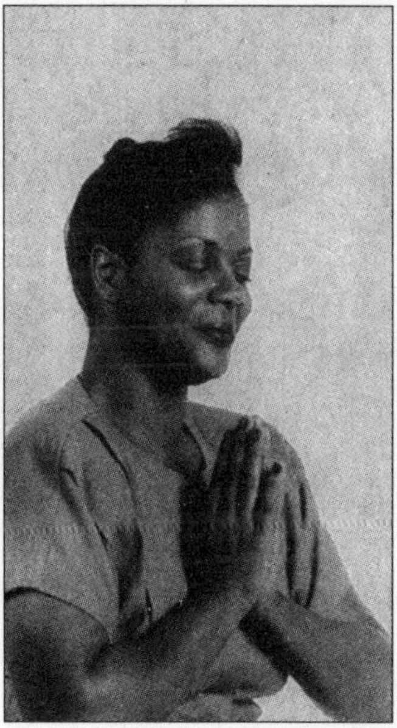

konzentrieren, langsam, gleichmäßig und tief in das Herz zu atmen, um alle Ängstlichkeit zu zerstreuen.

Zwei weitere Minuten tief atmen. Sanft das Atemsystem kontrollieren und jeden Atemzug tiefer und länger machen als den letzten. Alle Spannungen herausatmen, die die Lungen daran hindern, sich frei und natürlich zu bewegen. Spüren Sie, wie Ihr Geist mit jedem Atemzug klarer wird.

Achten Sie auf die Widerstände, die Ihr Geist schafft, die Besorgnisse und vorgefaßten Meinungen, die ihn beschäftigen. Mehrmals tief atmen und diese Schranken beseitigen. Tief und sanft atmen und dabei daran denken, daß man in das Leben selbst atmet.

Wenn man ganz eingeatmet hat, den Atem einen Augenblick anhalten und seine Fülle spüren. Dann ganz ruhig ausatmen, die Hände in den Schoß gleiten lassen, sich entspannen und fühlen, wie der lebendige Atem durch den ganzen Körper kreist.

Zusätzliche Punkte bei Angstzuständen und Nervosität

Darstellungen weiterer Punkte bei Angstzuständen siehe in Kapitel 7, »Asthma und Atembeschwerden«, Kapitel 11, »Depression und emotionelle Harmonisierung«, Kapitel 32, »Reizbarkeit, Frustration und Bewältigung von Veränderungen«.

6 Arthritis und Weichteilrheumatismus

Leslie, eine fünfzigjährige Witwe und eine meiner Lieblingsschülerinnen, war auf der Suche nach einer nichtmedikamentösen Behandlung für die arthritischen Schmerzen und Schwellungen in ihren Händen und Zehen sowie für verschiedene Allergien. Sie hatte kein Gefühl mehr in ihren Zehen, und ihr Arzt hatte ihr gesagt, daß sich dies wohl kaum mehr bessern würde. Nach dreimonatiger Akupressurbehandlung einmal pro Woche konnte sie ihre Zehen auf- und abwärts beugen und schmerzlos frei bewegen. Allmählich kehrte auch das Gefühl in ihren Zehen wieder. Ich werde es nie vergessen, wie aufgeregt Leslie war, als sie wieder mit den Zehen wippen konnte.

Wenn die speziellen Energiepunkte dieses Kapitels täglich einige Minuten in der richtigen Weise gehalten werden, können sie Muskelschmerzen und arthritische Schmerzen lindern, die Beweglichkeit der Gelenke verbessern, die Gelenke kräftigen und einem weiteren Verschleiß vorbeugen.

Es gibt über einhundert verschiedene Arten von Arthritis. Bei manchen Arten, zum Beispiel primär chronischer Polyarthritis, dauert es länger, bis die Gelenkbeweglichkeit wiederhergestellt und Schmerzfreiheit erreicht ist. Die meisten Arthritispatienten müssen diese Selbstakupressurtechniken über sechs Monate zwei- bis dreimal täglich durchführen und zur Erhaltung der Gesundheit weiterhin vorbeugend eine Behandlung täglich vornehmen.

Besonders gute Erfolge erzielt man mit Akupressur bei Weichteilrheumatismus. Die Symptome dieser Erkrankung sind ähnlich denjenigen der primär chronischen Polyarthritis, unter anderem morgendliche Steifigkeit, Empfindlichkeit der Muskulatur, starke Ermüdung und häufig auch Depressionen.

Dr. Murray C. Sokoloff stellt fest: »Bei leicht umkehrbaren Zuständen wie Fibromyalgie, Fibrositis und myofaszialem Syndrom ist mit Hilfe von Akupressurbehandlungen eine Vollremission möglich. Akupressur bietet eine risikolose Möglichkeit der Besserung und ist zudem kostengünstig und läßt sich leicht in das persönliche Leben integrieren.«[1]

Ärzte haben festgestellt, daß Patienten, die an Fibrositis leiden – einer Erkrankung, die mit Schmerzen der Skelettmuskulatur, insbesondere am Morgen, Taubheitsgefühl, Schlafstörungen und Ermüdung einhergeht – empfindliche Bereiche aufweisen, die Forscher als »empfindliche Punkte« bezeichnet haben.[2] Diese empfindlichen Stellen am Körper entsprechen den in der traditionellen chinesischen Medizin benutzten Akupressurpunkten. Arthritispatienten können viele dieser Punkte einfach dadurch auffinden, daß sie die Stellen drücken, an denen der Schmerz konzentriert ist. Wenn man den betreffenden Bereich gefunden hat, nicht massieren, reiben oder kneten, sondern einfach einige Minuten gedrückt halten. Wenn die Stelle sehr empfindlich ist, den Druck allmählich verringern, bis ein Gleichgewicht zwischen angenehmer und unangenehmer Empfindung erreicht ist.

Dr. Norman Shealy, ein weltberühmter Schmerzspezialist und Leiter des Schmerzrehabilitationszentrums in La Crosse, Wisconsin, hat festgestellt, daß verschiedene Akupressurpunkte zur Schmerzbehandlung geeignet sind, und hat diese in sein Schmerzbeseitigungsprogramm integriert, das bei arthritischen Schmerzen eingesetzt werden kann.[3]

Akupressur besitzt auch eine außerordentliche Wirksamkeit bei

1 Murray C. Sokoloff, M. D., »Foreword«. Aus *Arthritis Relief at Your Fingertips,* von Michael Reed Gach (New York: Warner Books, 1989), viii.

2 Hugh Smythe, M. D., »Fibrositis«, *American Journal of Medicine,* 81, Nr. 3A (1986), 2–6.

3 Norman Shealy, M. D., *The Pain Game* (Berkeley: Celestial Arts, 1976), 95.

der Bekämpfung von Entzündungen, die mit Arthritis einhergehen. Die in diesem Kapitel vorgestellten Punkte sind aus zwölf entzündungshemmenden Punkten ausgewählt.[1] Wenn diese Punkte regelmäßig täglich stimuliert werden, verbessern sie die Durchblutung, was Entzündungen entgegenwirkt und zugleich die Beweglichkeit der Gelenke verbessert.

1 Weitere Informationen über die Anwendung dieser Akupressurpunkte zur Linderung arthritischer Schmerzen siehe bei Michael Reed Gach, *Arthritis Relief at Your Fingertips* (New York: Warner Books, 1989), 27–38.

Energiepunkte bei Arthritis

Verbindung mit dem Tal (Hoku) (Di 4)
Achtung: Diesen Punkt nicht bei Schwangeren anwenden, sofern nicht bereits die Wehen eingesetzt haben, da die Stimulierung eine vorzeitige Wehentätigkeit auslösen kann.
Lage: In der Hautfalte zwischen Daumen und Zeigefinger am Handrücken an der höchsten Stelle des Muskels, wenn Daumen und Zeigefinger zusammengepreßt werden.
Anwendungsgebiete: Schmerzen und Entzündungen von Hand, Handgelenk, Ellbogen, Schultern und Nacken.

Äußere Pforte (DW 5)
Lage: Zweieinhalb Fingerbreit über der Mitte der Handgelenkfalte außen am Unterarm in der Mitte zwischen Elle und Speiche.
Anwendungsgebiete: Rheumatismus, Sehnenentzündung, Gelenkschmerzen und Schulterschmerzen.

Dreimeilenpunkt (Ma 36)
Lage: Vier Fingerbreit unterhalb der Kniescheibe, einen Fingerbreit außerhalb des Schienbeins.
Anwendungsgebiete: Stärkt den Körper, hat günstige Wirkung auf die Gelenke und lindert die Ermüdung, die sich oft aus der

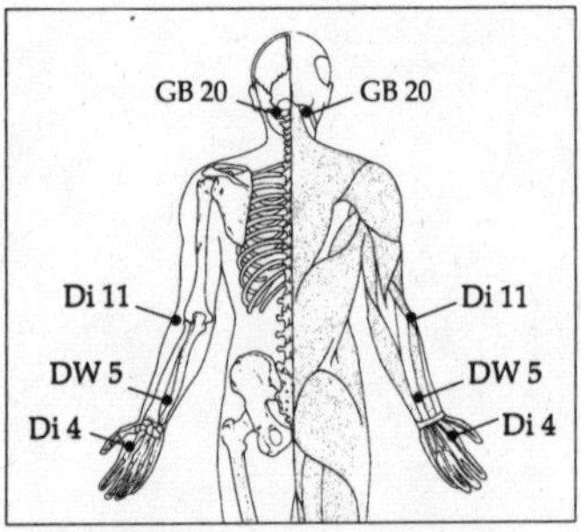

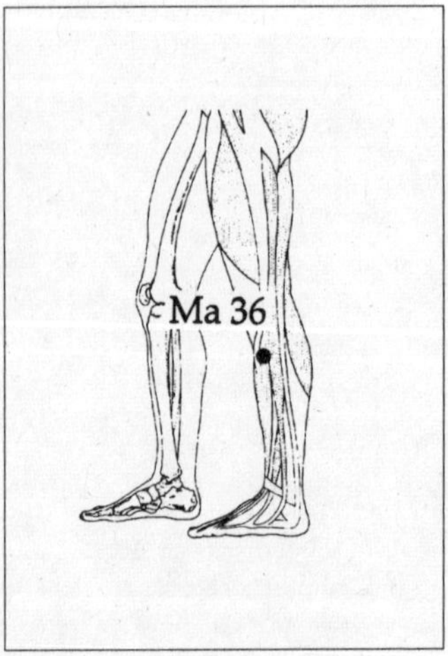

zehrenden Belastung arthritischer Schmerzen ergibt.

Teich an der Biegung (Di 11)
Lage: Am oberen äußeren Ende der Ellbogenfalte.
Anwendungsgebiete: Arthritische Schmerzen, insbesondere in Ellbogen und Schulter.

Tore des Bewußtseins (GB 20)
Lage: Unterhalb der Schädelbasis in der Vertiefung zwischen den beiden großen senkrechten Nackenmuskeln, je nach Größe des Kopfes 5 bis 8 cm voneinander entfernt.
Anwendungsgebiete: Hilft bei Arthritis sowie auch den folgenden Allgemeinbeschwerden, die oft mit arthritischen Schmerzen einhergehen: Kopfschmerzen, Schlaflosigkeit, steifer Hals, Nackenschmerzen, Ermüdung und allgemeine Gereiztheit.

> *Es müssen nicht alle diese Punkte bearbeitet werden. Es genügt oft schon, wenn man nur einen oder zwei der Punkte drückt.*

Übungen

Für das folgende Programm eine bequeme sitzende Haltung einnehmen.

Schritt 1

In Di 4 drücken: Um diesen entzündungshemmenden Punkt an der linken Hand zu drücken, den rechten Daumen in die Hautfalte zwischen Daumen und Zeigefinger legen und allmählich zunehmend unter den Knochen drücken, der mit dem Zeigefinger verbunden ist. Einige Minuten drücken und dabei tief atmen; dann in derselben Weise an der rechten Hand verfahren.

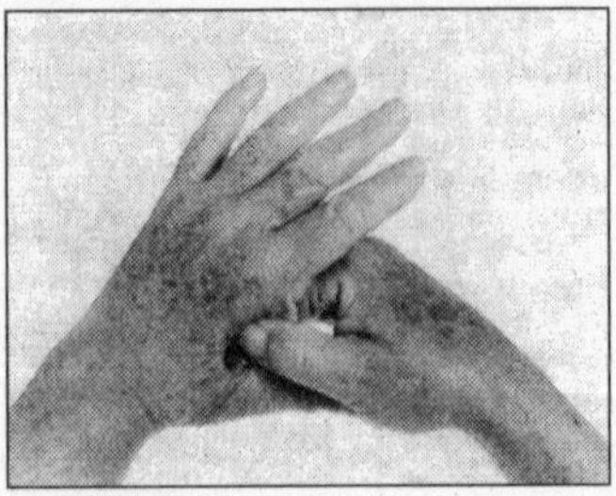

Schritt 2

DW 5 drücken: Diesen Punkt findet man, indem man die Knöchel der linken Hand zweieinhalb Fingerbreit von der Hautfalte des Armgelenks entfernt auf den rechten Oberarm legt. Mit den Knöcheln kräftig eine Minute lang auf diesen Punkt drücken; dabei tief atmen. Mit der anderen Hand am linken Arm in derselben Weise verfahren.

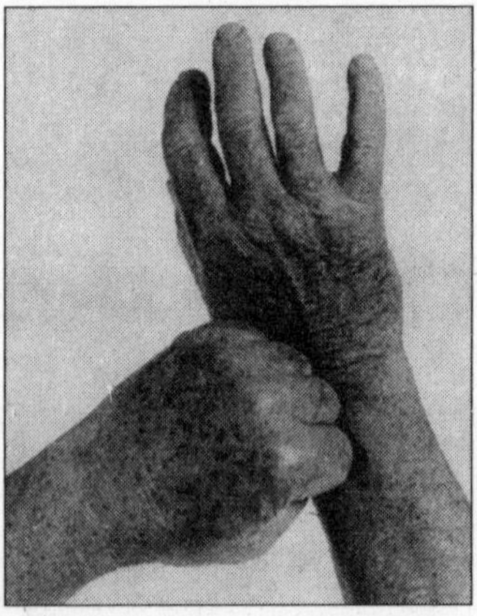

Schritt 3

Di 11 drücken: Den rechten Arm vor der Brust mit nach unten weisendem Handgelenk abwinkeln. Um diesen Punkt zu finden, die Fingerkuppen der linken Hand dort, wo die Ellbogenfalte endet, auf den rechten

Arm legen. Mit den linken Fingern kräftig in das Ellbogengelenk drücken; dabei eine Minute lang tief atmen. Den linken Ellbogen in derselben Weise bearbeiten.

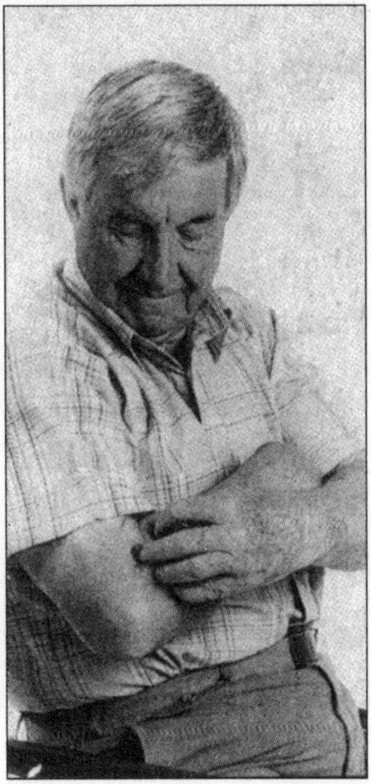

Schritt 4

GB 20 kräftig drücken: Beide Daumen unterhalb der Schädelbasis 5 bis 8 cm voneinander entfernt in die beiden Vertiefungen einsetzen. Zunehmenden Druck anwenden, dabei den Kopf langsam nach hinten führen. Eine Minute lang kräftig nach oben und unter den Schädel drücken.

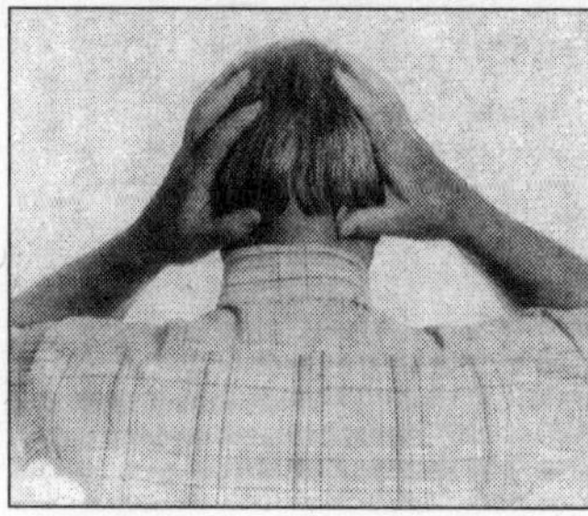

Schritt 5

Ma 36 kräftig drücken: Dies ist einer der wirksamsten Akupressurpunkte gegen Schmerzen und Ermüdung. Diesen Punkt findet man, indem man vier Fingerbreit von der Kniescheibe nach unten geht und die Fingerkuppen 1 cm außerhalb des Schienbeins einsetzt. Wen man an der richtigen Stelle ist, muß ein Muskel hervortreten, wenn man den Fuß mehrmals auf- und abwärts bewegt. Jetzt beide Fäuste ballen und diese außen an beiden Beinen unterhalb der Knie einsetzen. Mit den Fäusten außen an den Schienbeinen eine

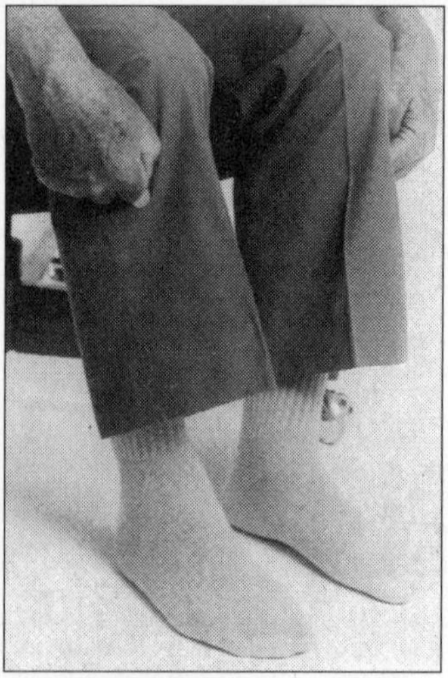

Minute lang kräftig auf- und abwärts massieren. Dies belebt alle Körpersysteme.

Die besten Ergebnisse erzielt man, wenn man dieses Programm zweimal täglich durchführt. Wenn dies aus zeitlichen Gründen nicht möglich ist, erzielt man auch mit zwei Anwendungen wöchentlich noch eine gute Wirkung.

Weitere Punkte zur Anwendung bei Arthritis

Darstellungen weiterer Punkte gegen Arthritisschmerzen siehe in Kapitel 33, »Rückenschmerzen und Ischias«, Kapitel 23, »Krämpfe«, Kapitel 22, »Kopfschmerzen und Migräne«, Kapitel 20, »Knieschmerzen«, Kapitel 26, »Nackenschmerzen und steifer Nacken«, Kapitel 36, »Schmerzen«, Kapitel 37, »Schulterverspannungen« und Kapitel 15, »Handgelenkschmerzen«.

7 Asthma und Atembeschwerden

Atembeschwerden können zur Ansammlung von Giftstoffen, zu Abgeschlagenheit und einer Beeinträchtigung der Selbstheilungskraft des Körpers führen. Alle Zellen, Organe und Systeme unseres Körpers brauchen für ihre Funktionen Sauerstoff. Die Akupressurpunkte im oberen Brustbereich unmittelbar unterhalb der Vorsprünge des Schlüsselbeins, die man einige Minuten gedrückt hält, sind für die Wiederherstellung einer regelmäßigen Atmung besonders wirksam. Bei anderen Punkten hat sich gezeigt, daß sie die Lungenkapazität erhöhen können, die mit dem Atemsystem zusammenhängenden großen Muskelgruppen entspannen und die Atmung erleichtern und die Lungen kräftigen können.

Asthma

Bei einer Asthmaerkrankung treten Atembeschwerden, Beklemmung in der Brust und ziehendes Atmen (Giemen) auf, und viele Patienten husten Schleim aus. Die Wände der Bronchien ziehen sich spastisch zusammen, und die Atemwege verengen sich, wodurch die Ausatmung erschwert ist. Durch emotionelle Belastungen, hormonale Störungen und kleinere Infekte kann die Neigung zu allergischen Reaktionen und Asthmaanfällen zunehmen. Häufig kann man jedoch die Atemwege einfach durch Entspannung der Muskeln in den Bronchien mittels Bearbeitung der in diesem Kapitel gezeigten Energiepunkte wieder öffnen.

Eine vorläufige (noch nicht veröffentlichte) Forschungsstudie, die das Akupressur-Institut in Berkeley, Kalifornien, durchführte, hat ergeben, daß bei vier von fünf untersuchten erwachsenen Asthmapatienten die vitale Lungenkapazität unmittelbar nach der Anwendung einer zwanzigminütigen Akupressur um 20 Prozent verbessert war. Das Institut wandte dabei hauptsächlich die in diesem Kapitel gezeigten Energiepunkte an.

Energiepunkte bei Asthma und Atembeschwerden

Lungenpunkt (B 13)
Lage: Einen Fingerbreit unterhalb der oberen Spitze des Schulterblatts zwischen Wirbelsäule und Schulterblatt.
Anwendungsgebiete: Asthma, Husten, Niesen und schwere Muskelkrampfe in Schultern und Nacken.

Elegante Villa (N 27)
Lage: In der Vertiefung unterhalb des Schlüsselbeins neben dem Brustbein.
Anwendungsgebiete: Beklemmung in der Brust, Atembeschwerden, Asthma, Husten und Angstzustände.

Loslassen (Lu 1)
Lage: Im äußeren Brustbereich drei Fingerbreit unterhalb des Schlüsselbeins.
Anwendungsgebiete: Asthma, Atembeschwerden, Anspannung und Beklemmung in der Brust, Husten und Anspannung durch emotionelle Belastungen.

Großer Abgrund (Lu 9)
Lage: In der Furche an der Handgelenkfalte unterhalb der Daumenbasis.
Anwendungsgebiete: Lungenbeschwerden, Husten und Asthma.

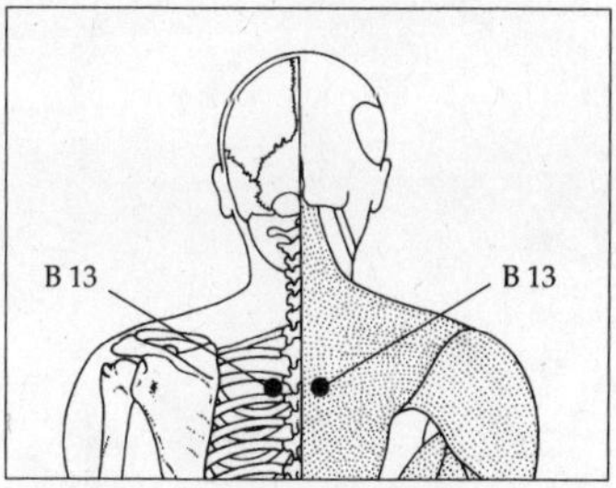

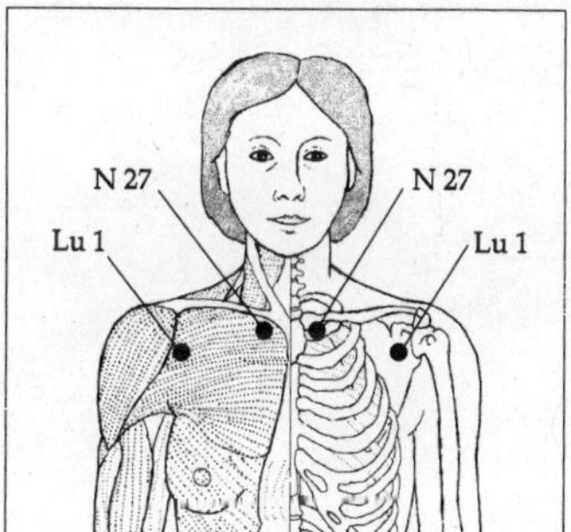

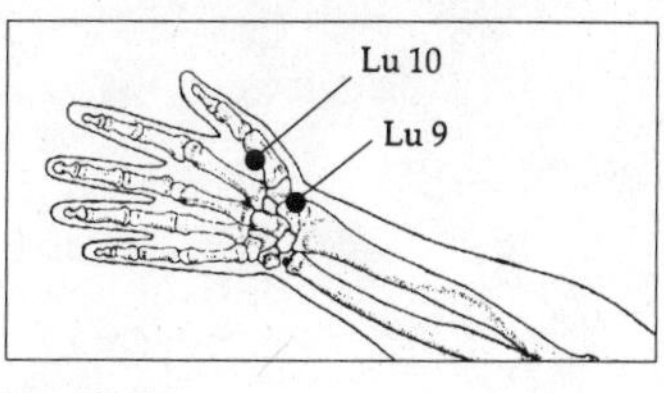

Handfläche

Fischgrenze (Lu 10)
Lage: Auf der Handflächenseite der Hand in der Mitte des Daumenballens.
Anwendungsgebiete: Bei flacher Atmung, Husten und geschwollenem Hals.

Es müssen nicht alle diese Punkte bearbeitet werden. Es genügt oft schon, wenn man nur einen oder zwei der Punkte drückt.

Übungen

Für das folgende Akupressurprogramm in bequemer aufrechter Haltung sitzen.

Schritt 1

B 13 kräftig drücken: Die rechte Hand über die linke Schulter führen. Punkt B 13 liegt zwischen der Spitze des Schulterblattes und der Wirbelsäule. Die Finger krümmen und in diesem Bereich drücken. Den Punkt kräftig gedrückt halten und fünfmal langsam tief atmen. Dann auf der anderen Seite B 13 ebenso drücken und wiederum fünfmal tief atmen.

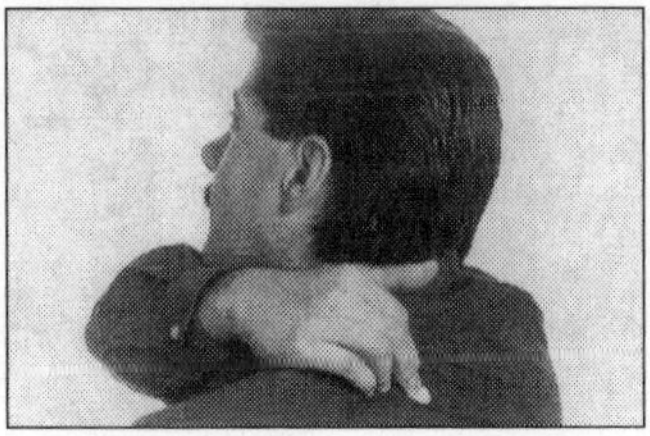

Schritt 2

Beide Punkte N 27 drücken: Mit den Daumen in die Vertiefungen unmittelbar unterhalb des Schlüsselbeins drücken. Wiederum fünfmal langsam und tief atmen und langsam einsetzenden festen Druck an diesen Punkten im oberen Brustbereich anwenden.

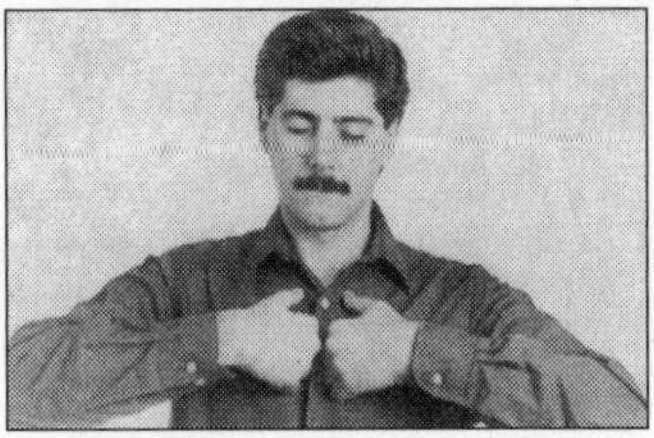

Schritt 3

Lu 1 kräftig drücken: Die Hände vor der Brust mit nach oben weisenden Daumen zur Faust schließen. Die Daumen auf den äußeren Brustbereich legen und die Muskeln drücken, die waagerecht unterhalb des Schlüsselbeins verlaufen. Nach einem Knoten oder einer empfindlichen Stelle in der Brustmuskulatur tasten. Unterhalb dieses Kno-

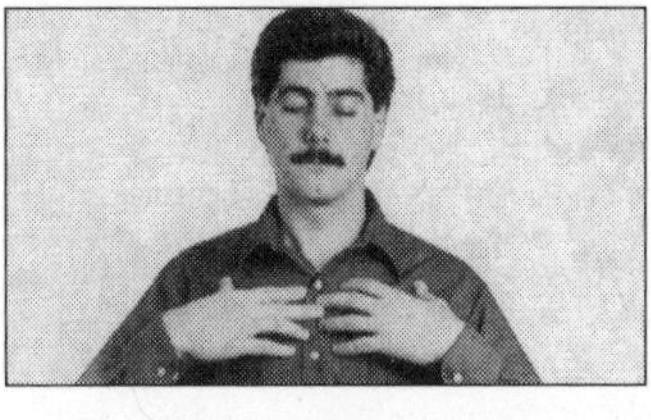

tens liegt Lu 1, ein wichtiger Akupressurpunkt für Atembeschwerden. Kopf nach vorne zur Brust sinken lassen, Nacken entspannen und diese Muskeln mit den Daumen kräftig drücken. Diese Punkte gedrückt halten und zwei Minuten tief atmen.

Schritt 4

Lu 9 und Lu 10 halten: Zunächst Lu 9 in der Vertiefung der Handgelenkfalte unterhalb der Daumenbasis aufsuchen. Nach einigen langen, langsamen, tiefen Atemzügen zu Lu 10 in der Mitte der Daumenbasis gehen. Lu 10 gedrückt halten und mehrmals tief atmen. Anschließend

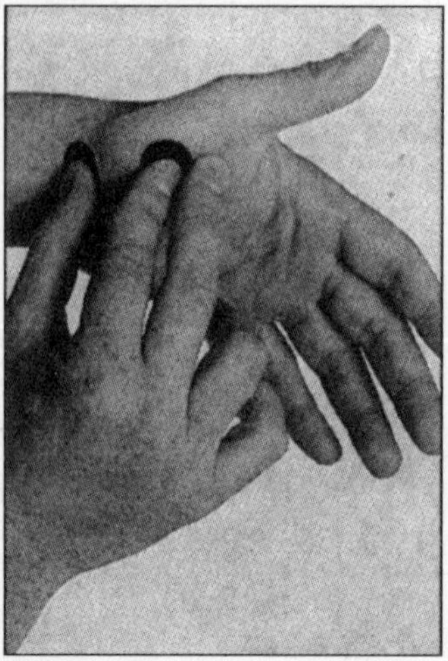

mit der anderen Hand eine Faust machen und beide Punkte durch kräftiges Reiben stimulieren. Nach etwa einer Minute an der anderen Hand ebenso verfahren.

Tiefatemübung

1. Flach auf dem Rücken liegen und beide Hände nach oben führen. Tief einatmen, Atem halten, Hände fest zur Faust schließen und pressen und dabei alle Armmuskeln anspannen.

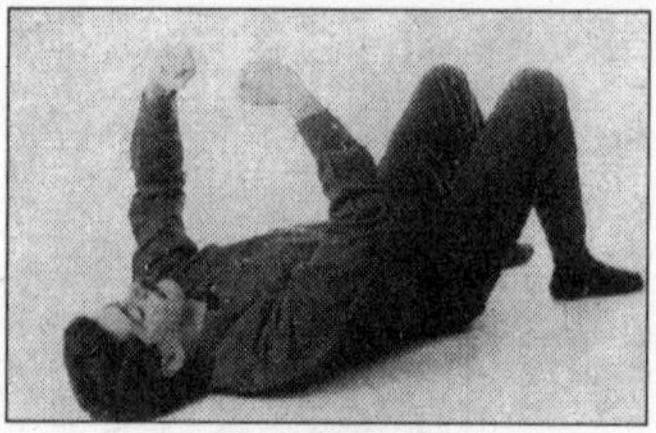

2. Langsam ausatmen, Arme gespannt halten und Fäuste so zur Brust führen, daß die Ellbogen nach außen wandern.

3. Fäuste öffnen; beim Einatmen wiederum beide Arme nach oben führen.

4. Fäuste fest schließen und wiederum Armmuskeln anspannen. Ausatmen und die Fäuste nach unten zur Brust ziehen, wie wenn man Energie direkt in seine Lungen ziehen würde.

Nachdem man diese Übung mehrmals durchgeführt hat, Arme mit nach oben weisenden Handflächen seitlich ablegen und entspannen. Tief atmen und sich vorstellen, wie die heilende Energie im ganzen Körper kreist.

Zusätzliche Punkte gegen Asthma

Darstellungen weiterer Punkte gegen Asthma und andere Atembeschwerden siehe in Kapitel 13, »Erkältungen und Grippe«, Kapitel 11, »Depressionen und emotionelle Harmonisierung« und Kapitel 32, »Reizbarkeit, Frustration und Bewältigung von Veränderungen«.

8 Aufgetriebensein und Wasserretention

Mit Hilfe der Energiepunkte der Akupressur kann man die Beschwerden beseitigen, die durch Wasserretention (verlangsamte Flüssigkeitsausscheidung) hervorgerufen werden. Der traditionellen chinesischen Medizin zufolge hängen Ödeme (Flüssigkeitsansammlungen) mit einer Schwäche des Milz- und Nierenmeridians zusammen. Durch Behandlung der Punkte längs dieser Meridiane stellt die Akupressur den richtigen Wassergehalt in Ihrem Körper wieder her, tonisiert Muskeln und Gewebe und verbessert den Flüssigkeitshaushalt des Körpers.

Wenn die Schwellung anhält oder von Kopfschmerzen, Fieber, starken Schmerzen, Übelkeit oder Hautanomalien begleitet ist, muß stets der Arzt abklären, ob nicht ein behandlungsbedürftiger Zustand vorliegt.

Wenn man über längere Zeit in derselben Körperhaltung bleibt, zum Beispiel steht, behindert die mangelnde Bewegung und die ständige Belastung der Füße die Blutzirkulation und ruft eine Schwellung hervor. Auch zu enge Schuhe können geschwollene Füße und Knöchel zur Folge haben.

Vor allem übergewichtige Menschen neigen zu Flüssigkeitsansammlungen. Menschen, die eine Schlankheitskur machen, schränken die Nahrungsaufnahme ein, haben aber oft Schwierigkeiten, das Gewicht ihres Wassers abzubauen. Die Akupressurpunkte in diesem Kapitel erleichtern den Gewichtsverlust durch Anregung des Stoffwechsels, so daß der Körper überschüssiges Wasser ausscheiden kann.

Bei regelmäßiger Anwendung zusammen mit Entspannungs- und Tiefatemübungen zügeln diese Punkte auch den Appetit – ein zusätzlicher Vorteil für Menschen, die abnehmen wollen. Viele Frauen leiden unter prämenstrueller Aufgedunsenheit wodurch es zu Reizbarkeit und Niedergeschlagenheit kommt. Die regelmäßige Anwendung dieser Punkte zusammen mit Tiefatem- und Entspannungsübungen vor und während der Periode kann solchen Zuständen vorbeugen und Linderung schaffen. Dieselben Punkte helfen nicht nur bei Aufgetriebensein und den Symptomen des prämenstruellen Syndroms, sondern regulieren auch die Menstruation.

Zur Vorbeugung gegen Aufgetriebensein empfiehlt sich eine salzarme Diät, weil zuviel Salz die Ansammlung von Wasser im Körper begünstigt.

Die nachfolgenden Akupressurpunkte helfen auch bei geschwollenen Füßen und Knöcheln, prämenstrueller Aufgedunsenheit, einem aufgedunsenen Gesicht aufgrund von Stauungen und anderen Schwellungen durch Wasseransammlung.

Energiepunkte für Aufgetriebensein und Flüssigkeitsansammlung

Meer der Energie (EG 6)
Lage: Zwei Fingerbreit unterhalb des Nabels.
Anwendungsgebiete: Bei Wasserretention, chronischer Diarrhöe, Verstopfung und Blähungen.

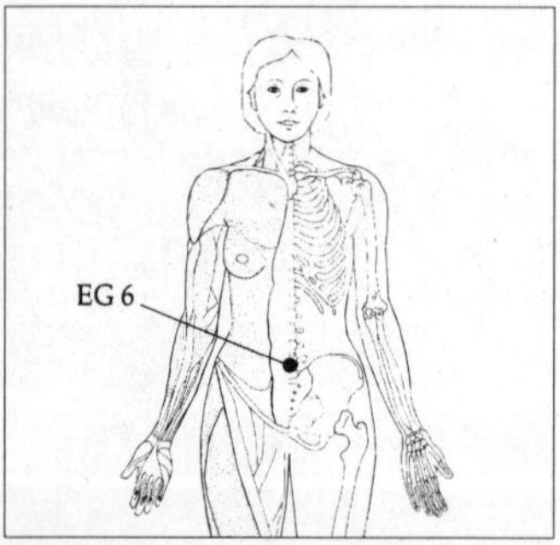

Schattige Seite des Berges (Mi 9)
Lage: An der Innenseite des Beins unterhalb der Vorwölbung unter der Innenseite des Knies und unter dem Schienbeinkopf.
Anwendungsgebiete: Bei Kniebeschwerden, Schwellungen, Spannungen in den Beinen, Krampfadern, Ödem, Wasserretention und Krämpfen.

Dreifache Yin-Kreuzung (Mi 6)
Achtung: Diesen Punkt im achten und neunten Schwangerschaftsmonat nicht mehr stimulieren.
Lage: Vier Fingerbreit oberhalb des inneren Fußknöchels nahe der Rückseite des Schienbeins.

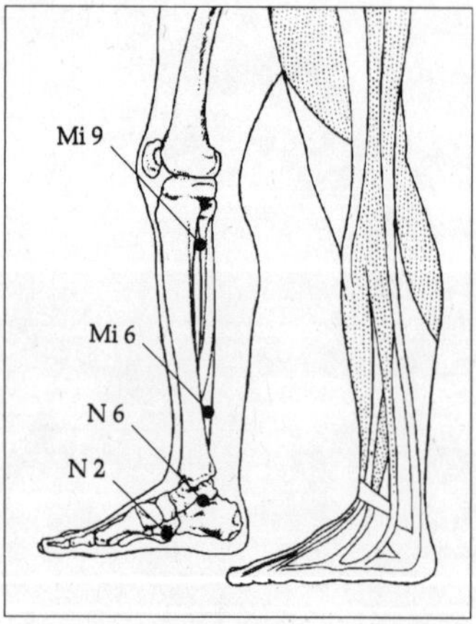

Anwendungsgebiete: Bei Wasserretention und Ödemen; ein spezieller Fernpunkt für vaginale Beschwerden und Schwellungen.

Sonnendurchflutetes Tal (N 2)
Lage: In der Mitte des Fußgewölbes auf halbem Wege zwischen dem äußeren Ballen der großen Zehe und der Rückseite der Ferse.
Anwendungsgebiete: Bei Ödemen, insbesondere geschwollenen Füßen.

Beleuchtetes Meer (N 6)
Lage: Einen Daumenbreit unterhalb des inneren Fußknöchels.
Anwendungsgebiete: Bei Wasserretention, insbesondere geschwollenen Knöcheln.

> *Es müssen nicht alle diese Punkte bearbeitet werden. Es genügt oft schon, wenn man nur einen oder zwei dieser Punkte drückt.*

Übungen

Dieses Programm kann auch im Sitzen durchgeführt werden, ist jedoch am wirksamsten, wenn man mit angezogenen Knien und flach auf dem Boden liegenden Füßen auf dem Rücken liegt.

Schritt 1

EG 6 kräftig drücken: Die Fingerkuppen beider Hände zwischen Schambein und Nabel auf den Unterleib legen. Langsam und tief atmen und weich 3 bis 5 cm tief in den Unterleib drükken. Langsam und tief atmen und eine Minute lang kräftig drücken.

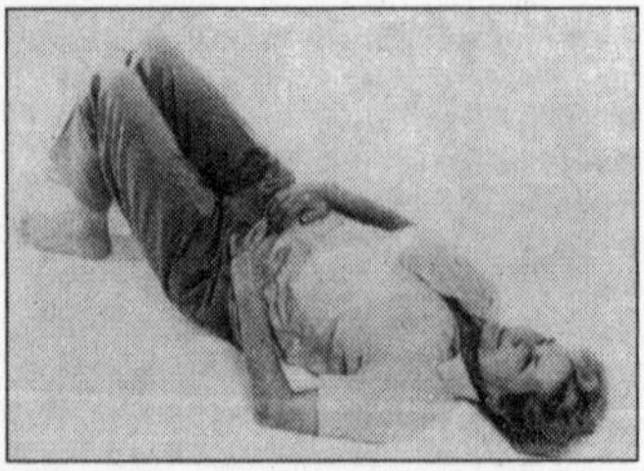

Wenn man vor kurzem am Unterleib operiert wurde oder an einer schweren, lebensbedrohlichen Krankheit leidet (siehe Warnhinweis auf Seite 27) wie zum Beispiel Herzkrankheiten, Krebs oder Bluthochdruck, muß man den Arzt befragen, bevor man diesen Unterleibspunkt drückt. Vielleicht wendet man in diesem Fall besser nur leichten, sanften Druck an.

Schritt 2

Mi 9 mit Mi 6 leicht drücken: Mit angezogenen Knien und flach auf dem Boden liegenden Füßen den rechten Fuß locker auf den linken Oberschenkel legen. Mit dem rechten Daumen den rechten Punkt Mi 9 in der Vertiefung des Schienbeins unterhalb der Innenseite des Knies drücken. Den Druck in Richtung des Knochens nach oben zum Knie richten. Dieser Punkt ist oft empfindlich, deshalb vorsichtig drücken. Mit dem linken Dau-

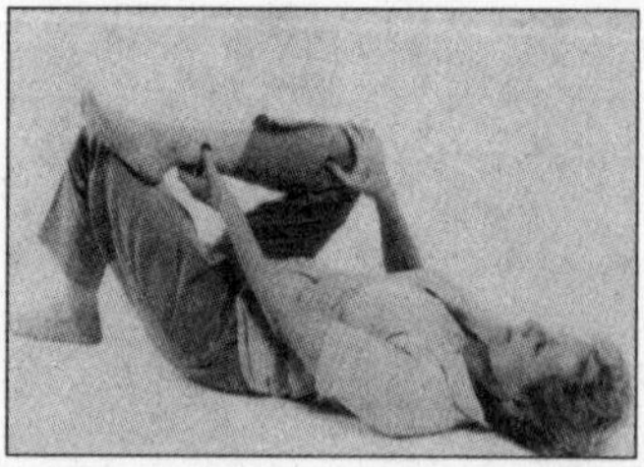

men in eine leichte Vertiefung an der Innenseite des Schienbeins vier Fingerbreit oberhalb des Innenknöchels drücken. Die Augen schließen, tief atmen und diese beiden Energiepunkte eine Minute lang halten. Abschließend diese Punkte zwei tiefe Atemzüge lang nur noch leicht halten. Dann dieselben Punkte am anderen Bein ebenfalls eine Minute halten. Wenn ein Bein stärker geschwollen ist, dieses Bein mit sanftem Druck doppelt so lange halten.

Schritt 3

N 2 und N 6 drücken: Den rechten Fuß nochmals auf den linken Oberschenkel legen. Mit den Fingerkuppen der rechten Hand N 6 am rechten Fuß in der Vertiefung zwischen dem Innenknöchel und der Ferse drücken. Nach einem feinen, drahtartigen Band oder einer schmerzenden Stelle tasten. Den linken Daumen auf die Mitte des Gewölbes des rechten Fußes legen. Den Fingerdruck nach oben unter die Knochenstruktur richten, während die anderen Finger oben am Fuß ruhen. Diese Punkte eine Minute lang halten.

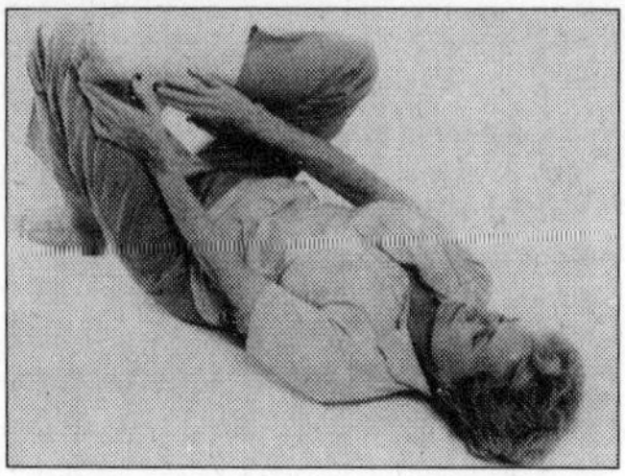

Am anderen Fuß ebenso verfahren und wiederum tief atmen.

Weitere Punkte gegen Aufgetriebensein und Wasserretention

Darstellungen weiterer Punkte gegen Aufgetriebensein und Wasserretention siehe in Kapitel 21, »Knöchel und Füße«, Kapitel 25, »Menstruationsbeschwerden, Krämpfe und prämenstruelles Syndrom«, und Kapitel 28, »Nebelhöhlenbeschwerden und Heuschnupfen«.

9 Augenüberanstrengung

Eine Überlastung der Augen kann verschiedene Ursachen haben, unter anderem übermäßige Beanspruchung durch Autofahren, Lesen, Fernsehen oder Bildschirmarbeit. Auch die Luftverschmutzung und Müdigkeit können Augenbeschwerden verursachen oder verschlimmern. Wenn die Augen schmerzen oder überbeansprucht sind, ist dies oft ein Zeichen dafür, daß man unter Streß ist und der ganze Körper ermüdet ist. Weitere Ermüdungssymptome, die meist mit einer Überanstrengung der Augen einhergehen, sind Kopfschmerzen, Reizbarkeit und Verspannungen an Nacken und Schultern.

Edward, von Beruf Programmierer, nahm Akupressurunterricht, um mit dem Streß am Arbeitsplatz besser fertig zu werden. Im Umgang mit anderen Menschen war er recht gehemmt.
Nachdem er die Punkte für die Überanstrengung der Augen gelernt hatte, änderte sich sein ganzes Verhalten, und er gab sich ungezwungener.

Die nachfolgenden Selbsthilfetechniken und Akupressurpunkte für Überanstrengung der Augen können bei Müdigkeit, Überarbeitung und Angespanntheit zu mehr Wohlbefinden verhelfen.

Energiepunkte bei überanstrengten Augen

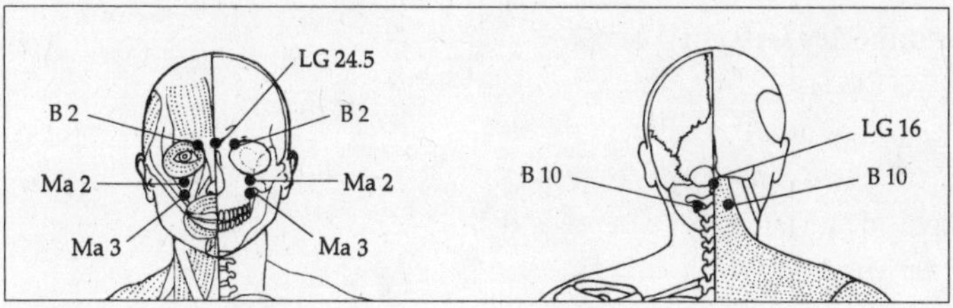

Bambusbohren (B 2)
Lage: In den Vertiefungen der Augenhöhlen zu beiden Seiten der Stelle, an der der Nasenrükken in die Nasenwurzel übergeht.
Anwendungsgebiete: Bei geröteten und schmerzenden Augen, Kopfschmerzen, Schleier vor den Augen und Heuschnupfen.

Vier Weiße (Ma 2)
Lage: 1 cm unterhalb des unteren Randes der Augenhöhle in einer Vertiefung der Wange.
Anwendungsgebiete: Bei brennenden oder schmerzenden Augen, Nebenhöhlenschmerzen, Kopfschmerzen und trockenen Augen.

Schönheit des Antlitzes (Ma 3)
Lage: Am unteren Rand des Backenknochens genau unterhalb der Pupille.
Anwendungsgebiete: Ermüdung der Augen und Augendruck, verstopfte Nase und Blutandrang zum Kopf.

Himmlische Säule (B 10)
Lage: 1 cm unterhalb der Schädelbasis auf den Muskelsträngen 1 cm zu beiden Seiten der Wirbelsäule.
Anwendungsgebiete: Streß, Abgeschlagenheit, Erschöpfung, Druckgefühl im Kopf, Überanstrengung der Augen und geschwollene Augen.

Windvilla (LG 16)
Lage: In der Mitte der Rückseite des Kopfes in der großen Vertiefung unter der Schädelbasis.
Anwendungsgebiete: Wohltuend für Augen, Ohren, Nase und

Kehle; bei seelischen Problemen und Kopfschmerzen.

Es müssen nicht alle diese Punkte bearbeitet werden. Es genügt oft schon, wenn man nur einen oder zwei der Punkte drückt.

Punkt des Dritten Auges (LG 24.5)
Lage: Genau zwischen den Augenbrauen in der Vertiefung zwischen der Nasenwurzel und der Mitte der Stirn.
Anwendungsgebiete: Wirkt auf das endokrine System, insbesondere die Hypophyse, und lindert Heuschnupfen, Kopfschmerzen und Überanstrengung der Augen.

Höchste Flut (Le 3)
Lage: Am Rist in der Senke zwischen der großen und der zweiten Zehe.
Anwendungsgebiete: Kopfschmerzen, ermüdete Augen und Kater.

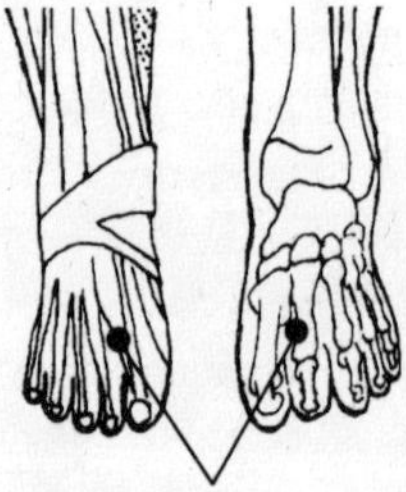

Übungen

Vor diesem Programm zur Vorbeugung gegen Augeninfektionen die Hände mit Wasser und Seife waschen.
In einer bequemen Position sitzen und jeden der nachfolgenden Akupressurpunkte mindestens eine Minute halten. Die Augen schließen und tief atmen.

Schritt 1

B 2 drücken: Die Daumen an den oberen Rand der Augenhöhlen in der Nähe der Nasenwurzel

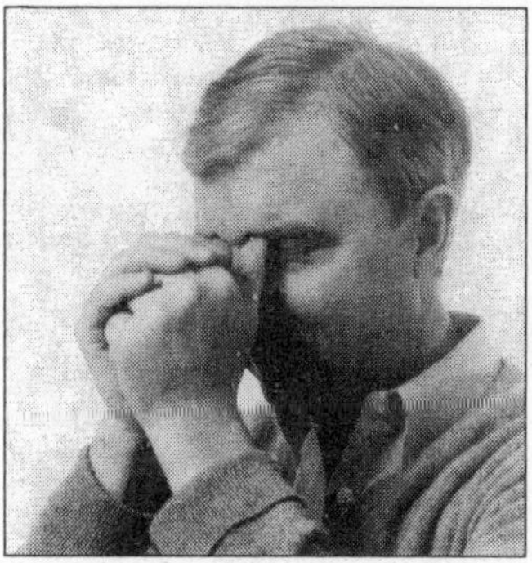

legen. Nach oben in die Vertiefungen der Augenhöhlen drükken; dabei eine Minute tief atmen.

Schritt 2

Ma 2 und Ma 3 halten: Die Zeigefinger in der Mitte der Backen unterhalb des unteren Randes der Augenhöhlen senkrecht unterhalb der Pupille legen. Dann die Mittelfinger direkt unterhalb der Zeigefinger unter die Backenknochen legen. Mit geschlossenen Augen leichten Druck anwenden und eine Minute lang tief atmen.

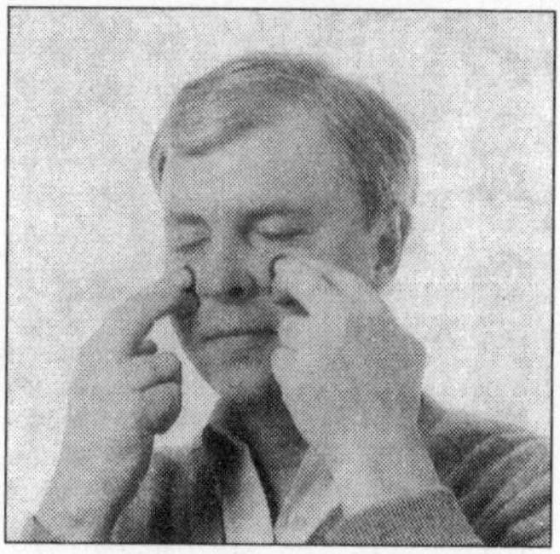

Schritt 3

B 10 kräftig drücken: Die Finger krümmen und kräftig B 10 auf den Muskelsträngen drükken, die parallel zur Wirbelsäule verlaufen. Eine Minute halten und tief atmen.

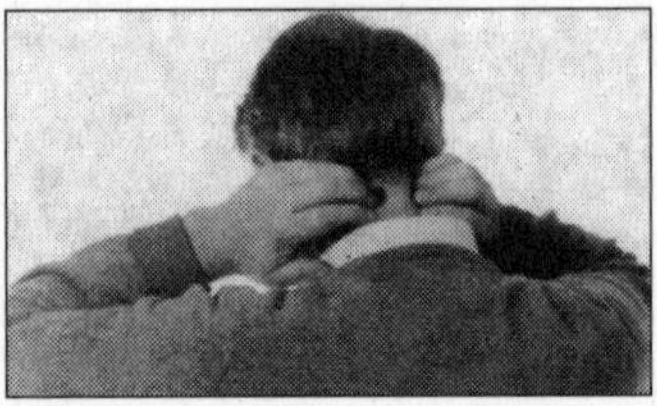

Schritt 4

LG 16 und LG 25.4 halten: Den Mittelfinger der linken Hand auf LG 16 in der großen Vertiefung in der Mitte der Schädelbasis legen. Mit dem

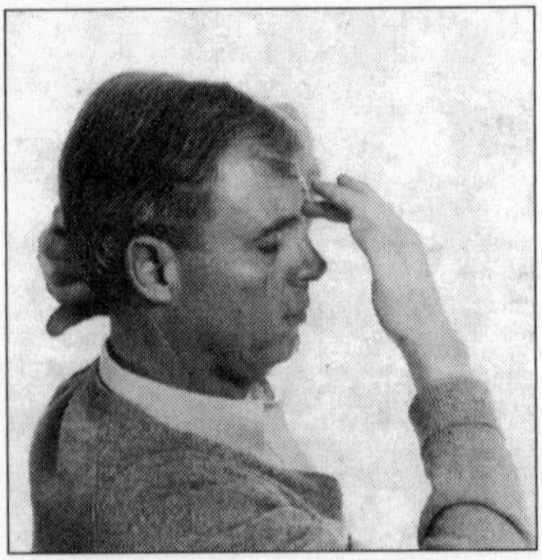

Mittelfinger der rechten Hand LG 24.5 leicht berühren und sich mit geschlossenen Augen auf diese Stelle konzentrieren. Tief atmen und diese sehr wirksame Kombination heilender Punkte eine oder zwei Minuten lang halten.

Schritt 5

Le 3 stimulieren: Die Schuhe ausziehen. Zwischen der großen und zweiten Zehe an beiden Füßen Mittel- und Zeigefinger in der Vertiefung zwischen den Knochen am Fuß nach oben gleiten lassen. Kräftig in die Vertiefung kurz vor der Stelle drücken, an der die Knochen V-förmig zusammenlaufen. Auf der Haut hin und her reiben, um diese Fernpunkte für überanstrengte Augen zu stimulieren.

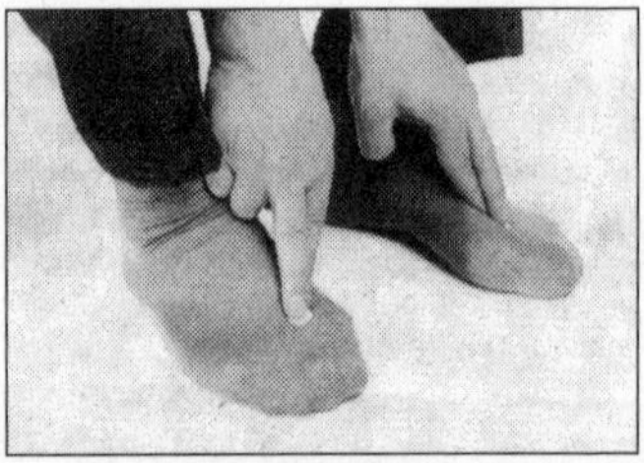

Weitere Punkte bei überanstrengten Augen

Weiterer Punkte bei überanstrengten Augen in Kapitel 30, »Ohrenschmerzen«, Kapitel 22, »Kopfschmerzen und Migräne«, Kapitel 36, »Schmerzen« und Kapitel 28, »Nebenhöhlenbeschwerden und Heuschnupfen«.

10 Chronisches Ermüdungssyndrom

Vom amerikanischen Nachrichtenmagazin *Newsweek* als »Krankheit der achtziger Jahre« bezeichnet, wird der Symptomenkatalog des chronischen Ermüdungssyndroms immer länger, je mehr Daten man sammelt. Zu diesen Symptomen gehören unter anderem chronische Müdigkeit, Muskelschmerzen und -schwäche, Kopfschmerzen, Schwindel, Übelkeit, Depression, verwirrtes Denken und Reizbarkeit.

Das chronische Ermüdungssyndrom (Epstein-Barr) wird weitgehend als Virusinfektion betrachtet. Die Schwächung des Immunsystems, die die Ausbreitung des Virus ermöglicht, kann infolge eines Kontakts mit Umweltgiften[1] oder infolge von schwerem Streß auftreten.

Dr. Gerald Epstein stellt fest: »Bei denjenigen Patienten, bei denen das Epstein-Barr-Virus festgestellt wurde, bestanden zum Zeitpunkt des Auftretens der Krankheit eindeutig überlastende Lebensstituationen.«[2]

Nach der traditionellen chinesischen Medizin hängt die Leistungsfähigkeit des Immunsystems hauptsächlich von der Verfassung von Niere, Leber, Lungen und Milz ab. Bei dem folgenden Programm kommen Punkte zur Anwendung, die diese Organe kräftigen, um den Körper zu regenerieren, und seinen Widerstand gegenüber Umwelt- und Situationsbelastungen zu starken. Indem Akupressur die Nieren stärkt, regt sie gleichzeitig die Selbstheilungskräfte des Körpers an und verbessert

1 Robert A. Buist, Ph. D., »New Light on Chronic Fatigue Syndrome«, *Health and Nutrition Update,* 4, Nr. 1 (1989).

2 Gerald Epstein, M. D., *Creating Health Through Imagery* (New York: Bantam Books, 1989), 103.

die Gesamtverfassung des Körpers.[1]

Jenny, eine meiner Patientinnen, die oft schwach und deprimiert war, litt an Kopfschmerzen und chronischem Ermüdungssyndrom. Nachdem ich kurz ihre Schultern und ihren Nacken behandelt hatte, zeigte ich ihr, wie sie mit Hilfe von Selbstakupressur ihren Zustand bessern könnte: kräftiges Reiben im Kreuzbereich, außen an den Beinen unterhalb der Knie und schließlich am Fußrücken. Jenny empfand schon nach der einen Sitzung eine große Entspannung und Revitalisierung, doch empfahl ich ihr, die Akupressurpunkte mindestens dreimal täglich zu bearbeiten. Ich sagte ihr, daß einige Monate harter Arbeit und lebenslängliche bewußte Ernährung notwendig seien, wenn wirklich eine Besserung eintreten sollte; heute praktiziert sie täglich Akupressur und ist mit den Ergebnissen überaus zufrieden.

Die unten dargestellten Punkte zur Linderung des chronischen Ermüdungssyndroms wurden mit dem Ziel ausgewählt, die primären Symptome der Erkrankung anzugehen, sowie auch das Immunsystem und die körpereigene Abwehr zu kräftigen. Lu 1 verbessert den Zustand der Lunge. B 23 und B 47 im Kreuzbereich wirken auf die Nieren und kräftigen Ihre Lebensenergie zur Bekämpfung der chronischen Ermüdung. EG 6 im Unterleibsbereich fördert die optimale Funktion der inneren Organe. P 6, ein berühmter Fernpunkt am Handgelenk, wirkt gegen Übelkeit. GB 20 unter der Schädelbasis stellt das Gleichgewicht wieder her und wirkt dabei dem Schwindelgefühl entgegen. Der Punkt des Dritten Auges zwischen den Augenbrauen kann den Geist von Verwirrung befreien. GB 21 oben auf der Schulter hat positive Wirkung bei Schulterverspannung und allgemeinem Streß. Alle oben genannten Energiepunkte sowie Ma 36, Le 3 und DW 5 verschaf-

1 Weitere Selbsthilfetechniken bei Ermüdung und einer schlechten Allgemeinverfassung siehe bei Michael Reed Gach, *Acu-Yoga* (Tokio: Japan Publications, 1981), 162–167.

fen dem Körper zusätzliche Energie, regen das Immunsystem an und lassen die inneren Organe optimal arbeiten. Diese Punkte gegen das chronische Ermüdungssyndrom sollten Sie unbedingt in Ihr allgemeines Behandlungsprogramm für die Erhaltung von Gleichgewicht und Wohlbefinden aufnehmen.

Energiepunkte beim chronischen Ermüdungssyndrom

Loslassen (Lu 1)
Lage: Im äußeren Brustbereich vier Fingerbreit oberhalb der Achselhöhle und einen Fingerbreit innerhalb.

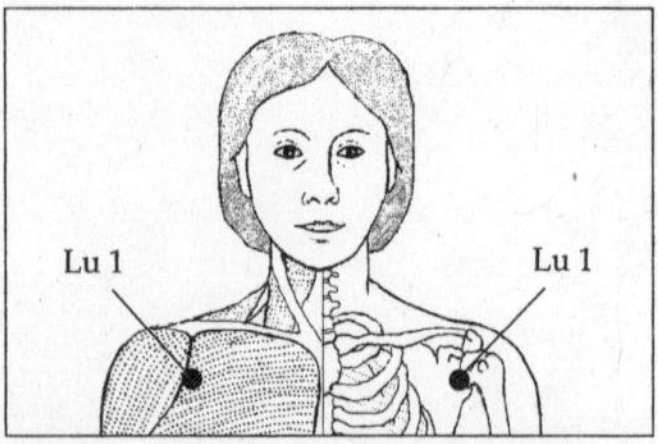

Anwendungsgebiete: Bei Atembeschwerden, Erschöpfung, Verwirrung, Beklemmungszuständen, Bedrückung, Husten und Asthma.

Schulterquelle (GB 21)
Achtung: Schwangere dürfen diesen Punkt nur *leicht* drücken.
Lage: Am höchsten Punkt des Schultermuskels 3 bis 5 cm seitlich des Nackens.
Anwendungsgebiete: Ängstlichkeit, Reizbarkeit, Ermüdung, verspannte Schultern, Kreislaufbeschwerden, kalte Hände oder Füße, Nervenprobleme und Kopfschmerzen.

Tore des Bewußtseins (GB 20)
Lage: Unterhalb der Schädelbasis in der Vertiefung zwischen den beiden großen senkrechten Nackenmuskeln, je nach Größe des Kopfes 5 bis 8 cm voneinander entfernt.
Anwendungsgebiete: Bei Kopfschmerzen, Arthritis, Schlaflosigkeit, Schwindelgefühl, steifem Hals, Nackenschmerzen, Verletzungen, Trauma, Schock, Bluthochdruck, Koordinationsstörungen, Übermüdung der Augen und Reizbarkeit.

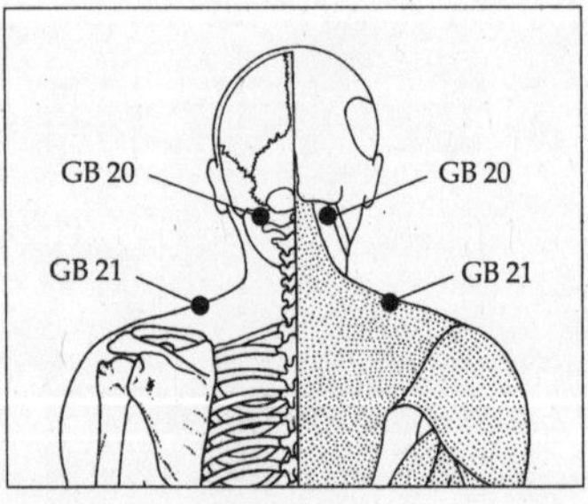

Innere Pforte (P 6)
Lage: Zweieinhalb Fingerbreit von der inneren Handgelenkfalte entfernt in der Mitte zwischen den beiden Unterarmknochen.

Anwendungsgebiete: Verdauungsstörungen, Übelkeit, Schlaflosigkeit, Nervosität, Herzklopfen und Handgelenkschmerzen.

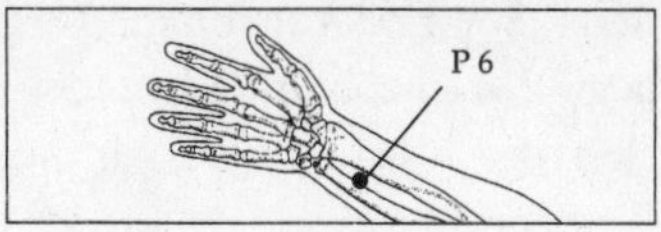

Handfläche

Äußere Pforte (DW 5)
Lage: Zweieinhalb Fingerbreit über der Mitte der Handgelenkfalte außen am Unterarm zwischen den beiden Unterarmknochen.
Anwendungsgebiete: Rheumatismus, Sehnenentzündung, Handgelenkschmerzen und Schulterschmerzen. Erhöht die Widerstandskraft gegenüber Erkältungen und Grippe.

Meer der Vitalität (B 23 und B 47)
Achtung: Nicht auf schwache Bandscheiben oder gebrochene Knochen drücken. Wenn man einen schwachen Rücken hat, können einige Minuten gleichbleibender, leichter Berührung anstelle von Druck sehr heilend sein. Wenn man Fragen hat oder Rat braucht, sollte man zuerst zum Arzt gehen.
Lage: Im Kreuzbereich zwei (B 23) bzw. vier (B 47) Fingerbreit zu beiden Seiten der Wirbelsäule in Höhe der Taille.

Anwendungsgebiete: Bei vielen Symptomen des chronischen Ermüdungssyndroms wie zum Beispiel Muskelschwäche, starke Ermüdung, Reizbarkeit, Schwindel und Verwirrung.

Dreimeilenpunkt (Ma 36)
Lage: Vier Fingerbreit unterhalb der Kniescheibe einen Fingerbreit außerhalb des Schienbeins. Wenn man an der richtigen Stelle ist, tritt ein Muskel hervor, wenn man mit dem Fuß wippt.
Anwendungsgebiete: Bei Ermü-

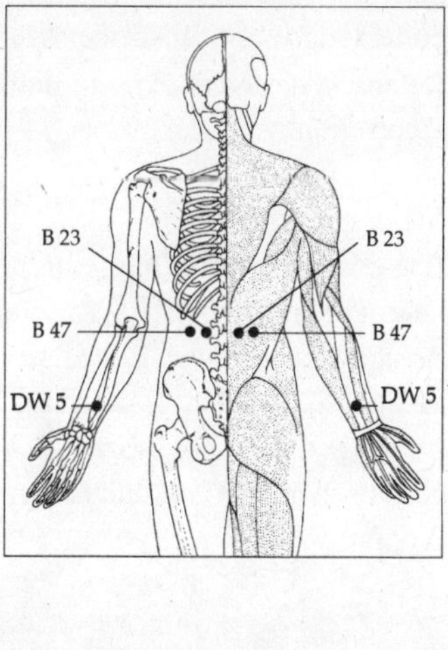

dung, Schwindel und allgemeiner Schwäche; kräftigt und tonisiert die Muskeln des ganzen Körpers.

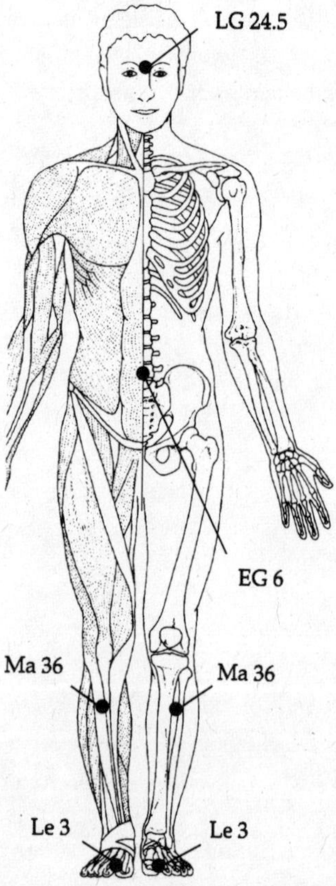

Höchste Flut (Le 3)
Lage: Am Fußrücken in der Senke zwischen der großen und der zweiten Zehe.
Anwendungsgebiete: Bei Ohnmacht, Schwindel, Ermüdung, Verwirrung, Kopfschmerzen, Übelkeit und Reizbarkeit.

Punkt des Dritten Auges
(LG 24.5)
Lage: Genau zwischen den Augenbrauen in der Vertiefung zwischen der Nasenwurzel und der Mitte der Stirn.
Anwendungsgebiete: Beschwerden bei chronischem Ermüdungssyndrom, insbesondere Reizbarkeit, Verwirrung und Kopfschmerzen.

Meer der Energie (EG 6)
Lage: Zwei bis drei Fingerbreit unterhalb des Nabels.
Anwendungsgebiete: Bei allgemeiner Schwäche, starker Ermüdung und Verwirrung, bei chronischem Ermüdungssyndrom.

Es müssen nicht alle diese Punkte bearbeitet werden. Es genügt oft schon, wenn man nur einen oder zwei der Punkte drückt.

Übungen

Sich hinlegen oder bequem hinsetzen und auf tiefe Atmung achten, wenn man die einzelnen Energiepunkte drückt. Tiefe Bauchatmung verbessert die Durchblutung in jedem Teil des Körpers, beseitigt Steifigkeit der Muskeln und gibt Ihrem Körper Lebenskraft. Die ersten drei Punkte entspannen die Schultern und kräftigen das Immunsystem.

Schritt 1

Lu 1 drücken: Die Daumen auf den oberen, äußeren Teil der Brust legen und nach Span-

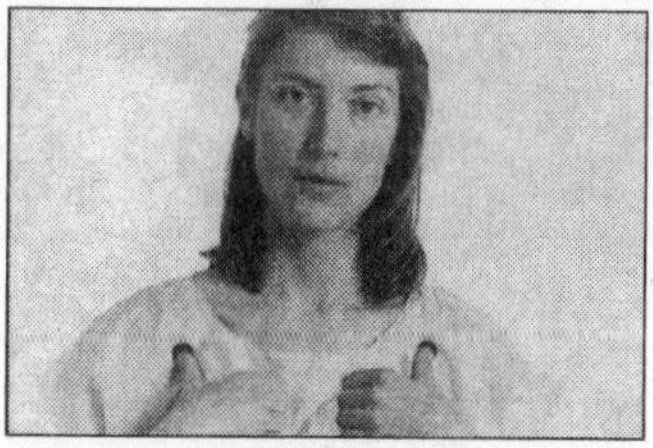

nungs»knoten« suchen. Festen Kontakt mit den Muskeln herstellen, die sich vier Fingerbreit oberhalb und einen Fingerbreit innerhalb der Achselhöhlen befinden. Augen schließen und tief in die Brust atmen, während man den Punkt eine Minute gleichmäßig hält.

Schritt 2

GB 21 kräftig drücken: Die Finger beider Hände krümmen und oben auf den Schultern ein-

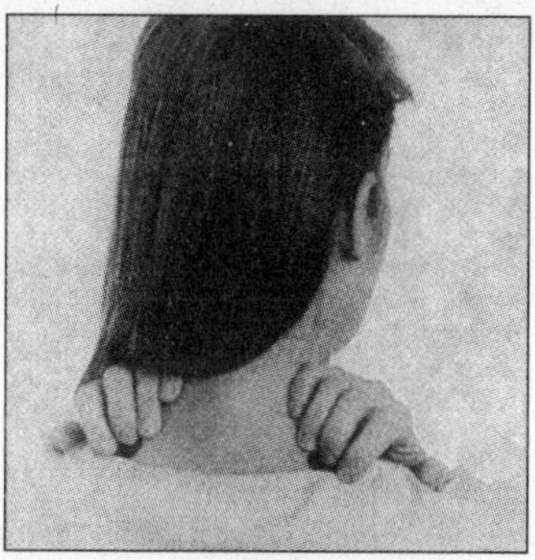

haken, wo sich häufig Spannungen konzentrieren. Die Augen schließen und eine Minute lang tief atmen, wobei man sich vorstellt, wie die heilende Energie in die Schultern strömt.

Schritt 3

In GB 20 drücken: Die Daumen unterhalb der Schädelbasis in die Vertiefungen zwischen den beiden senkrechten Nackenmuskeln einsetzen, die je nach der Größe des Kopfes 5 bis 8 cm voneinander entfernt liegen. Langsam Druck unterhalb der Schädelbasis anwenden; dabei den Kopf allmählich nach hinten neigen und eine Minute lang tief atmen.

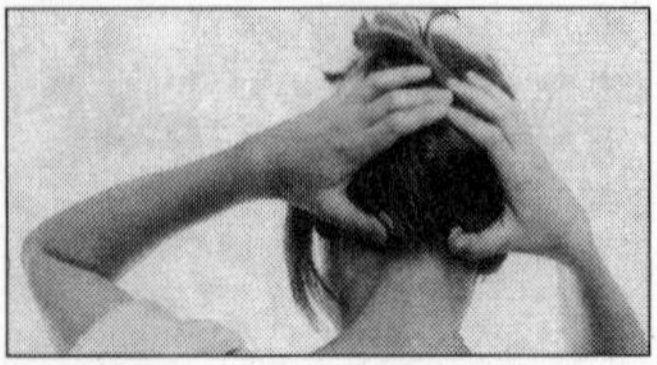

Die nächsten beiden Punkte auf ihren Armen harmonisieren das Immunsystem.

Schritt 4

P 6 und DW 5 fassen: Den rechten Daumen zweieinhalb Fingerbreit über der Gelenkfalte an der Innenseite des linken Hand-

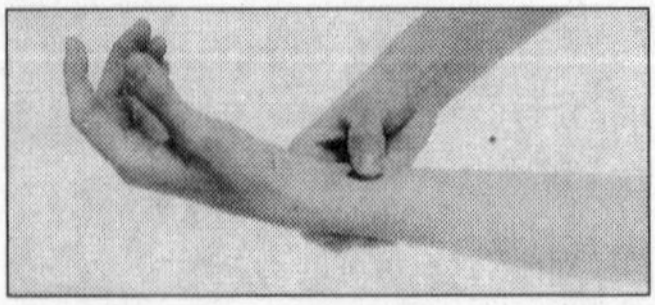

gelenks einsetzen. Die Fingerkuppen auf die Außenseite des Arms unmittelbar hinter dem Daumen auf DW 5 legen. Diese Punkte dreißig Sekunden kräftig fassen, dann auf der anderen Seite den Punkt ebenfalls dreißig Sekunden halten.

Die folgenden vier Schritte des Energiepunktprogramms stimulieren und kräftigen das Immunsystem.

Schritt 5

B 23 und B 47 reiben: Die Handrücken auf den Kreuzbereich legen. Mit den Knöcheln den Kreuzbereich eine Minute lang kräftig reiben, um Wärme zu erzeugen. Dieses Reiben des Kreuzbereichs sollte so kräftig geschehen, daß man außer Atem gerät. Durch die Stimulation wird das Immunsystem gekräftigt.

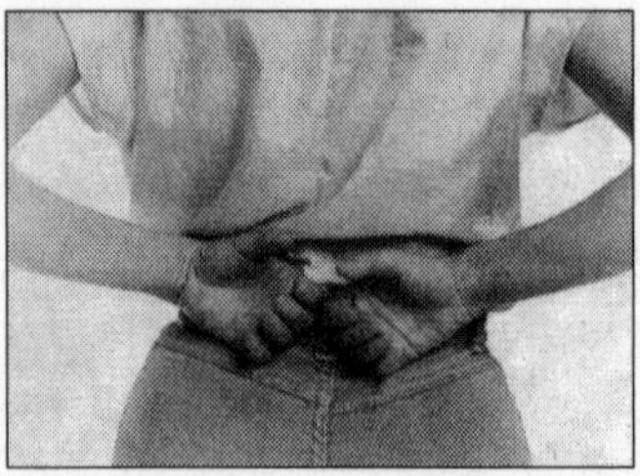

Schritt 6

Ma 36 kräftig reiben: Die Ferse des rechten Fußes auf den

Punkt Ma 36 am linken Bein einige Zentimeter unterhalb der Kniescheibe und einen Fingerbreit außerhalb des Schienbeins einsetzen. Den Punkt eine Minute lang kräftig reiben, dann an der anderen Seite wiederum eine Minute lang ebenso verfahren.

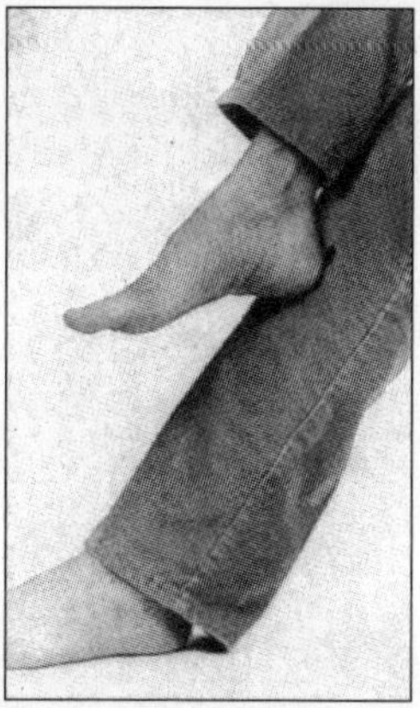

Schritt 7

Le 3 kräftig reiben: Die rechte Ferse über dem linken Fuß an der Verbindungsstelle zwischen den Knochen einsetzen, die mit der großen und der zweiten Zehe verbunden sind. Mit der Ferse diesen wichtigen Leberpunkt dreißig Sekunden lang reiben. Anschließend auf der anderen Seite denselben Punkt in derselben Weise bearbeiten.

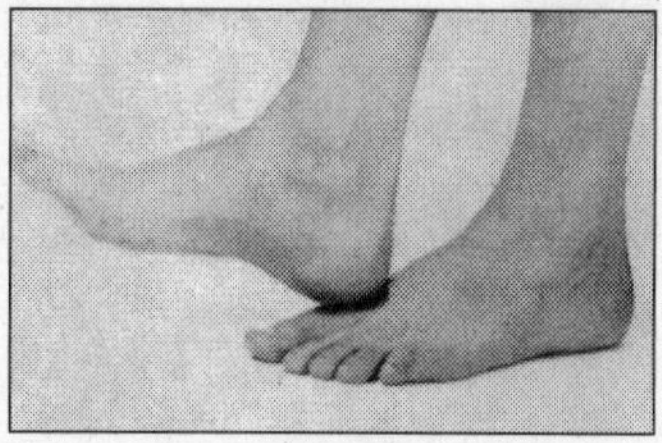

Schritt 8

LG 24.5 und EG 6 halten: Mit dem rechten Mittelfinger den Punkt des Dritten Auges zwischen den Augenbrauen leicht berühren. Die Finger der linken Hand zwischen dem Nabel und dem Schambein einsetzen und EG 6 kräftig drücken. Die Augen schließen, tief atmen und diese Punkte zwei Minuten lang halten.

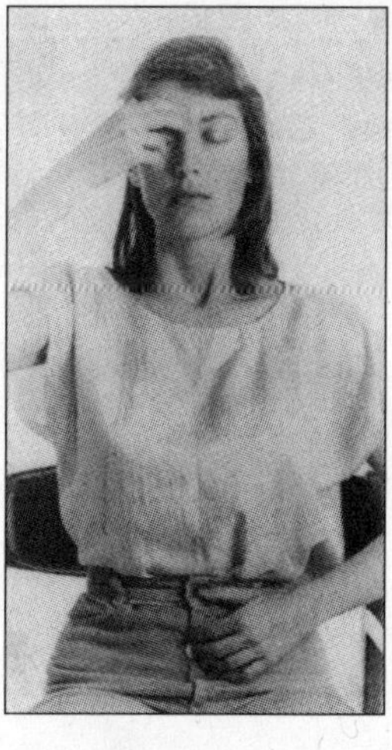

Zusätzliche Punkte für das chronische Ermüdungssyndrom

Darstellungen weiterer Punkte beim chronischen Ermüdungssyndrom siehe in Kapitel 13, »Erkältungen und Grippe«, Kapitel 17, »Kräftigung des Immunsystems«, und Kapitel 39, »Sexualprobleme«.

11 Depressionen und emotionelle Harmonisierung

Depressionen sind eine emotionelle Störung, die durch Traurigkeit, Antriebslosigkeit, Niedergeschlagenheit, Konzentrationsschwierigkeiten, Ratlosigkeit oder emotionellen Rückzug gekennzeichnet sind. Depressionen können ein Anzeichen sein, daß etwas im eigenen Leben fehlt oder aus dem Gleichgewicht geraten ist. So werden wir zum Beispiel oft depressiv, wenn wir kein Ziel in diesem Leben haben oder uns enge persönliche Beziehungen fehlen. Depressionen können sich zu einem Teufelskreis von Ursache und Wirkung auswachsen, der oft zu selbstdestruktivem Verhalten führt, das wiederum die Depression verschärft. Wenn unser Selbstwertgefühl leidet, schließen wir uns emotionell und physisch ab.

Man muß dabei zwischen einer kurzfristigen »Allerwelts«depression – wenn man »seinen Moralischen« hat – und einer schweren chronischen Depression unterscheiden. Bei letzterer ist eine therapeutische Behandlung unumgänglich. Dagegen sind die Akupressur- und Tiefentspannungstechniken, die in diesem Kapitel beschrieben sind, außerordentlich wirksame Selbstbehandlungen bei leichteren Depressionen oder Niedergeschlagenheit.

Depressionen können auch durch unterdrückte Emotionen und Energien entstehen. Die depressionslindernden Punkte in diesem Kapitel machen Energien in unserem Inneren frei, die bisher blockiert waren. Wenn man die Punkte frei macht, öffnen sich die blockierten Teile des Körpers, und die durch diese Blockierung unterdrückten Empfindungen können an die Oberfläche kommen. Dann kann man diese Gefühle in einer neuen Art wahrnehmen und die

Wurzeln der Depression bekämpfen.

Lebensweise

Die folgenden vier Punkte fördern die persönliche Erfüllung, und dies ist ein wichtiges Mittel zur Vorbeugung gegen Depressionen.

• *Selbstliebe:* Schaffen Sie oder pflegen Sie positive Situationen, die die persönlichen Bedürfnisse erfüllen, das Wachstum fördern und die Selbstachtung steigern.

• *Zwischenmenschliche Beziehungen:* Suchen Sie den Umgang mit Menschen, die eine positive Einstellung haben, die gerne geben und nehmen und ihre Zuneigung zeigen.

• *Sinnerfüllte berufliche Tätigkeit:* Suchen Sie sich eine Beschäftigung, die den eigenen Zielsetzungen und der eigenen Identität entgegenkommt.

• *Ziele und Visionen für die Zukunft:* Machen Sie sich Gedanken darüber, welche Veränderungen in Ihrem Leben notwendig sind, und setzen Sie sich Etappenziele, um diese zu erreichen.

Ernährung

Depressionen können auch durch Hypoglykämie (niedrigen Blutzucker) entstehen. Typisch ist hierbei der Wechsel zwischen extremer Hochstimmung und extremer Niedergeschlagenheit. Hypoglykämie kann durch zuviel Zucker in der Ernährung verursacht werden. Kurzfristig hebt der Genuß von Zucker den Blutzuckerspiegel an, wodurch ein plötzlicher Energieschub entsteht. Um diesen extremen Anstieg des Blutzuckers auszugleichen, erzeugt jedoch die Bauchspeicheldrüse anschließend übermäßig viel Insulin, wodurch der Blutzuckerspiegel wieder drastisch absinkt, was wiederum Ermüdung, Niedergeschlagenheit und Ängstlichkeit auslöst.

Hypoglykämie-Kranke sollten Zucker, Alkohol, Kaffee und Obst mit hohem Zuckergehalt meiden. Frisches Gemüse, Vollkorn, Miso-Suppe, Rosenkohl und Meeresalgen sind vorzügliche Nahrungsmittel, die ein Gegengewicht gegen die obigen Speisen schaffen.

Depressionen können auch

durch einen Mangel an Vitamin C und E hervorgerufen werden. Salate aus Petersilie und Gurken, mit frischem Zitronensaft angerichtet, gewährleisten eine gute Versorgung mit diesen Vitaminen.

Emotionelles Ungleichgewicht kann auch durch eine flache Atmung hervorgerufen werden, wodurch im Blut zuwenig Sauerstoff vorhanden ist. Diesem Mangel kann man auf zweierlei Weise abhelfen: erstens durch Drücken der in diesem Kapitel beschriebenen Energiepunkte, die den Blutkreislauf anregen, und zweitens durch Tiefatmung, die die Sauerstoffversorgung verbessert und die Wirkung der Akupressur steigert.

Achten Sie einmal auf Ihre Atmung, wenn Sie sich niedergeschlagen fühlen: Sie ist meist flach und kurz. Eine ganz einfache, aber wirksame Technik zur Bekämpfung leichter Depressionen ist die Steigerung der Atemtiefe. Dies klingt ganz einfach, erfordert aber eine tiefe Konzentration. Die Augen schließen und die ganze Aufmerksamkeit auf eine tiefe Atmung richten. Dies entspannt den Körper und öffnet den Geist in ganz natürlicher Weise für positive Gedanken und kreative Bilder. Wenn man die Atmung so vertieft, daß man nicht öfter als viermal in der Minute atmet, wird diese Übung innerhalb von fünf Minuten das ganze Befinden ändern. Probieren Sie es aus!

Ein paar kurze Tips gegen Depressionen

Wenn Sie nur zwei der nachfolgenden Tips befolgen, kann Ihre Depression schon verschwinden!

- *Aerobic-Übungen:* Zwanzig bis dreißig Minuten radfahren, Schwimmen, Tanzen (stellen Sie einfach gute Musik an, und machen Sie rhythmische Bewegungen!), Laufen oder ein tüchtiger Spaziergang können die meisten leichten Depressionen lindern.
- *Eine anregende Dusche nehmen:* Mit warmem Wasser beginnen und die Temperatur allmählich steigern. Dann die Dusche so kalt machen, wie Sie es ertragen können. Kaltes Wasser

stimuliert die Nerven unter der Oberfläche der Haut und wirkt verjüngend. *Nicht anwenden bei schweren Erkrankungen (siehe Warnhinweis auf Seite 27), bei Schwangerschaft*, vor oder während der Regel.

- *Tiefatemübungen:* In nur zehn Minuten können Sie mit Tiefatmung und Entspannung den Körper wieder mit ausreichend Sauerstoff versorgen und die Depression lindern.
- *Bewegungs- und Atemmeditation:* In nur fünf Minuten vertieft die folgende Akupressuratemübung die Atmung, schafft Wohlbefinden und Selbstsicherheit.

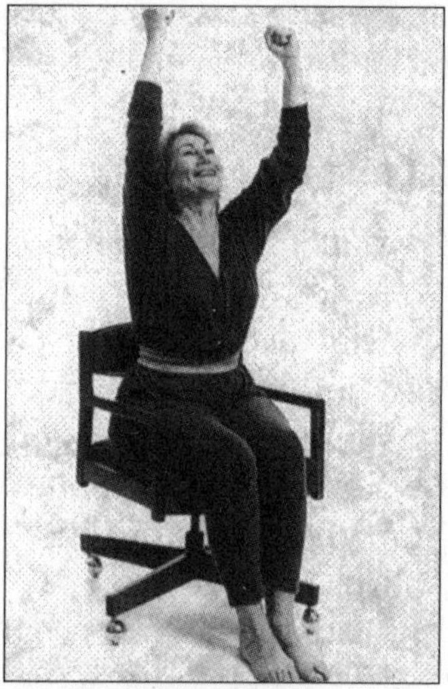

Depressionen loslassen

1. Auf den Rücken legen oder sich bequem mit geradem Rükken hinsetzen, Füße flach auf dem Boden.

2. Beide Hände nach oben führen; tief atmen, Atem anhalten, die Fäuste ballen und zusammenpressen und dabei alle Armmuskeln anspannen.

3. Langsam ausatmen, die Arme anspannen und die Fäuste zur Brust führen.

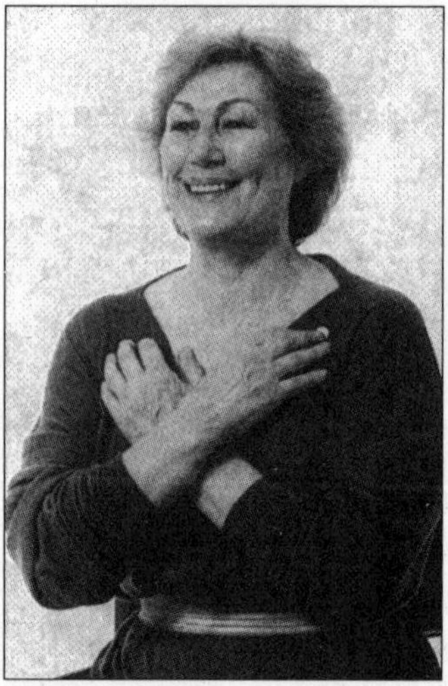

4. Schritt 2 und 3 mehrmals wiederholen.

5. Jetzt die Arme so vor der Brust kreuzen, daß die Finger auf dem oberen äußeren Brustbereich liegen, der möglicherweise angespannt ist (Lu 1); die Handgelenke überkreuzen sich in der Mitte des oberen Brustbereichs.

6. Kinn auf die Brust legen.

7. In vier Atemzügen durch die Nase einatmen (ohne auszuatmen); beim vierten Atemzug die Lungen ganz füllen. Den Atem einige Sekunden lang mit gefüllter und gedehnter Brust anhalten.

8. Langsam durch den Mund ausatmen.

9. Diese Übung zwei bis drei Minuten lang wiederholen und sich dabei auf die Tiefe und den Rhythmus des Atems konzentrieren.

Energiepunkte bei Depressionen

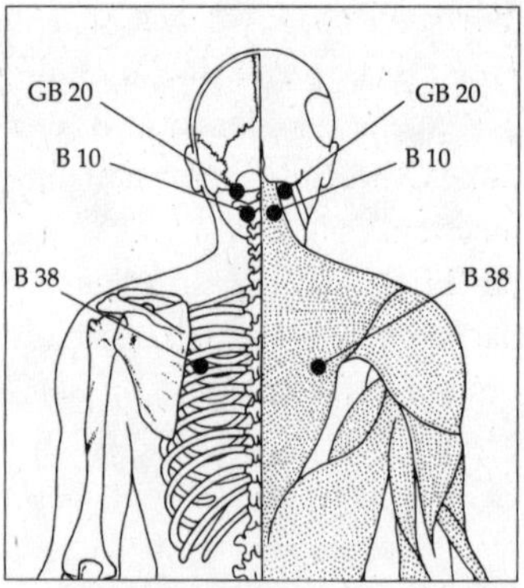

Vitales Zwerchfell (B 38)
Lage: Zwischen dem Schulterblatt und der Wirbelsäule in Höhe des Herzens.
Anwendungsgebiete: Dieser beruhigende Punkt hilft die Emotionen harmonisieren. Er beseitigt Ängstlichkeit, Niedergeschlagenheit und andere emotionelle Störungen.

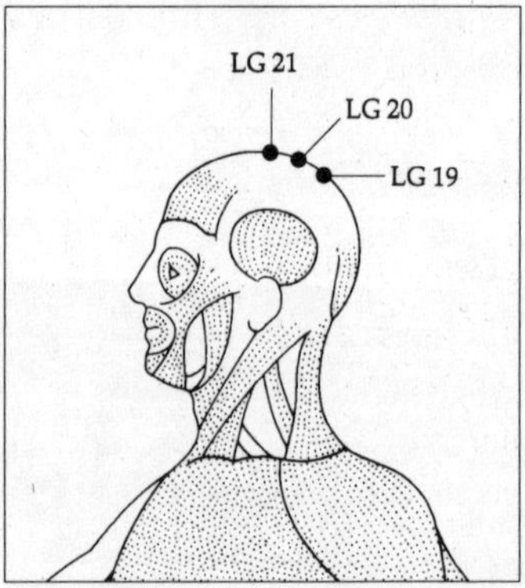

Himmlische Säule (B 10)
Lage: 1 cm unterhalb der Schädelbasis auf den Muskelsträngen 1 cm zu beiden Seiten der Wirbelsäule.
Anwendungsgebiete: Kummer, Erschöpfung, Zerschlagenheit, Depression und Druckgefühl im Kopf.

Tore des Bewußtseins (GB 20)
Lage: Unterhalb der Schädelbasis in den je nach Größe des Kopfes 5 bis 8 cm voneinander entfernten Vertiefungen zwischen den beiden großen senkrechten Nackenmuskeln.
Anwendungsgebiete: Depressionen, Kopfschmerzen, Schwindelgefühl, steifer Hals und Reizbarkeit.

Die nachfolgenden depressionslindernden Punkte befinden sich auf dem Schädeldach.

Hinterer Gipfel (LG 19)
Hundert Übereinstimmungen (LG 20)
Vorderer Gipfel (LG 21)
Lage: Bei LG 20 beginnen: Finger der linken Hand hinter das linke Ohr legen, Finger der rechten Hand hinter das rechte. Mit den Fingerkuppen zum Schädeldach gehen und nach der Vertiefung (LG 20) etwas hinter der Mitte des Schädeldachs tasten. LG 19 liegt ebenfalls in einer Vertiefung 2 cm hinter LG 20. LG 21 liegt 2 cm vor LG 20.
Anwendungsgebiete: Bei Depressionen, Kopfschmerzen und Schwindel; verbessert das Gedächtnis.

Elegante Villa (N 27)
Lage: In der Vertiefung zwischen der ersten Rippe und dem unteren Rand des Schlüsselbeins neben dem oberen Brustbein.
Anwendungsgebiete: Bei Ängstlichkeit, Depressionen, Beklemmung in der Brust, Atembeschwerden, Asthma, Husten, Halsschmerzen und prämenstruellen Spannungen.

Loslassen (Lu 1)
Lage: Im äußeren Brustbereich drei Fingerbreit unterhalb des Schlüsselbeins.
Anwendungsgebiete: Depressionen, Kummer, unterdrückte Gefühle, flache Atmung, Spannung oder Beklemmung in der Brust, Husten, Asthma und Hautleiden.

Meer der Vitalität (B 23 und B 47)
Achtung: Nicht auf schwache Bandscheiben oder gebrochene Knochen drücken. Wenn man einen schwachen Rücken hat, können einige Minuten gleich-

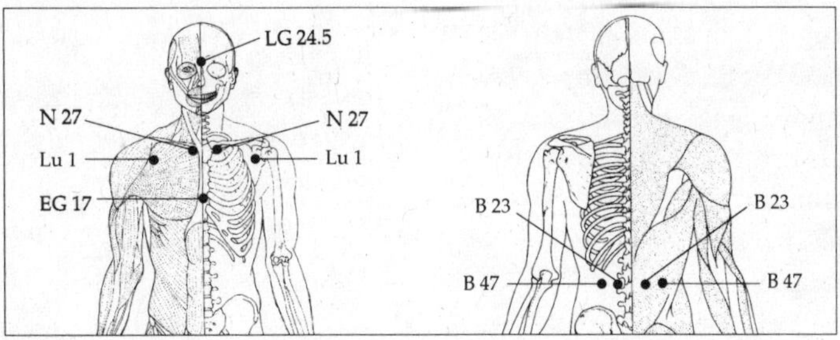

bleibender, leichter Berührung ohne Druck sehr heilend sein. Wenn man Fragen hat oder Rat braucht, sollte man zuerst zum Arzt gehen.
Lage: Im Kreuzbereich zwei (B 23) und vier (B 47) Fingerbreit von der Wirbelsäule entfernt in Höhe der Taille.
Anwendungsgebiete: Depressionen, Ermüdung, Erschöpfung, Trauma und Angst.

Punkt des Dritten Auges (LG 24.5)
Lage: Genau zwischen den Augenbrauen in der Vertiefung zwischen der Nasenwurzel und der Mitte der Stirn.
Anwendungsgebiete: Bei Depressionen und hormonellen und emotionellen Ungleichgewichten.

Meer der Ruhe (EG 17)
Lage: In der Mitte des Brustbeins drei Daumenbreit oberhalb der Basis des Knochens.
Anwendungsgebiete: Bei Nervosität, Stauungen in der Brust, Kummer, Depression, Hysterie und anderen emotionellen Störungen.

Dreimeilenpunkt (Ma 36)
Lage: Vier Fingerbreit unterhalb der Kniescheibe einen Fingerbreit außen am Schienbein.
Anwendungsgebiete: Kräftigt den ganzen Körper, tonisiert die Muskeln, harmonisiert die Emotionen, beseitigt Ermüdung und wirkt Depressionen entgegen.

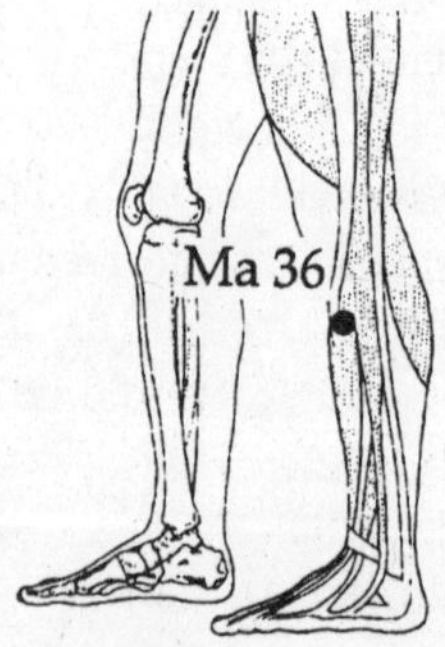

Es müssen nicht alle diese Punkte bearbeitet werden. Es genügt oft schon, wenn man nur einen oder zwei der Punkte drückt.

Übungen

Die ersten vier Schritte dieses Programms im Liegen durchführen. Während dieser Selbstakupressurtechniken auf langsame und tiefe Atmung achten. Tiefatmung verbessert die Durchblutung aller Körperteile, löst Spannungen auf, beseitigt Depressionen und erfüllt den Körper mit Vitalität.

Schritt 1

Mit Tennisbällen B 38 drükken: Auf den Rücken legen und zwei Tennisbälle auf den Boden unter den Rücken zwischen die Schulterblätter legen. (Wenn der Druck der Tennisbälle zu schmerzhaft ist, ein doppelt gelegtes Handtuch über die Tennisbälle legen.) Die Augen schließen und zwei Minuten lang langsam und tief atmen.

Schritt 2

B 10 und GB 20 kräftig drükken: Mit den Fingerkuppen B 10 zu beiden Seiten der Muskelstränge des Nackens eine Minute lang drücken. Dann mit den Daumen unterhalb des Schädels weich nach oben in GB 20 drücken; dabei den Kopf leicht zurückneigen und eine weitere Minute tief atmen.

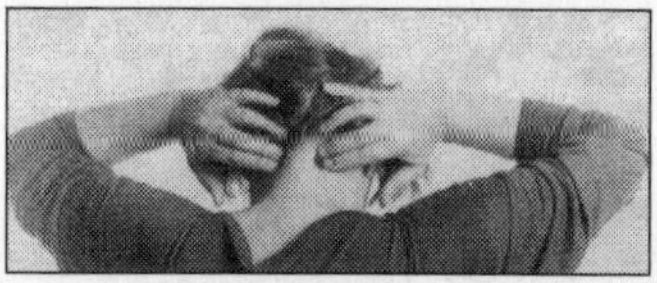

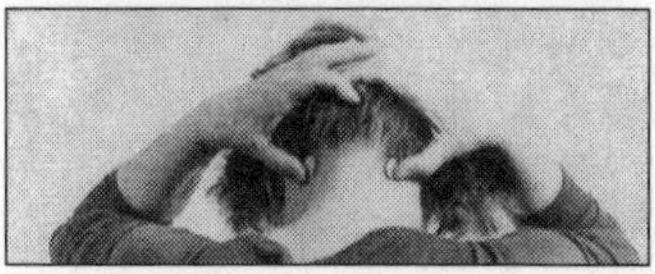

Schritt 3

LG 19, LG 20 und LG 21 stimulieren: Die Fingerkuppen auf die Mitte oben am Kopf le-

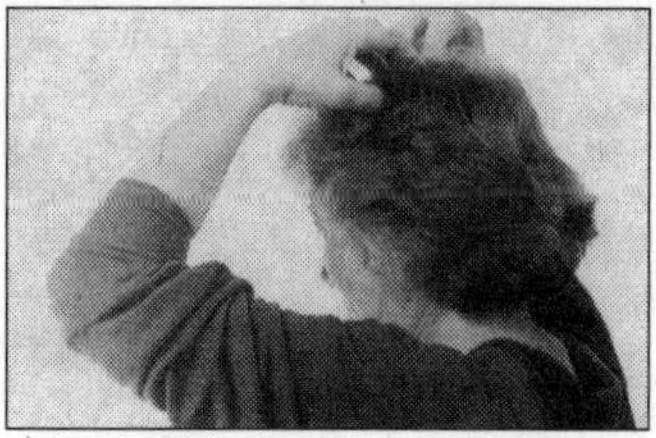

gen, dann mit allen Fingerkuppen kräftig reiben und diese antidepressiven Punkte eine Minute lang stimulieren.

Schritt 4

N 27 und Lu 1 kräftig drücken: Mit den Fingerkuppen auf beiden Seiten der Brust N 27 und anschließend Lu 1 jeweils eine Minute lang kräftig drücken.

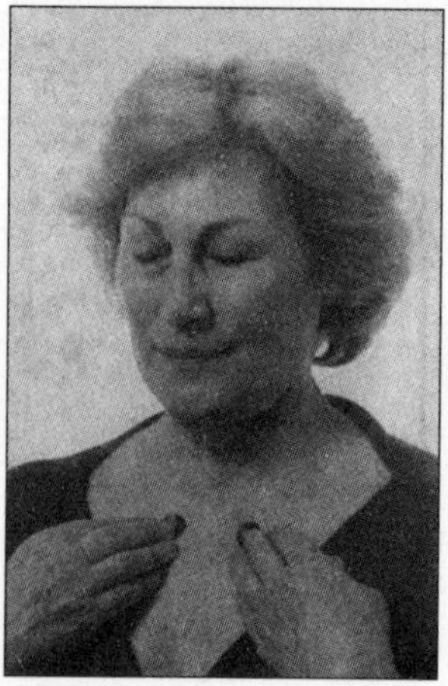

Langsam aufsitzen und fortfahren.

Schritt 5

B 23 und B 47 kräftig reiben: Fäuste machen und die Knöchel im Kreuzbereich 5 cm voneinander entfernt zu beiden Seiten der Wirbelsäule einsetzen. Den Rücken kräftig nach oben und unten reiben, um Wärme zu erzeugen.

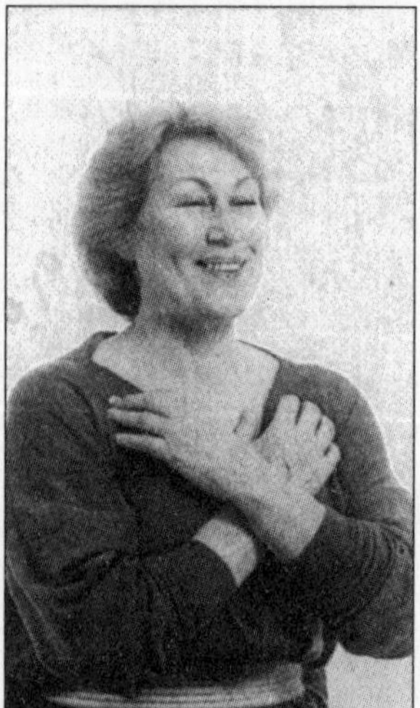

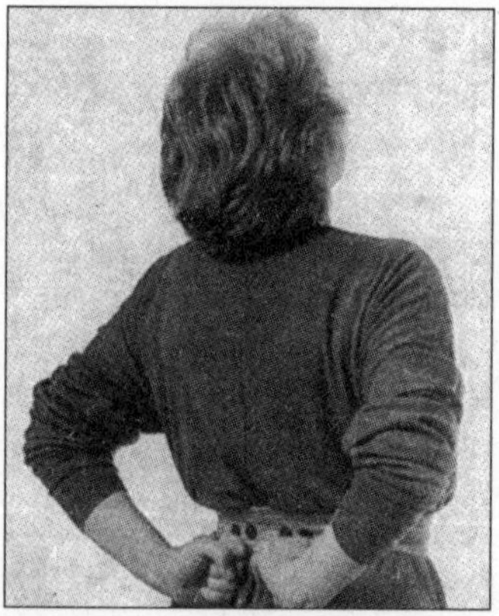

Schritt 6

Ma 36 stimulieren: Die linke Faust auf Ma 36 am linken Bein legen und eine Minute lang kräf-

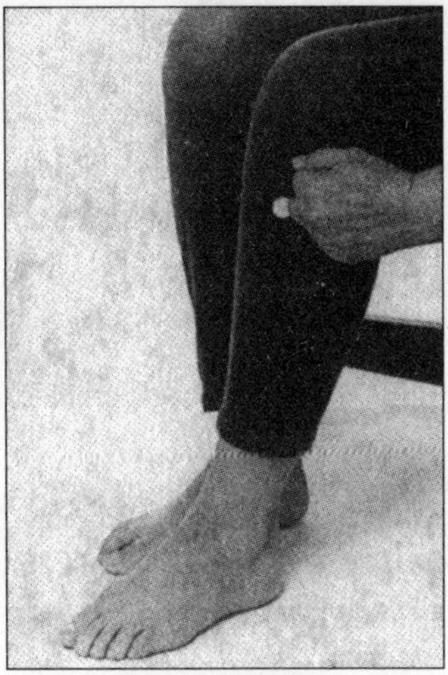

tig reiben. Anschließend auf der anderen Seite ebenso verfahren.

Schritt 7

Visualisierung mit Hilfe des Dritten Auges: Mit geradem Rücken, geschlossenen Augen, leicht nach unten geneigtem Kinn Handflächen aneinanderlegen und die Spitzen von Mittel- und Zeigefinger leicht an

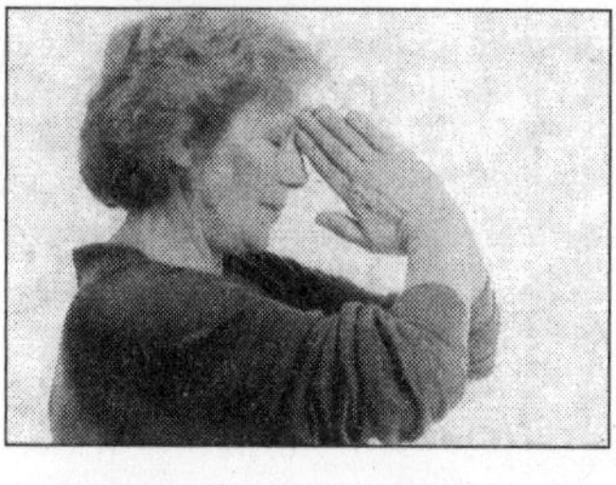

den Punkt des Dritten Auges legen. Langsam und tief atmen und sich vorstellen, daß man an einen Ort geht, an dem man sich ruhig, gelassen und sicher fühlt – einen Ort, an dem man das Gefühl hat, die richtigen Schritte zu unternehmen, um in seinem Leben Erfüllung zu erlangen.

Schritt 8

EG 17 drücken: Mit allen Fingerkuppen einer Hand sanft die Mitte des Brustbeins drücken; dabei wiederum mehrmals langsam und tief atmen, um die Wirkung zu steigern.

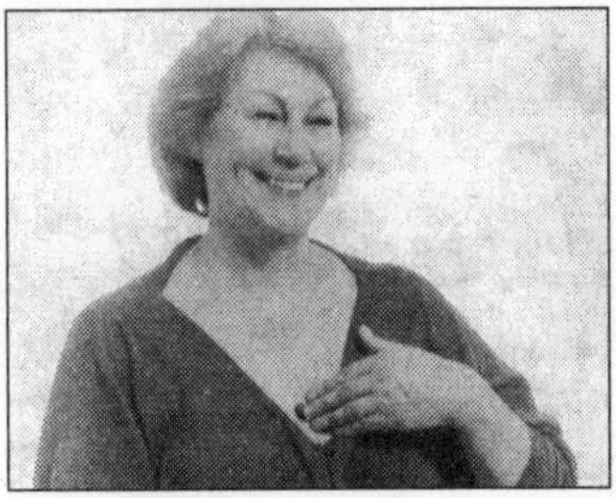

Weitere Punkte bei Depressionen

Weitere Punkte gegen Depressionen siehe in Kapitel 5, »Angst und Nervosität«, Kapitel 7, »Asthma und Atembeschwerden«, und Kapitel 10, »Chronisches Ermüdungssyndrom«.

12 Diarrhöe

Akupressur kann durch eine Tonisierung des Unterleibsgebiets und Harmonisierung des Verdauungssystems bei Diarrhöe helfend wirken. Die Punkte im Magenbereich beeinflussen direkt den Zustand der Eingeweide. Fingerdruck in diesem Gebiet wird wie eine Pumpe eingesetzt, wodurch die Unterleibsmuskeln und Verdauungsorgane trainiert werden. Die Akupressurpunkte an Beinen und Füßen senden ebenfalls Signale an das Verdauungssystem, die der Diarrhöe entgegenwirken. Bei schwerem Durchfall ist unbedingt der Arzt zu befragen. Bei Kindern ist Diarrhöe nur nach Diagnose und Zustimmung des Kinderarztes sanft mit Akupressur zu behandeln.

Die Unterleibspunkte Mi 16 und EG 6 tonisieren den Unterleibsbereich; die Energiepunkte Ma 36, Mi 4, und Le 2 an Beinen und Füßen harmonisieren das Magen-Darm-System mittels einer Fernwirkung, die die Wasserabsorption in den Eingeweiden stimuliert. Wenn man diese Punkte drei- bis viermal täglich drückt, kann man das Gleichgewicht der inneren Organe wiederherstellen, so daß sie wieder harmonisch arbeiten und die Diarrhöe verschwindet.

Ernährungsweise

Eine Diät für die Beseitigung von Diarrhöe sollte reich an Eiweiß und Kohlehydraten, jedoch wasserarm sein. Kalte, süße Speisen (Eiskrem, kalte Limonade und Zucker) sind zu meiden; der Genuß von Obst und Obstsäften sollte eingeschränkt werden. Auch ein eintägiges Fasten kann Diarrhöe günstig beeinflussen, doch sollte regelmäßig Wasser oder Tee getrunken werden, um eine Austrocknung zu vermeiden, die bei Diarrhöe immer droht. Vor dem Fasten ist der Arzt zu befragen. Vielleicht versucht man es einmal mit einem Teelöffel Ingwer (vorzugsweise frischer Ingwer), mit einer Tasse Wasser überbrüht. Täglich drei Tassen dieses Ingwertees haben eine günstige Wirkung auf Diarrhöe.

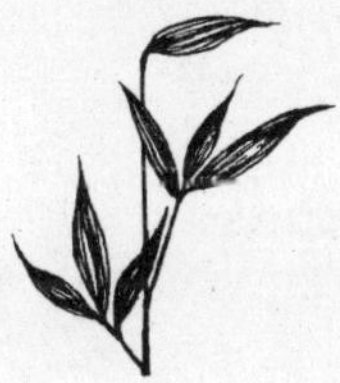

Energiepunkte bei Diarrhöe

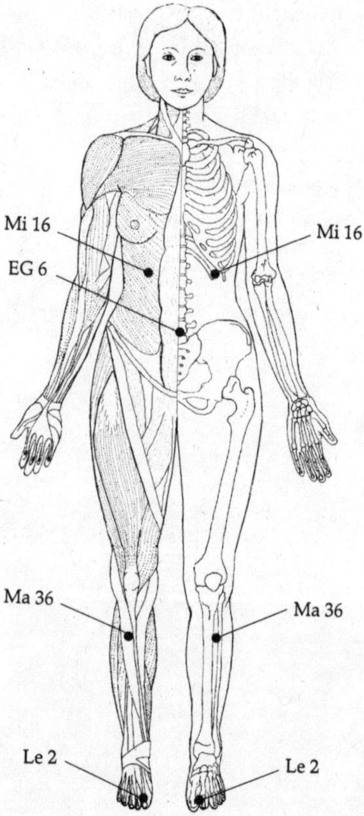

Unterleibskummer (Mi 16)
Lage: Am unteren Rand des Brustkorbs 1 cm innerhalb der Linie durch die Brustwarze.
Anwendungsgebiete: Bei Diarrhöe, Geschwürschmerz, Verdauungsschwäche, unregelmäßigem Appetit und Unterleibskrämpfen.

Meer der Energie (EG 6)
Lage: Zwei Fingerbreit unterhalb des Nabels.
Anwendungsgebiete: Bei chronischer Diarrhöe, Verstopfung und Blähungen; kräftigt die Unterleibsmuskulatur.

Dreimeilenpunkt (Ma 36)
Lage: Vier Fingerbreit unterhalb der Kniescheibe einen Fingerbreit außen am Schienbein. Wenn man an der richtigen Stelle ist, tritt ein Muskel hervor, wenn man mit dem Fuß wippt.
Anwendungsgebiete: Kräftigt den ganzen Körper, tonisiert die Muskeln, unterstützt die Verdauung und hilft bei Magenbeschwerden.

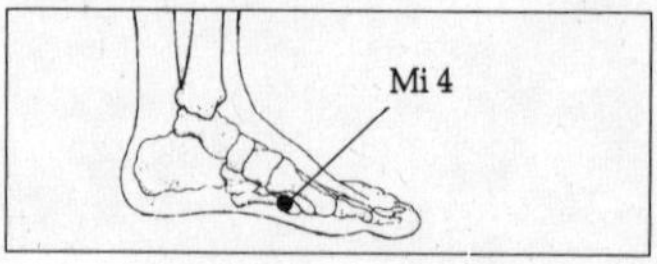

Großvater Enkel (Mi 4)
Lage: Am Fußgewölbe einen Daumenbreit hinter dem Fußballen.
Anwendungsgebiete: Bei Verdauungsstörungen, Diarrhöe, Magenschmerzen und Übelkeit.

Reise dazwischen (Le 2)
Lage: Am Übergang zwischen großer und zweiter Zehe.
Anwendungsgebiete: Bei Diarrhöe, Magenbeschwerden, Kopfschmerzen und Übelkeit.

Es müssen nicht alle diese Punkte bearbeitet werden. Es genügt oft schon, wenn man nur einen oder zwei der Punkte drückt.

Übungen

Sich auf den Rücken legen oder in einer bequemen Haltung sitzen.

Schritt 1

Beide Punkte Mi 16 halten: Die Finger krümmen und die Fingerkuppen unterhalb der Basis der Rippen direkt unterhalb der Linie durch die Brustwarzen einsetzen. Eine Minute lang tief atmen, während man die Vertiefungen unterhalb des Brustkorbs drückt. Dies harmonisiert das Magen-Darm-System.

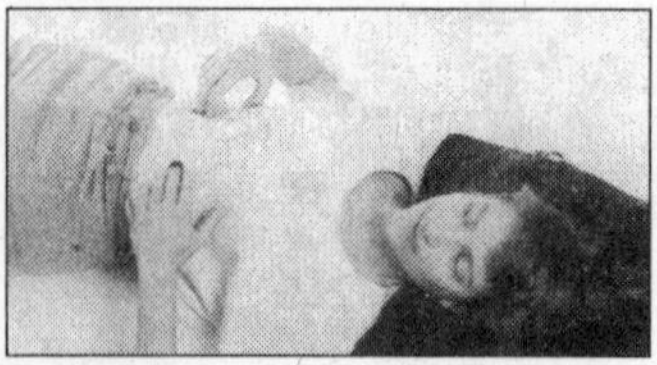

Schritt 2

EG 6 kräftig drücken: Alle Fingerkuppen unmittelbar zwischen dem Nabel und der Mitte des Schambeins einsetzen. Den Druck auf den Unterleib langsam steigern. Die Augen schließen, tief atmen und EG 6 zwei Minuten lang drücken; dies harmonisiert und tonisiert den Dickdarm.

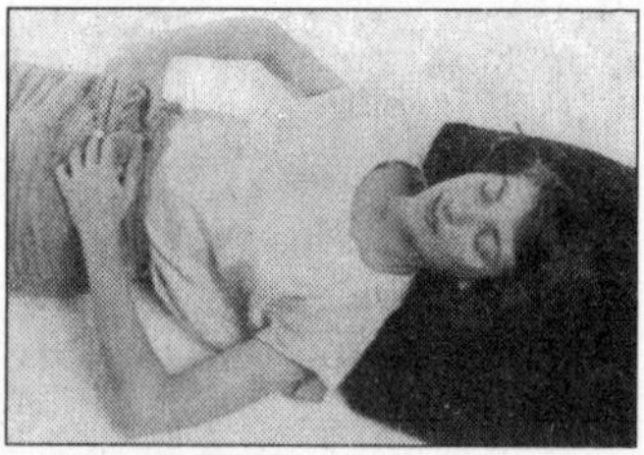

Schritt 3

Ma 36 kräftig reiben: Die rechte Ferse auf Ma 36 am linken Bein legen und diesen Punkt eine Minute lang kräftig reiben. Dann die andere Seite eine Minute lang stimulieren.

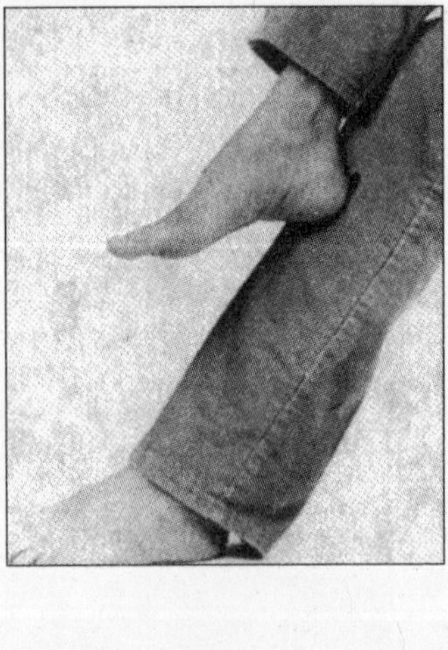

Schritt 4

Mi 4 fassen: Das rechte Bein beugen, den rechten Fuß auf das linke Knie legen. Mit dem rechten Daumen Mi 4 am Gewölbe des rechten Fußes drücken. Eine Minute lang kräftig halten, dann auf der anderen Seite wiederholen.

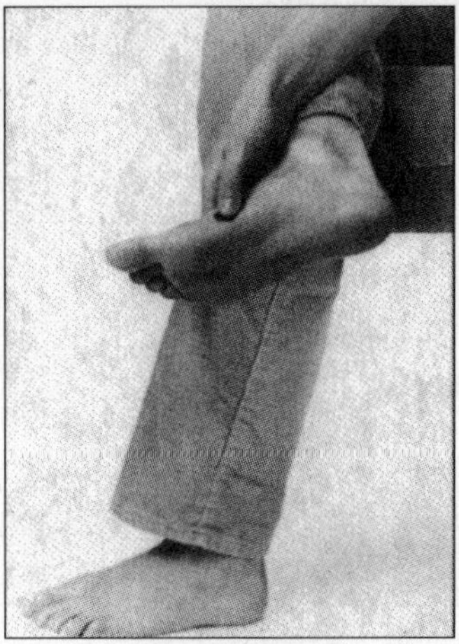

Schritt 5

Le 2 an beiden Seiten halten: In die Hautfalte zwischen großer und zweiter Zehe drücken und den Druck zur Basis der großen Zehe richten. Kräftig drükken und dreimal langsam tief atmen.

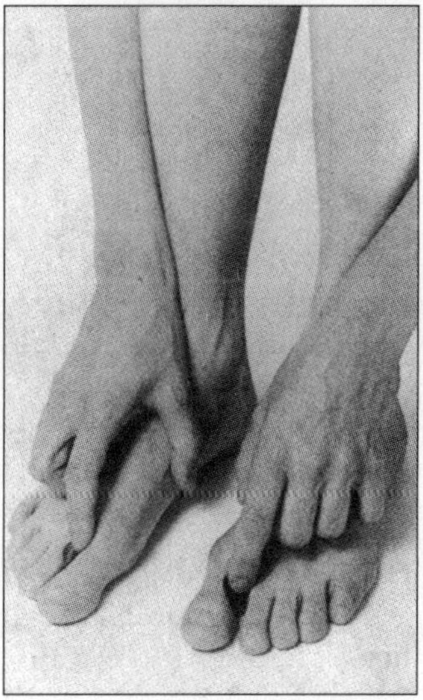

Schritt 6

Ma 36 nochmals stimulieren: Nochmals mit der Ferse Ma 36 außen am Bein unterhalb des Knies reiben. Diese und anschließend die andere Seite so kräftig reiben, daß sich die Haut warm und pulsierend anfühlt.

Schritt 7

Mi 16 nochmals halten: Mit den Fingerkuppen die Basis des Brustkorbs an beiden Seiten unterstützen. Die Augen schließen und zwei Minuten lang langsam und tief in den Unterleib atmen (siehe Schritt 1).

Weitere Punkte bei Diarrhöe

Darstellungen weiterer Punkte bei Diarrhöe siehe in Kapitel 5, »Angst und Nervosität«, Kapitel 31, »Reisekrankheit, morgendliches Erbrechen und Übelkeit«, und Kapitel 24, »Magenschmerzen, Verdauungsstörungen und Sodbrennen«.

13 Erkältungen und Grippe

Erkältungen werden von Viren hervorgerufen, die sich im Nasen-Rachen-Raum bei geeigneter Temperatur, Azidität und Feuchtigkeit vermehren können. Wenn man erschöpft und die Abwehrkraft gering ist, ist die Anpassungsfähigkeit an Umweltveränderungen geringer, wodurch man sich schneller erkältet, weil die Schleimhäute zum idealen Nährboden für die Viren werden. Erkältungssymptome sind der Versuch des Körpers, diese Eindringlinge abzuwehren. Wenn ein Virus in die Nase eindringt, sondert der Körper unter anderem mehr Schleim ab, um es auszuschwemmen.

Weil Akupressur den Körper dazu anregt, die Viren schneller auszuscheiden, scheint sich die Erkältung zunächst zu verschlimmern. In Wirklichkeit ist es so, daß der Körper die Symptome nur schneller als sonst durchläuft. Akupressur kann zwar keine Erkältungen heilen, doch kann die Arbeit an bestimmten Punkten die Genesung beschleunigen und die Abwehrkraft gegenüber künftigen Erkältungen steigern.

Jahreszeitenwechsel

Der Energiepunkt B 36, Tragende Stütze genannt, stimuliert die natürliche Abwehrkraft des Körpers gegenüber Erkältungen und Grippe besonders gut. Er befindet sich in der Nähe der Wirbelsäule vor den Spitzen der Schulterblätter. Nach der traditionellen chinesischen Medizin dringen Wind und Kälte an diesem Punkt durch die Poren der Haut ein.[1]

1 Felix Mann, *Treatment of Disease by Acupuncture* (London: William Heinemann Medical Books, Ltd., 1976) 32 und 37. Deutsch: *Akupunktur. Ein Weg zur Heilung von vielen Krankheiten* (Heidelberg: Haug, 1976).

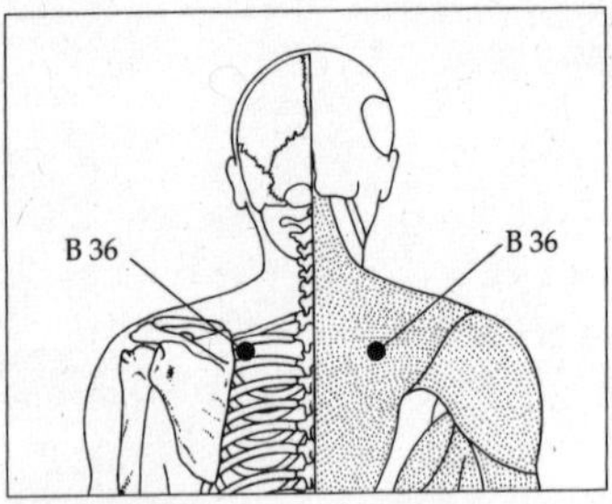

Die Muskeln in diesem oberen Rückenbereich sind oft verspannt, wenn sich eine Erkältung oder Grippe festzusetzen beginnt.[1]

Vor kurzem litt einer meiner besten Freunde, ein Grundstücksmakler, an einer schweren Erkältung mit verstopfter Nase, Reizhusten, verquollenen Augen und sehr blassem Aussehen. Er hatte wegen dieser Störung die beiden letzten Nächte sehr schlecht geschlafen und war sehr müde. Nachdem ich kurz Rücken, Schultern, Nacken und Brust massiert hatte, zeigte ich ihm, wie man die Dekongestionspunkte unterhalb der Schädelbasis und des Gesichts drückt. Ich riet ihm auch, mindestens zweimal täglich Ingwertee zu trinken.

Als ich ihn dann am nächsten Tag wiedersah, sagte er mir, daß er gut geschlafen hätte und sich viel frischer fühlte. Seine Augen waren wieder klarer, und er hustete schon nicht mehr und mußte sich nicht mehr schneuzen.

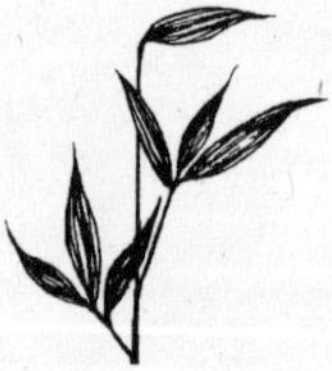

1 Weitere Informationen und Selbsthilfetechniken für Erkältungen und Grippe siehe bei Michael Reed Gach, *Acu-Yoga* (Tokio: Japan Publications, 1981) 138–142.

Energiepunkte für Erkältungen und Grippe

Bambusbohren (B 2)
Lage: In den Vertiefungen der Augenhöhlen zu beiden Seiten der Stelle, an der der Nasenrükken in die Nasenwurzel übergeht.
Anwendungsgebiete: Bei Erkältungen, verstopften Nebenhöhlen, stirnseitigen Kopfschmerzen und übermüdeten Augen.

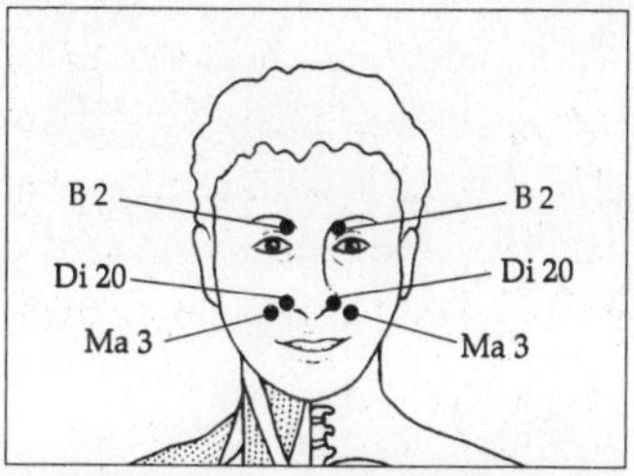

Schönheit des Antlitzes (Ma 3)
Lage: Am unteren Rand des Backenknochens genau unterhalb der Pupille.
Anwendungsgebiete: Bei verstopfter Nase, Blutandrang zum Kopf, brennenden Augen, ermüdeten Augen und Augendruck.

Willkommensduft (Di 20)
Lage: Auf beiden Wangen neben den Nasenlöchern.
Anwendungsgebiete: Bei verstopfter Nase, Nebenhöhlenschmerzen, Gesichtslähmung und Schwellung des Gesichts.

Teich an der Biegung (Di 11)
Lage: Am oberen äußeren Ende der Ellbogenfalte.
Anwendungsgebiete: Bei Erkältungssymptomen, Fieber, Verstopfung und Ellbogenschmerzen; kräftigt das Immunsystem.

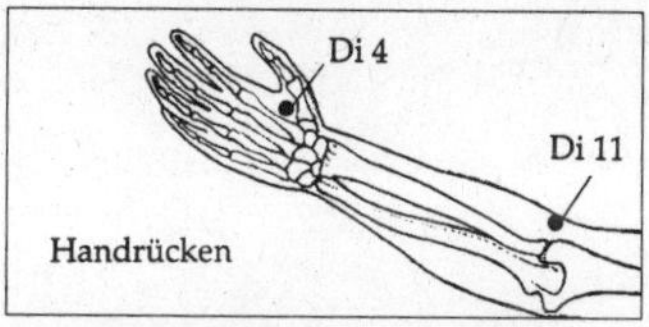

Verbindung mit dem Tal (Hoku) (Di 4)
Achtung: Diesen Punkt nicht bei Schwangeren anwenden, da die Stimulierung eine vorzeitige Wehentätigkeit auslösen kann.
Lage: An der höchsten Stelle des Muskels am Handrücken, wenn Daumen und Zeigefinger zusammengepreßt werden.
Anwendungsgebiete: Bei Erkäl-

tungen, Grippe, Blutandrang zum Kopf, verstopfter Nase und Kopfschmerzen.

Tore des Bewußtseins (GB 20)
Lage: Unterhalb der Schädelbasis in den Vertiefungen auf beiden Seiten, die je nach Größe des Kopfes 5 bis 8 cm voneinander entfernt sind.
Anwendungsgebiete: Bei Kopfschmerzen, Blutandrang zum Kopf, Arthritis, Nackenschmerzen und Reizbarkeit.

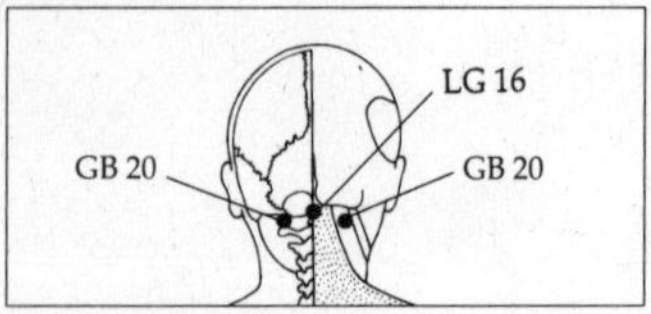

Windvilla (LG 16)
Lage: In der Mitte der Rückseite des Kopfes in der großen Vertiefung unter der Schädelbasis.
Anwendungsgebiete: Blutandrang zum Kopf, gerötete Augen, geistige Überlastung, Kopfschmerzen und steifer Nacken.

Punkt des Dritten Auges (LG 24.5)
Lage: Genau zwischen den Augenbrauen in der Vertiefung zwischen der Nasenwurzel und der Mitte der Stirn.
Anwendungsgebiete: Bei Blutandrang zum Kopf, Schnupfen und Kopfschmerzen.

Elegante Villa (N 27)
Lage: In der Vertiefung unterhalb des Schlüsselbeins neben dem Brustbein.
Anwendungsgebiete: Beklemmung in der Brust, Atembeschwerden, Husten und Halsschmerzen.

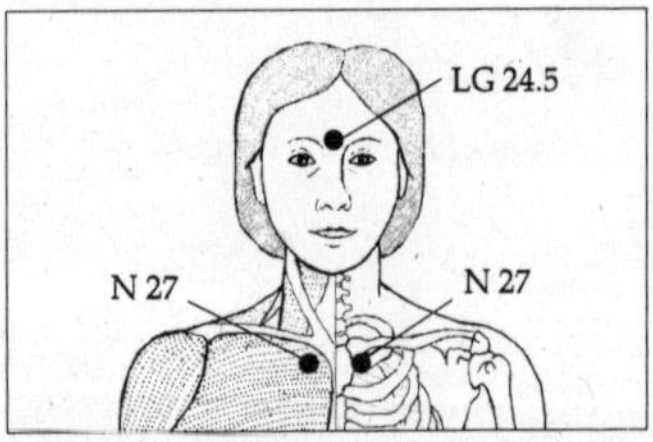

Es müssen nicht alle diese Punkte bearbeitet werden. Es genügt oft schon, wenn man nur einen oder zwei der Punkte drückt.

Übungen

Sich hinlegen oder bequem hinsetzen.

Schritt 1

In B 2 drücken: Die Daumen am oberen Rand der Augenhöhle einsetzen und eine Minute in die leichte Vertiefung in der Nähe der Nasenwurzel drücken. Die Augen schließen und einige Male tief atmen; dabei das Gewicht des Kopfs auf den Daumen ruhen lassen.

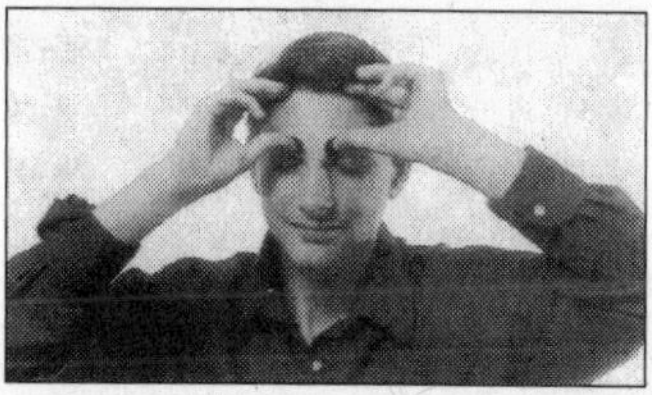

Schritt 2

Ma 3 und Di 20 drücken: Mittel- und Zeigefinger neben die Nasenlöcher legen; eine Minute lang nach oben und unter die Backenknochen drücken. Diesen Schritt kann man sehr gut auch schon Kindern beibringen, um etwas gegen eine verstopfte Nase zu tun.

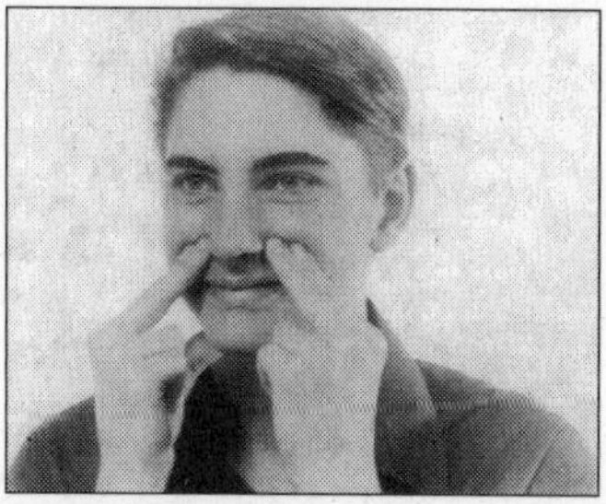

Schritt 3

Beide Di 11 drücken: Den Arm abwinkeln und den Daumen am Ende der Ellbogenfalte außen am Oberarm einsetzen. Die Finger krümmen und kräftig eine Minute in das Ellbogengelenk drücken. Auf der gegenüberliegenden Seite ebenso verfahren.

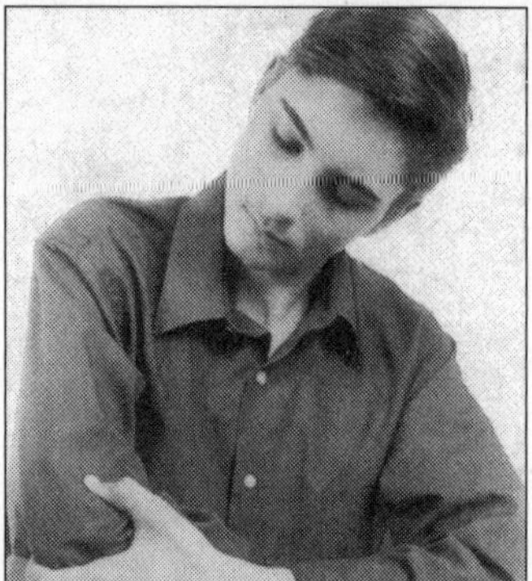

Schritt 4

Di 4 kräftig drücken: Linken Daumen und Zeigefinger auseinanderspreizen. Den rechten Daumen in die Hautfalte auf der Rückseite der linken Hand und die Fingerkuppen auf die Handfläche direkt hinter dem Daumen legen. Daumen und Zeigefinger der rechten Hand kräftig zusammenkneifen und in die Falte drücken. Den Druck gegen den Knochen richten, der am Zeigefinger anschließt, und eine Minute halten. Dasselbe an der anderen Hand.

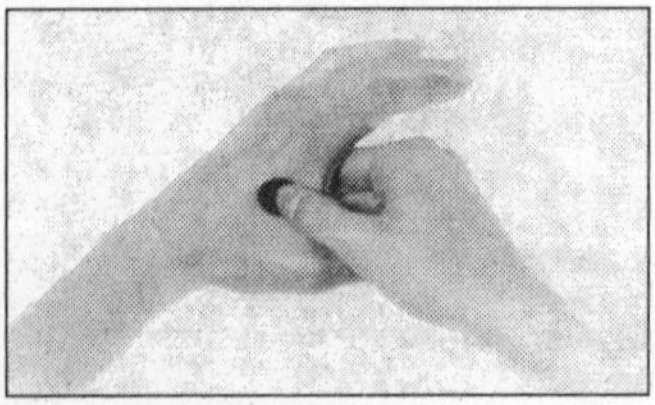

Schritt 5

GB 20 kräftig drücken: Nun die Augen schließen und die Daumen unterhalb der Schädelbasis in einer Entfernung von 5 bis 8 cm voneinander einsetzen. Langsam den Kopf gegen den Widerstand der Daumen nach hinten drücken und diese Position eine Minute lang beibehalten, um diese wichtigen Erkältungspunkte voll wirksam werden zu lassen.

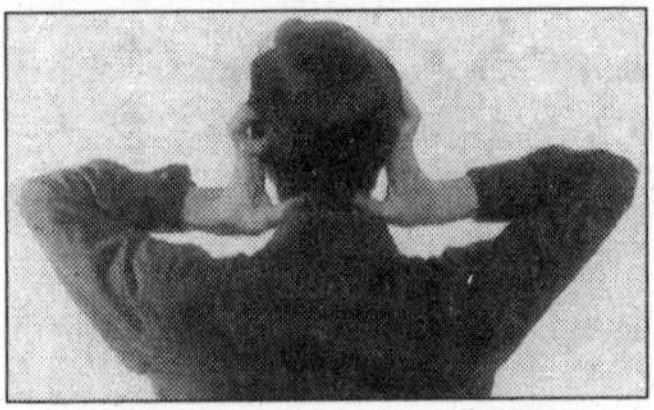

Schritt 6

LG 16 kräftig drücken: Die Spitzen der Mittelfinger in die Vertiefung in der Mitte der Schädelbasis einsetzen. Die Finger an dieser Stelle lassen und einatmen, während man den Kopf zurückneigt, und ausatmen, wenn man den Kopf nach vorne entspannt. Den Kopf nun in dieser Weise vor- und zurückneigen und tief atmen, während man diesen wichtigen Punkt für die Beseitigung von Blutandrang zum Kopf hält.

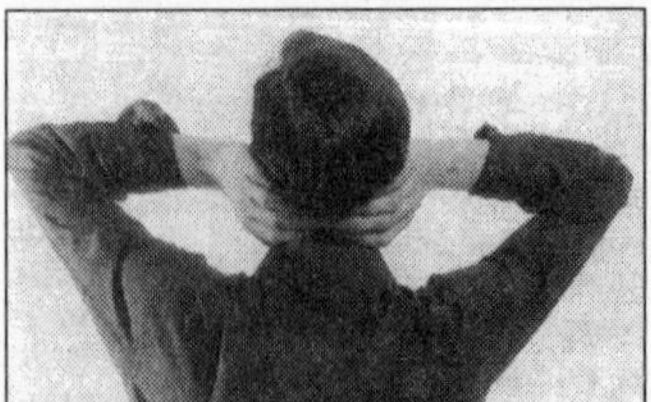

Schritt 7

LG 24.5 berühren: Handflächen aneinanderlegen und mit Mittel- und Zeigefinger leicht den Punkt des Dritten Auges zwischen den Augenbrauen berühren. Tief atmen, während man diesen Punkt zur Harmonisierung des Hormonsystems hält.

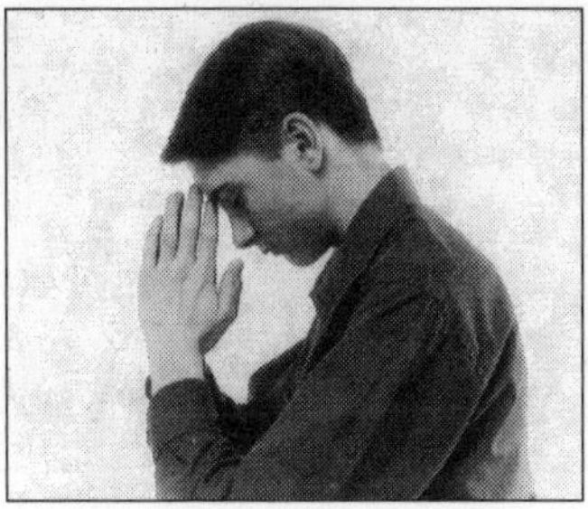

Schritt 8

N 27 kräftig drücken: Die Fingerkuppen auf die Vorsprünge des Schlüsselbeins legen, dann die Finger nach unten und außen zur ersten Vertiefung zwischen den Knochen führen. In diese Vertiefung drücken; dabei tief atmen und sich vorstellen, wie sich die Stauung auflöst.

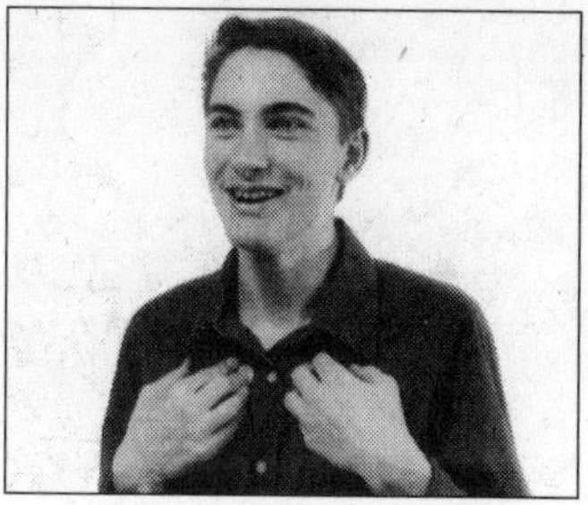

Energiepunkte für Husten

Ein schwerer, wiederholt auftretender oder unkontrollierter Husten ist nicht harmlos, und man sollte in diesem Fall stets zum Arzt gehen. Viele Krankheiten wie Grippe, Lungenentzündung und chronische Bronchitis können schwere Verläufe nehmen, wenn sie nicht beobachtet werden.
Manchmal kann der Arzt es für ratsam halten, den Husten medikamentös zu unterdrücken, um eine weitere Reizung der Bronchien zu vermeiden. Wenn man Hustenmittel einnimmt, kann die Akupressur eine wirksame Zusatztherarpie sein. Bei einem Hustenanfall können in vielen der großen Muskelgruppen des oberen Rückenbereichs Krämpfe auftreten. Bestimmte Punkte an Brust, Hals, Nacken und oberem Rücken helfen dem Atemsystem, entspannen den Körper und wirken dem Husten entgegen.

Vitales Zwerchfell (B 38)
Lage: Zwischen dem Schulterblatt und der Wirbelsäule in Höhe des Herzens.

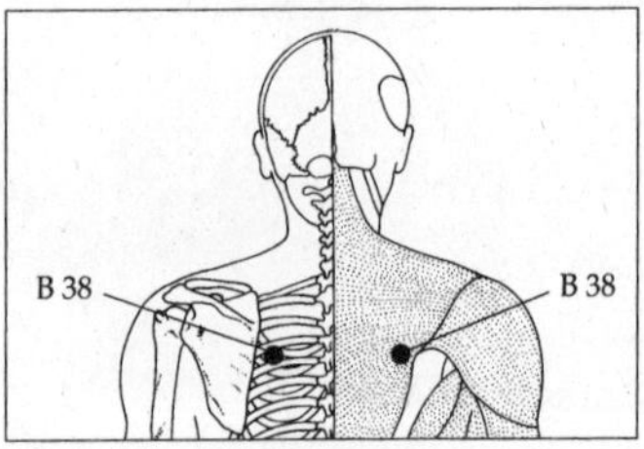

Anwendungsgebiete: Husten, Atembeschwerden und Erkrankungen der Atemwege. Dieser beruhigende Punkt kann auch die Emotionen harmonisieren.

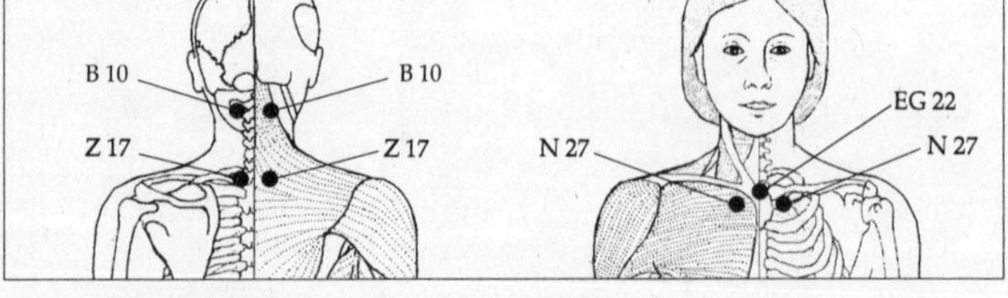

Ding Chuan (Z 17)
Lage: Seitlich und etwas oberhalb des Wirbels, der oben an der Wirbelsäule hervorragt, wenn man den Kopf nach vorne neigt.
Anwendungsgebiete: Bei Halsbeschwerden, Husten, Schulter- und Nackenschmerzen und Schilddrüsenstörungen.

Himmlische Säule (B 10)
Lage: Einen Fingerbreit unterhalb der Schädelbasis auf den Muskelsträngen 1 cm zu beiden Seiten der Wirbelsäule.
Anwendungsgebiete: Halsschmerzen, Streß, Abgespanntheit, Überanstrengung und Blutandrang zum Kopf.

Herausstürmender Himmel (EG 22)
Lage: Unten am Hals in der großen Vertiefung direkt unterhalb des Kehlkopfs.
Anwendungsgebiete: Trockener Husten, Bronchitis, Halsschmerzen, Beklemmung in der Brust und Sodbrennen.

Elegante Villa (N 27)
Lage: In der Vertiefung unterhalb des Schlüsselbeins neben dem Brustbein.
Anwendungsgebiete: Beklemmung in der Brust, Atembeschwerden, Asthma, Husten und Angstgefühle.

Es müssen nicht alle diese Punkte bearbeitet werden. Es genügt oft schon, wenn man nur einen oder zwei der Punkte drückt.

Übungen

Viele der nachfolgenden Punkte können auch im Sitzen gedrückt werden, doch ist es besser, sich bequem auf den Rücken zu legen.

Schritt 1

Beide Punkte N 27 halten: Die Fingerkuppen auf die Brust legen und kräftig in die Vertiefungen direkt unterhalb der Vorsprünge des Schlüsselbeins drücken. Auch diesen Punkt kann man leicht einem Kind beibringen.

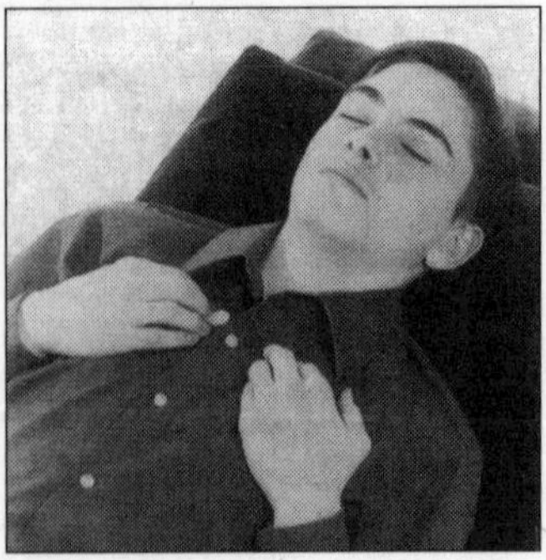

Schritt 2

Tennisbälle[1] an B 38 benutzen: Zwei kleine Gummibälle oder Tennisbälle nebeneinander auf einen sauberen Teppich legen. Sich so hinlegen, daß die Bälle in Höhe des Herzens zwischen den Schulterblättern liegen. Die Augen schließen und dreimal langsam tief einatmen und gleichzeitig die Punkte N 27 im oberen Brustbereich drücken.

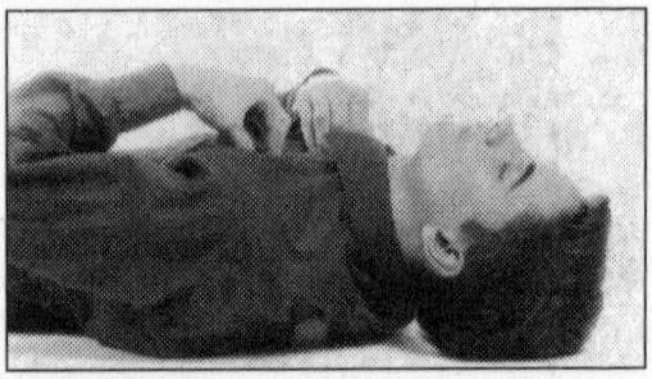

Schritt 3

Den zusätzlichen Punkt 17 kräftig drücken: Langsam die Tennisbälle einige Zentimeter höher zur Basis des Nackens rollen. Wenn die Tennisbälle wegrutschen oder man ohne Tennis-

1 Dieser Schritt ist freigestellt. Wenn man keine Tennisbälle oder kleine Gummibälle zur Verfügung hat, kann man diesen Punkt auch auslassen

bälle arbeitet, einfach mit beiden Mittelfingern diesen wichtigen Akupressurpunkt an der Basis des Nackens drücken.

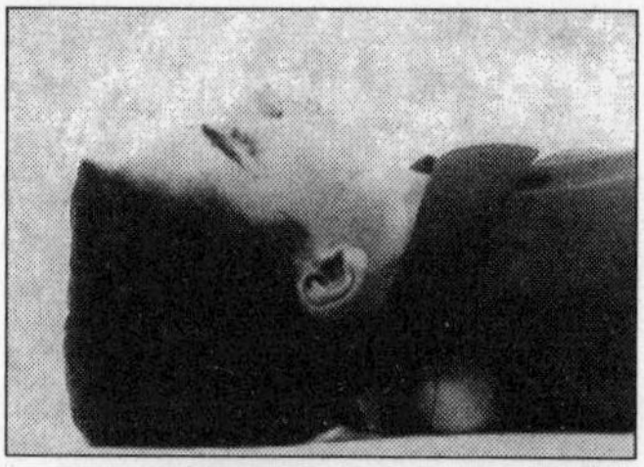

Schritt 4

Beide Punkte B 10 und EG 22 halten: B 10 im oberen Nackenbereich mit einer Hand mit den Fingerkuppen drücken. Mit der anderen Hand EG 22 zwei cm unterhalb des Kehlkopfs leicht halten und leicht nach unten drücken. Die Augen schließen und tief atmen, während man sich vorstellt, daß heilende Energie die Kehle beruhigt.

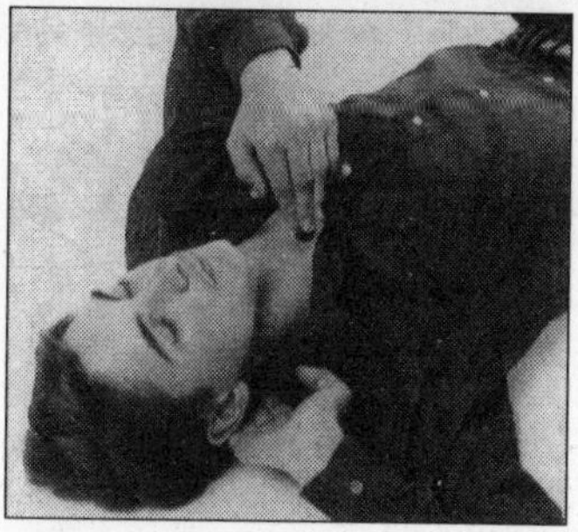

Bei Halsschmerzen und Husten

Ein kleines Stück frischen Ingwers kann eines der natürlichsten und wirksamsten Mittel bei Halsschmerzen sein. Man legt einfach eine ganz dünne Scheibe frischen Ingwers hinten auf die Zunge. Wenn der Hals empfindlich ist und der Ingwer brennt, ein kleineres, dünneres Stück nehmen und dieses näher zum Hals legen. Den Ingwer zehn Minuten hinten im Hals belassen. Dies gegebenenfalls mehrmals täglich mit einem frischen Stück wiederholen. Man kann auch einen Kaffeelöffel gehackten Ingwer in einigen Tassen Wasser ziehen lassen und dies als Tee zur Linderung des Hustens und der Halsschmerzen trinken.

Weitere Punkte bei Erkältungen und Grippe

Darstellungen weiterer Punkte für Erkältungen und Grippe siehe in Kapitel 7, »Asthma und Atembeschwerden«, Kapitel 22, »Kopfschmerzen und Migräne«, und Kapitel 28, »Nebenhöhlenbeschwerden und Heuschnupfen«.

14 Gedächtnis und Konzentration

Mit einer Kombination von Akupressur und geeigneter Ernährung kann man die Konzentrationsfähigkeit steigern. Wenn man unter starkem Streß steht oder wenn das Magen-Darm-System schwach oder gestaut ist, fällt es schwer, klar zu denken. Ebenso hat man nach einer schweren Mahlzeit Schwierigkeiten, sich zum Beispiel auf einen anspruchsvollen Fachartikel zu konzentrieren. Chronische Verspannungen in Schulter und Nacken können ebenfalls Ursache von Gedächtnisschwierigkeiten sein, weil sie die Durchblutung des Gehirns behindern. Wenn solche Verspannungen im Laufe der Jahre zunehmen, kann es zu einer chronischen Ermüdung und Konzentrationsschwäche kommen. Wer stundenlang angestrengt geistig arbeitet oder sich bei seiner Tätigkeit sehr auf Details konzentrieren muß, sollte die in diesem Kapitel beschriebenen Punkte und die in Kapitel 37, »Schulterverspannungen«, beschriebenen Selbstakupressurtechniken anwenden. Gedächtnisleistung und Konzentrationsfähigkeit müssen mit dem Alter nicht abnehmen. Man kann den Alterungsprozeß erheblich hinauszögern, indem man an sich selbst Akupressur anwendet und sich richtig ernährt. Bei chronisch schlechtem Gedächtnis sollte man auch zum Arzt gehen und prüfen lassen, ob nicht ein Grundleiden wie Herzbeschwerden oder hoher Blutdruck die geistigen Funktionen beeinträchtigt. Auch viele Arzneimittel haben schädliche Wirkungen auf das Kurzzeitgedächtnis.

Ernährung

Wenn man Schwierigkeiten hat, sich zu konzentrieren, oder

wenn man sein Gedächtnis verbessern möchte, sollte man keine stark zuckerhaltigen Nahrungsmittel mehr zu sich nehmen. Zucker kann süchtig machen und hält davon ab, andere, gesündere Nahrungsmittel zu sich zu nehmen. Übermäßiger Zuckergenuß belastet auch die Bauchspeicheldrüse, was sich nach der traditionellen chinesischen Medizin nachteilig auf das Gedächtnis wie auch die geistige und emotionelle Stabilität auswirkt.

Gedächtnis- und Konzentrationsschwäche kann auch die Folge eines niedrigen Blutzuckerspiegels sein. Nach dem Genuß von Zucker steigt der Blutzuckerspiegel rasch an, was einen Energieschub auslöst. Um diesen starken Anstieg auszugleichen, erzeugt aber die Bauchspeicheldrüse einen Überschuß an Insulin; zuviel Insulin senkt wiederum den Blutzuckerspiegel drastisch ab, was Ermüdung zur Folge hat und das Gedächtnis und die Konzentrationsfähigkeit schwächt. Zur Stabilisierung des Blutzuckerspiegels sollte man mehr komplexe Kohlenhydrate in Form von frischem Gemüse und Vollkorn zu sich nehmen. Komplexe Kohlehydrate werden im Blut langsamer zu Zucker abgebaut, wodurch der Blutzuckerspiegel gleichmäßig bleibt. Miso-Suppe, frischer Queckete und Rosenkohl (alles im Naturkostladen oder Reformhaus erhältlich) sind ebenfalls hervorragend zum Ausgleich des Blutzuckerspiegels und zur Stärkung des Gedächtnisses geeignet.

Akupressur für geistige Klarheit

Das Akupressurprogramm in diesem Kapitel stärkt durch eine Verbesserung der Durchblutung des Gehirns die geistige Wachheit und das Gedächtnis. Fingerdruck an diesen Punkten für die Dauer von bis zu zwei Minuten hilft gegen geistige Erschöpfung und Kopfschmerzen und verbessert das Gedächtnis. Diese Punkte können eine sofortige Erfrischung und Klärung des Geistes bewirken. Ein ruhiger, gelassener Geisteszustand erhöht die Produktivität und bewirkt eine positivere Einstellung zum Leben. Diese Punkte kann man auch seine Kinder lehren.

Jeden der nachfolgend genannten Akupressurpunkte an beiden Körperseiten in der angegebenen Reihenfolge ein bis zwei Minuten lang stimulieren. Dieses Programm bequem sitzend oder im Liegen mehrmals wöchentlich (am besten täglich) durchführen, um das Gedächtnis zu stärken und die Konzentrationsfähigkeit zu steigern.

Energiepunkte zur Verbesserung des Gedächtnisses und der Konzentration

Hundert Übereinstimmungen (LG 20)
Lage: Auf dem Scheitel zwischen den Schädelknochen. Zum Auffinden des Punkts hinter den Ohren nach oben zum Kopf gehen. Nach einer Vertiefung etwas hinter der höchsten Stelle des Kopfes tasten.
Anwendungsgebiete: Für die geistige Konzentration und zur Verbesserung des Gedächtnisses; hilft bei Kopfschmerzen.

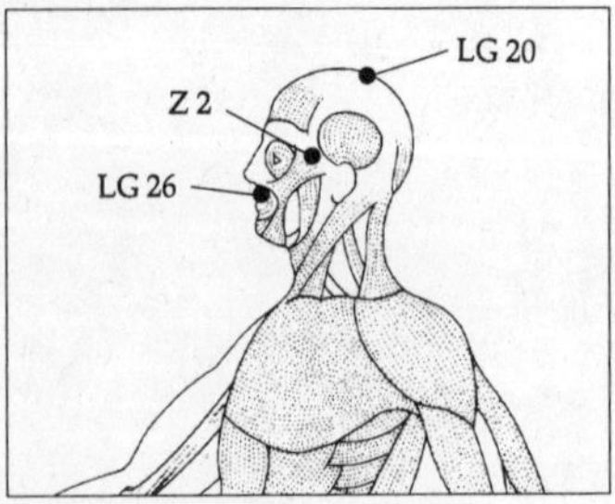

Sonnenpunkt (Z 2)
Lage: In der Schläfenvertiefung 1 cm außerhalb der Augenbrauen.
Anwendungsgebiete: Stärkt das Gedächtnis und die Konzentration; hilft bei geistiger Überlastung, Kopfschmerzen und Schwindel.

Mitte eines Menschen (LG 26)
Lage: Zwei Drittel der Strecke von der Oberlippe bis zur Nase.
Anwendungsgebiete: Verbessert das Gedächtnis und die Konzentration; hilft bei Krämpfen, Ohnmacht und Schwindel. Die Wirksamkeit dieses Punktes läßt sich noch dadurch steigern, daß man ihn über einige Wochen täglich kräftig drückt.

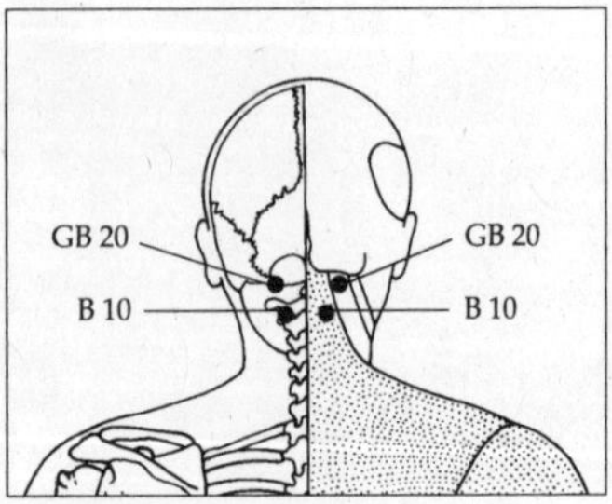

Himmlische Säule (B 10)
Lage: 1 cm unterhalb der Schädelbasis auf den Muskelsträngen 1 cm zu beiden Seiten der Wirbelsäule.

Anwendungsgebiete: Hilft bei Streß, Abgeschlagenheit, Überanstrengung, Schwere im Kopf und unklarem Denken. Dieser Punkt kann den Nacken entspannen, so daß das Gehirn besser durchblutet wird.

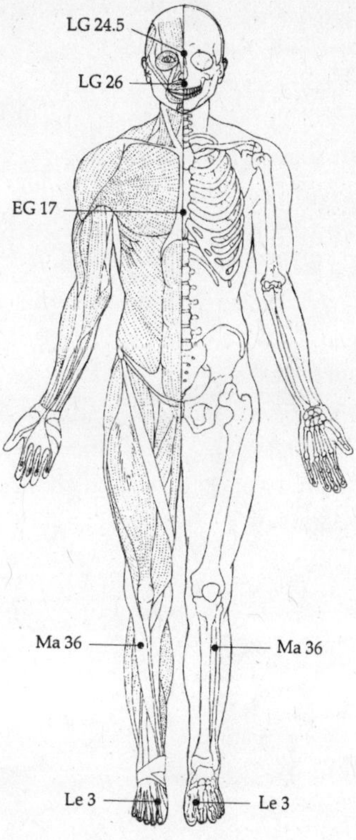

Tore des Bewußtseins
(GB 20)
Lage: Unterhalb der Schädelbasis in den je nach Größe des Kopfes 5 bis 8 cm voneinander entfernten Vertiefungen zwischen den beiden großen senkrechten Nackenmuskeln.
Anwendungsgebiete: Hilft bei Kopfschmerzen, Gedächtnisschwäche und arthritischen Schmerzen, die die Konzentrationsfähigkeit beeinträchtigen, unabhängig vom Sitz des Schmerzes.

Punkt des Dritten Auges
(LG 24.5)
Lage: Genau zwischen den Augenbrauen in der Vertiefung zwischen der Naselwurzel und der Mitte der Stirn.
Anwendungsgebiete: Zur Verbesserung der Konzentration und des Gedächtnisses; klärt und erfrischt den Geist.

Meer der Ruhe (EG 17)
Lage: In der Mitte des Brustbeins drei Daumenbreit oberhalb der Basis des Knochens.
Anwendungsgebiete: Stärkt die Konzentrationsfähigkeit; beseitigt Nervosität, Druckgefühl in der Brust, Schlaflosigkeit, Niedergeschlagenheit, Ängstlichkeit und andere emotionelle Stö-

rungen, die die Konzentration und das klare Denken beeinträchtigen.

Dreimeilenpunkt (Ma 36)
Lage: Vier Fingerbreit unterhalb der Kniescheibe einen Fingerbreit außerhalb des Schienbeins. Wenn man an der richtigen Stelle ist, tritt ein Muskel hervor, wenn man mit dem Fuß wippt.
Anwendungsgebiete: Stärkt Körper und Geist und unterstützt die Klarheit des Denkens.

Höchste Flut (Le 3)
Lage: Am Fußrücken in der Senke zwischen der großen und der zweiten Zehe.
Anwendungsgebiete: Bei Gedächtnisschwäche, Kopfschmerzen, Ermüdung und mangelnder Konzentrationsfähigkeit.

Es müssen nicht alle diese Punkte bearbeitet werden. Es genügt oft schon, wenn man nur einen oder zwei der Punkte drückt.

Übungen

Das nachfolgende Programm bequem sitzend oder im Liegen durchführen. Die besten Ergebnisse erzielt man mit täglich zweimaliger Anwendung.

Schritt 1

LG 20 zusammen mit LG 26 halten: Die Fingerkuppen der linken Hand in die Vertiefung etwas hinter der Mitte oben auf den Kopf legen. Mit dem rechten Zeigefinger kräftig auf den Punkt in der Mitte zwischen der Oberlippe und der Nase in Richtung des Zahnfleisches drücken.

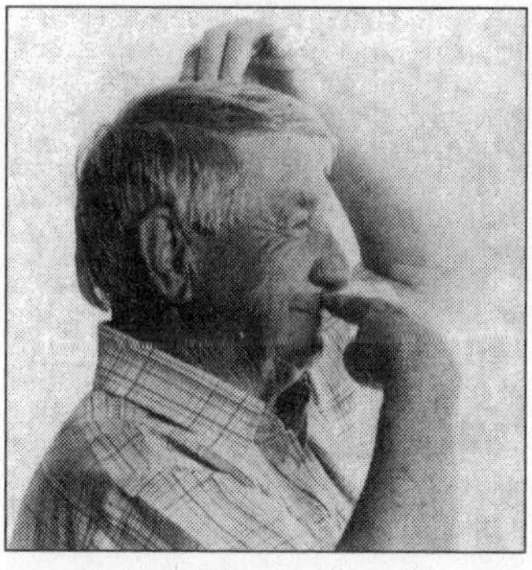

Diese Energiepunktekombination eine Minute lang halten und tief atmen.

Schritt 2

B 10 kräftig drücken: Mit allen Fingerkuppen kräftig in die Muskelstränge im Nacken drücken. Diesen Punkt eine Minute lang halten und tief atmen.

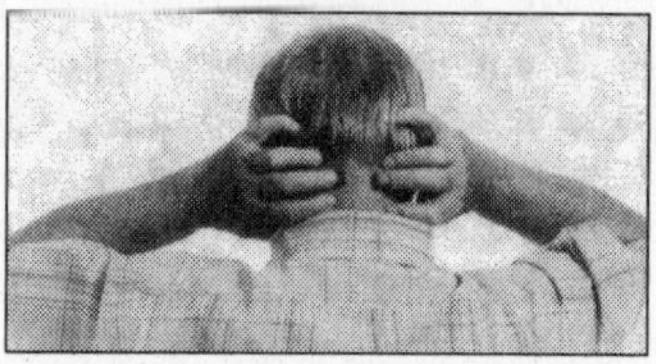

Schritt 3

GB 20 drücken: Die Daumen unterhalb der Schädelbasis in die Vertiefungen drücken, die etwa 5 bis 8 cm voneinander entfernt liegen. Langsam den Kopf nach hinten neigen und weich einsetzend nach oben und unter den Schädel drücken. Die Augen schließen und diese Punkte kräftig zwei Minuten lang drücken; dabei tief atmen. Diese Punkte zuletzt leicht halten und das Pulsieren spüren. Dieses Pulsieren zeigt an, daß das Gehirn besser durchblutet ist, was das Gedächtnis und die Konzentration verbessern kann. Wenn

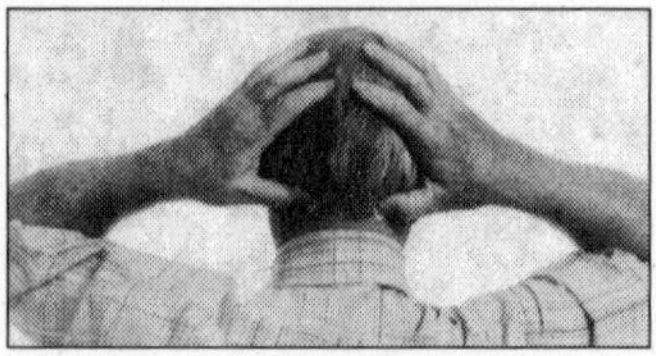

man diese Punkte lange genug hält, synchronisiert sich das Pulsieren auf beiden Seiten und harmonisieren sich die beiden Gehirnhälften. Dann den Druck ganz langsam zurücknehmen.

Schritt 4

Mit der Handfläche Z 2 drücken: Die Handballen in die Vertiefungen außerhalb der Augenbrauen auf die Schläfen legen. Wenn man an einem Tisch oder Schreibtisch sitzt, sich mit den Ellbogen abstützen und mit den Handflächen auf die Schläfen drücken. Nach einer Minute kräftigem Druck auf die Schläfen die Backenzähne wie beim Kaugummikauen rhythmisch zusammenbeißen. Beim Aufeinanderpressen der Zähne muß ein Muskel in den Schläfen hervortreten. Die Augen schließen und mindestens eine Minute lang weiter kräftig gegen die Schläfen drücken; dabei kauen und tief atmen. Dies bewirkt eine kräftige Stimulierung dieses Punktes und stärkt das Gedächtnis und die Konzentration.

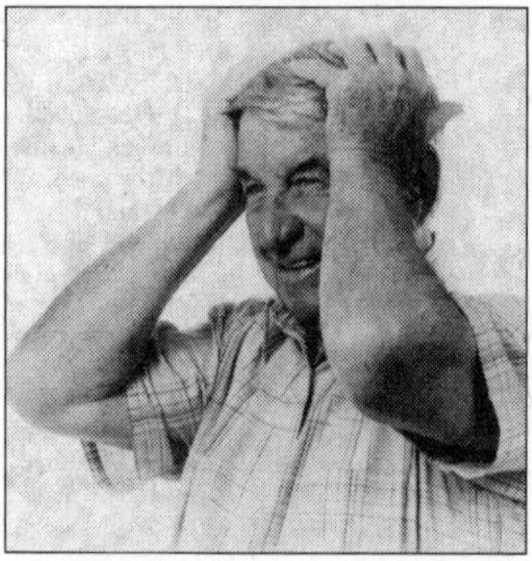

Schritt 5

LG 24.5 zusammen mit LG 17 halten: Die Kuppe des Mittelfingers leicht in die Vertiefung zwischen den Augenbrauen legen, an der Nase und Stirn zusammentreffen. Mit den Fingerkuppen der linken Hand in die

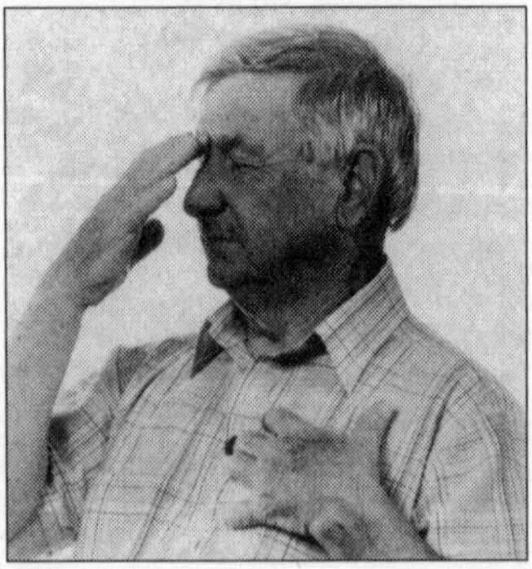

Vertiefungen in der Mitte des Brustbeins drücken. Die Augen schließen, die Augen nach oben drehen und sich eine bis zwei Minuten lang vorstellen, daß man in den Punkt des Dritten Auges atmet.

Schritt 6

Ma 36 kräftig reiben: Die rechte Ferse auf die Außenseite des linken Beins unterhalb des Knies legen. Etwas außerhalb des Schienbeins dreißig Sekunden lang auf- und abwärts reiben, bis Wärme entsteht. Dann Ma 36 am anderen Bein dreißig Sekunden lang reiben.

Schritt 7

Le 3 drücken oder reiben: Die rechte Ferse oben auf dem linken Fuß in die Vertiefung zwischen den Knochen legen, die mit der großen und der zweiten Zehe verbunden sind. In dieser Vertiefung kräftig auf- und abwärts reiben. Dann am rechten Fuß denselben Punkt wiederum dreißig Sekunden lang drücken.

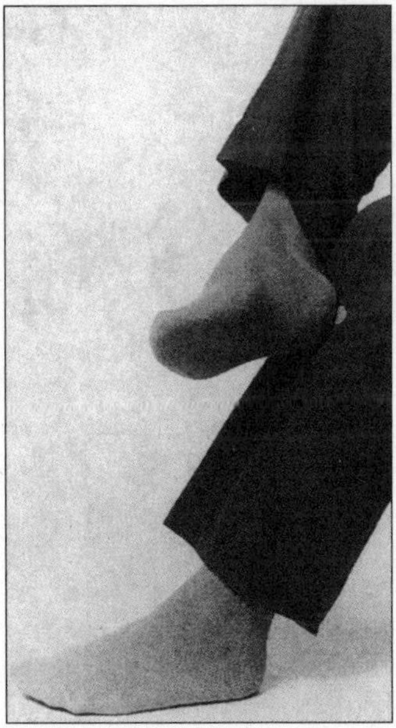

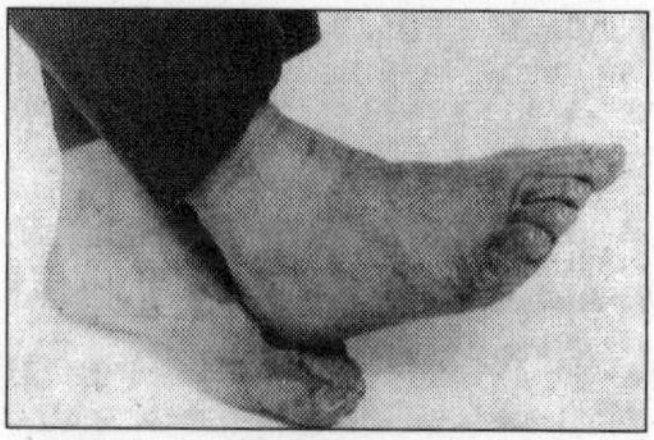

Weitere Punkte zur Stärkung von Gedächtnis und Konzentration

Darstellungen weiterer Punkte für die Verbesserung von Gedächtnis und Konzentration siehe in Kapitel 40, »Verstopfung«, Kapitel 29, »Ohnmacht«, und Kapitel 22 »Kopfschmerzen und Migräne«.

15 Handgelenkschmerzen (Karpaltunnelsyndrom und Tendinitis)

Ein bekannter Baseballspieler kam einmal nach einem Zusammenprall zu mir. Er hielt sich sein schmerzendes rechtes Handgelenk. Nachdem ich an Handgelenk, Arm und Schulter tiefen Fingerdruck angewandt hatte, sagte er mir, daß er schon befürchtet hätte, wegen dieser Gelenkschmerzen wäre die Saison für ihn schon zu Ende – doch jetzt war der Schmerz verschwunden, und er war zuversichtlich, wieder spielen zu können.

Wenige Gelenke des Körpers sind für die täglichen Aktivitäten so wichtig wie die Gelenke an Hand und Handgelenk. Wenn Schmerzen im Handgelenk auftreten, ist es nützlich, natürliche Selbsthilfeverfahren zu kennen. Es hat sich gezeigt, daß die Akupressur bei vielen Schmerzen im Bereich der Hand hilfreich sein kann, vom verstauchten Handgelenk bis zum Karpaltunnelsyndrom und zur Handgelenktendinitis. Dr. Keith Kenyon hat auch festgestellt, daß Akupressur bei Handgelenkarthritis helfen kann.[1]

Das Karpaltunnelsyndrom wird durch eine Schwellung hervorgerufen, die Druck auf den Nervus medianus hervorruft. Tendinitis ist eine Entzündung der Sehnen aufgrund übermäßiger Beanspruchung. Tägliche Akupressur an den in diesem Kapitel gezeigten Energiepunkten kann Handgelenkschmerzen und Entzündungen günstig beeinflussen und die Heilung fördern.

Die nachfolgenden Akupressurpunkte und -verfahren können

1 Keith Kenyon, M. D., *Do-It-Yourself, Acupuncture Without Needles* (New York: Arco Publishing, 1977), 71. Deutsch: *Die nadellose Akupunktur. Erfolgreiche Selbstbehandlung durch Akupressur* (Stuttgart: Motorbuch, 1985).

die Sehnen und Muskeln entspannen, die am Handgelenk angreifen, wodurch die Finger mit weniger Schmerzen betätigt werden können. Ich habe festgestellt, daß weiche Handbewegungen wie zum Beispiel Handkreisen, während man die Punkte am Handgelenk mit den Knöcheln der anderen Hand drückt, vielfach die Wirksamkeit der Akupressur steigern.[1]

1 Siehe Michael Reed Gach, *Arthritis Relief at Your Fingertips* (New York: Warner Books, 1989), 71–74, 88–90.

Energiepunkte bei Handgelenkschmerzen

Innere Pforte (P 6)
Lage: In der Mitte der Innenseite des Unterarms zweieinhalb Fingerbreit von der Handgelenkfalte entfernt.
Anwendungsgebiete: Bei Übelkeit, Ängstlichkeit und Handgelenkschmerzen.

Großer Hügel (P 7)
Lage: In der Mitte der Innenseite der Handgelenkfalte.
Anwendungsgebiete: Bei Handgelenkproblemen, zum Beispiel Karpaltunnelsyndrom, Rheuma und Handgelenktendinitis.

Äußere Pforte (DW 5)
Lage: Zweieinhalb Fingerbreit über der Mitte der Handgelenkfalte außen am Unterarm zwischen den beiden Unterarmknochen (Elle und Speiche).
Anwendungsgebiete: Bei Rheuma, Tendinitis, Handgelenkschmerzen; steigert die Widerstandskraft gegen Erkältungen.

Aktiver Teich (DW 4)
Lage: Der Außenseite des Arms zur Vertiefung in der Mitte des Handgelenks in der Handgelenkfalte folgen.
Anwendungsgebiete: Bei Handgelenktendinitis und Rheuma, Schmerzen beim Greifen, Karpaltunnelsyndrom und Handgelenkschmerzen; kräftigt auch das Handgelenk.

Es müssen nicht alle Punkte bearbeitet werden. Es genügt oft, wenn man nur einen oder zwei der Punkte drückt.

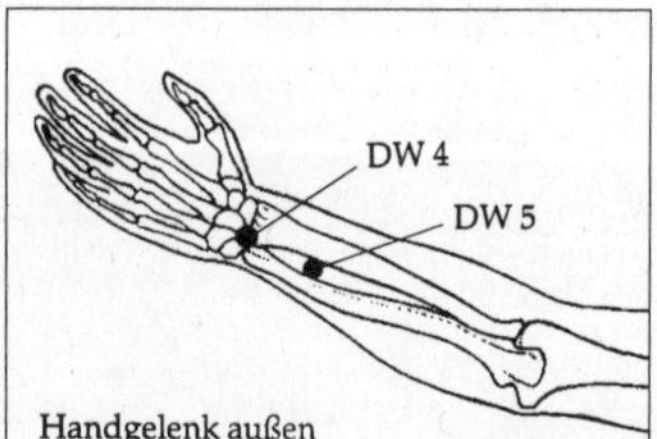

Handgelenk außen

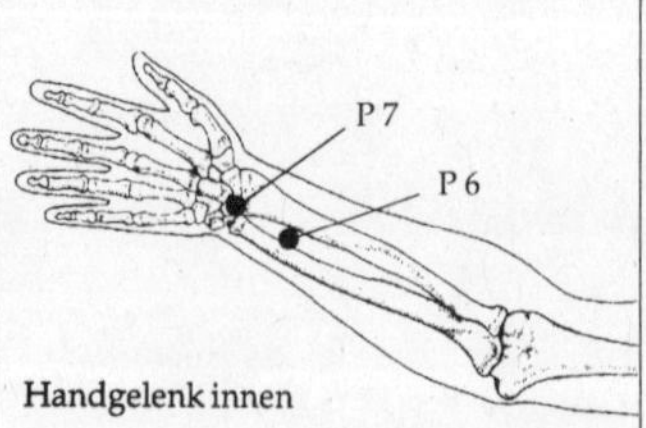

Handgelenk innen

Übungen

Dieses kurze Programm soll bequem sitzend durchgeführt werden.

Schritt 1

DW 5 und P 6 kräftig drücken: Die Finger der linken Hand auf den rechten Unterarm und den Daumen direkt gegenüber den Fingern zweieinhalb Fingerbreit unterhalb der Handgelenkfalte auf die andere Seite legen. Diese Punkte zur Kräftigung des Handgelenks eine Minute lang fest fassen. Dann auf der anderen Seite das linke Handgelenk ebenfalls eine Minute bearbeiten. Wenn das Fassen mit den Fingern Schmerzen bereitet, statt dessen mit den Knöcheln arbeiten.

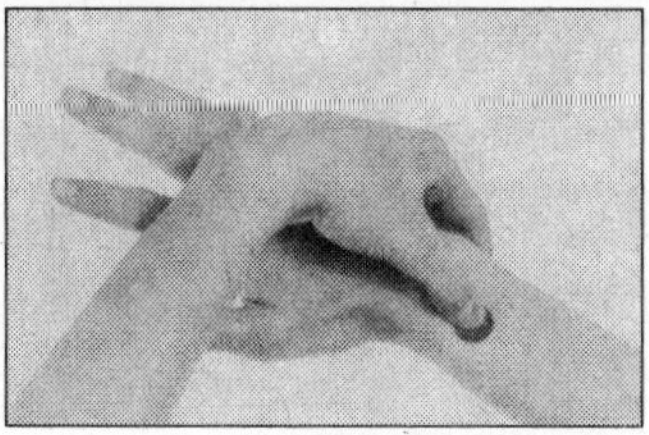

Schritt 2

P 7 und DW 4 halten: Den linken Daumen so auf die Mitte der äußeren Handgelenkfalte legen, daß die Finger genau auf der anderen Seite an der Innenseite des Handgelenks liegen. Daumen und Zeigefinger wie gezeigt in den Hohlräumen zwischen den Knochen einsetzen. Langsam kräftigen Druck anwenden und langsam und tief atmen. Diese Punkte eine Minute lang drükken oder bis der Schmerz im Handgelenk nachläßt. Am Schluß nur leicht halten und noch mehrmals langsam und tief

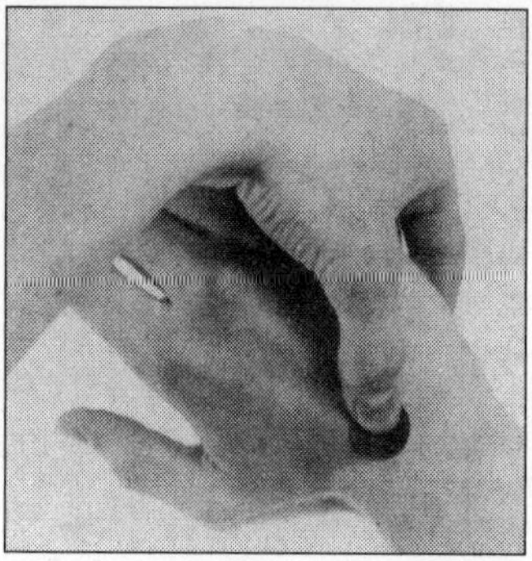

atmen. Fühlen, ob an der Stelle ein Pulsieren auftritt. Dann am anderen Handgelenk ebenfalls eine Minute in derselben Weise verfahren.

Wichtig! *Bei allen Handgelenkverletzungen zur Verringerung der Schwellung die Hand hoch lagern!*

16 Hitzewallungen

Carol, stolze Mutter dreier Kinder und früher Chefsekretärin, klagte über Hitzewallungen, als sie ihre Ausbildung am Akupressur-Institut begann. Carol gab mir die Anregung, dieses Kapitel zu schreiben, weil sie sich von ihren Hitzewallungen einfach dadurch befreite, daß sie Unterricht nahm und die Punkte zwei Monate lang an sich selbst anwandte. In diesem Kapitel werden die wichtigsten Punkte behandelt, mit denen Carol arbeitete.

Hitzewallungen und kalte Füße gehören zu den häufigsten Symptomen der Wechseljahre. Hitzewallungen können aber auch durch Arteriosklerose und Disharmonien des autonomen Nervensystems bedingt sein. Sie treten meist in Spannungssituationen auf, wenn man zum Beispiel vor vielen Menschen einen Vortrag halten muß. Die meisten Menschen, die unter Hitzewallungen leiden, neigen auch zu hohem Blutdruck und Beschwerden wie Ängstlichkeit, Schlaflosigkeit, Kopfschmerzen und Reizbarkeit.

Hitzewallungen während der Wechseljahre sind dadurch bedingt, daß der Östrogenspiegel in den Eierstöcken plötzlich abfällt. Die Östrogenausschüttung wird von der Hirnanhangdrüse (Hypophyse) gesteuert. Der Gehirnbereich, der die Körpertemperatur reguliert – eine Art »Thermostat des Körpers« –, liegt in der Nähe des Bereichs, der die Erzeugung der Hormone der Eierstöcke wie auch der Hypophyse steuert. Forschungen über die Hitzewallungen haben gezeigt, daß der Neurotransmitter, der diese Gehirnmechanismen auslöst, das Noradrenalin, auch diesen »Thermostaten« im Gehirn beeinflußt.

Hitzewallungen treten normalerweise in den ersten beiden

Jahren der Menopause am intensivsten auf, doch leiden manche Frauen bis zu neun Jahren an diesen Beschwerden. Wenn bei einer Frau Hitzewallungen nachts auftreten, kann dies den Schlaf stören, was zu Müdigkeit und Reizbarkeit am nächsten Tag führt.

Viele Frauen stellen fest, daß heiße Getränke und Mahlzeiten, Alkohol, Kaffee, warmes Wetter und warme Räume Hitzewallungen auslösen. Emotioneller Streß und Koffein spielen eine wichtige Rolle. Insbesondere bei Koffein hat sich gezeigt, daß es den Stoffwechsel beschleunigt und die Körpertemperatur erhöht. Außerdem löst es die Ausschüttung von Noradrenalin aus. Zur Vorbeugung sollte man sich relativ kühl halten, nicht zu warm anziehen und Alkohol und Koffein meiden.

Streßbekämpfende Übungen wie Akupressur, sanftes Dehnen und Atemübungen senken den Noradrenalinspiegel, wodurch man Hitzewallungen reduzieren und ihnen sogar vorbeugen kann.[1]

Die Anwendung der nachfolgenden Akupressurpunkte ein- bis viermal täglich harmonisiert den Körper, stabilisiert den Blutdruck und verringert die Hitzewallungen.

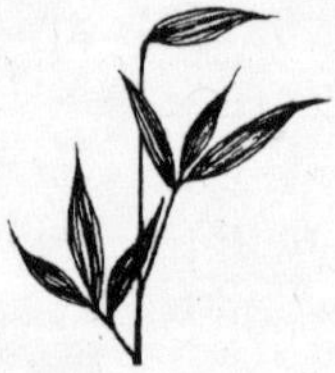

1 Sadja Greenwood, M. D.; *Menopause Naturally* (Volcano: Volcano Press, 1989), 30.

Energiepunkte bei Hitzewallungen

Sprudelnde Quellen (N 1)
Lage: An der Unterseite des Fußes zwischen den beiden Ballen.
Anwendungsgebiete: Hitzewallungen, Ohnmachtsanfälle und Krämpfe.

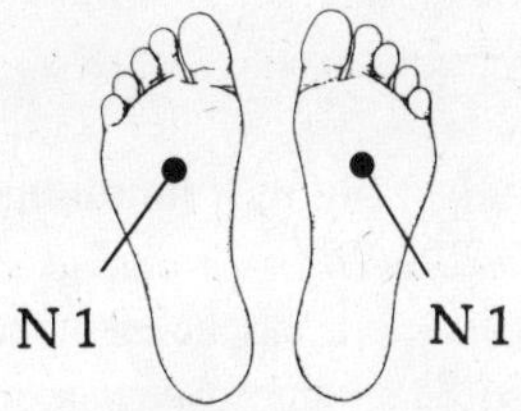

Elegante Villa (N 27)
Lage: In der Vertiefung unterhalb des Schlüsselbeins neben dem Brustbein.
Anwendungsgebiete: Bei Hitzewallungen sowie Beklemmung in der Brust, Atembeschwerden, Asthma, Husten, Ängstlichkeit und Depressionen.

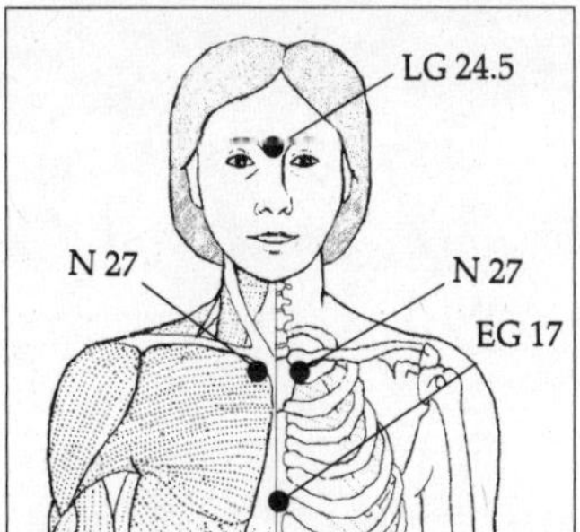

Verbindung mit dem Tal (Hoku) (Di 4)
Achtung: Diesen Punkt nicht bei Schwangeren anwenden, da die Stimulierung eine vorzeitige Wehentätigkeit auslösen kann.
Lage: In der Hautfalte zwischen Daumen und Zeigefinger auf der Rückseite der Hand an der höchsten Stelle des Muskels, wenn Daumen und Zeigefinger zusammengepreßt werden.

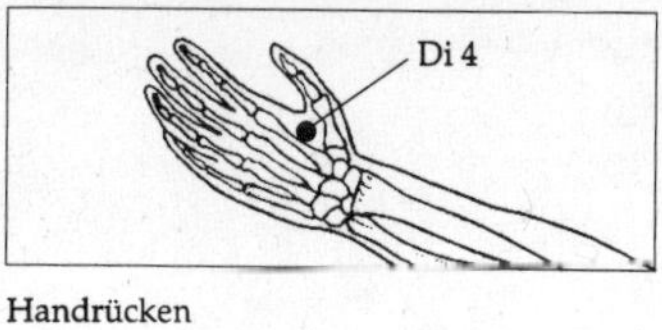

Handrücken

Anwendungsgebiete: Wirkt gegen Hitzewallungen und ist ein Fernpunkt für Arthritis in der Hand, Kopfschmerzen und Zahnschmerzen.

Tore des Bewußtseins
(GB 20)
Lage: Unterhalb der Schädelbasis in den je nach Größe des Kopfes 5 bis 8 cm voneinander entfernten Vertiefungen zwischen den beiden großen senkrechten Nackenmuskeln.

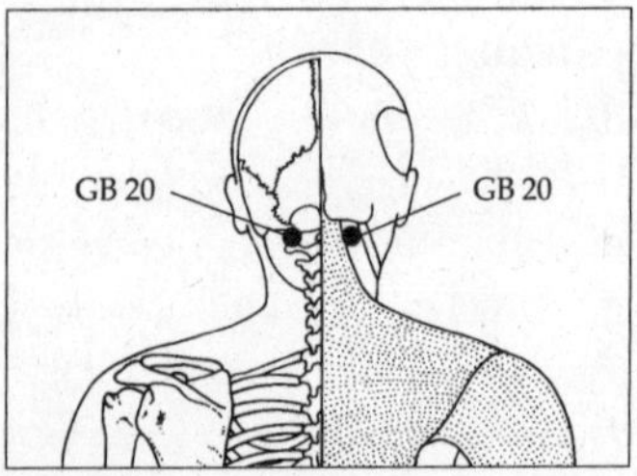

Anwendungsgebiete: Bei Hitzewallungen sowie Kopfschmerzen, Schwindel, steifem Nacken, Nackenschmerzen, Verletzungen, Trauma, Schock, hohem Blutdruck und Reizbarkeit.

Meer der Ruhe (EG 17)
Lage: In der Mitte des Brustbeins drei Daumenbreit oberhalb der Basis des Knochens.
Anwendungsgebiete: Bei Hitzewallungen sowie Nervosität, Ängstlichkeit, Schlaflosigkeit, Depressionen und emotionellen Belastungen.

Punkt des Dritten Auges
(LG 24.5)
Lage: Genau zwischen den Augenbrauen in der Vertiefung zwischen der Nasenwurzel und der Mitte der Stirn.
Anwendungsgebiete: Dieser Akupressurpunkt wirkt auf das endokrine System, insbesondere die Hypophyse, und hilft bei Hitzewallungen, Heuschnupfen und Kopfschmerzen.

Hundert Übereinstimmungen
(LG 20)
Lage: Auf dem Scheitel in einer Vertiefung oder »weichen Stelle« zwischen den Schädelknochen. Zum Auffinden des Punkts hinter den Ohren nach oben zum Kopf gehen.

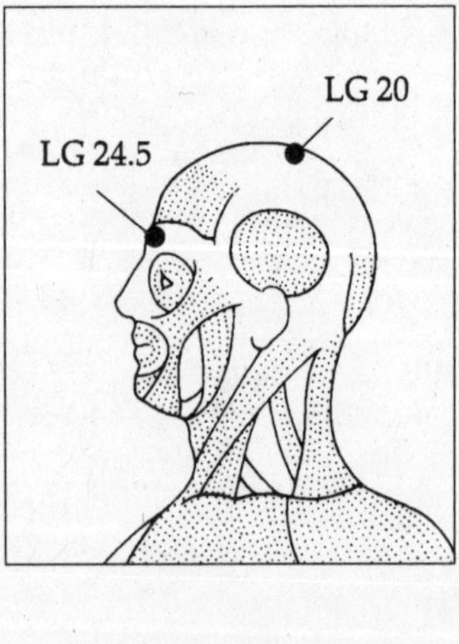

Anwendungsgebiete: Dieser Punkt verbessert die Konzentration und das Gedächtnis; er hilft bei Kopfschmerzen, Hitzewallungen und Hitzschlag.

> *Es müssen nicht alle diese Punkte bearbeitet werden. Es genügt oft schon, wenn man nur einen oder zwei der Punkte drückt.*

Übungen

Sich bequem hinlegen oder hinsetzen und beim Halten der Punkte tief atmen.

Schritt 1

N 1 drücken: Mit dem Daumen weich N 1 unten am linken Fuß drücken. Eine Minute lang halten und anschließend N 1 am rechten Fuß drücken.

Schritt 2

Beide Punkte N 27 kräftig halten: Die Mittelfinger in die Vertiefungen direkt unterhalb der Vorsprünge des Schlüsselbeins auf der Brust legen. Eine Minute lang kräftig drücken und langsam und tief atmen.

Schritt 3

Di 4 fassen: Den rechten Daumen so auf die Daumen-Zeigefinger-Falte oben auf der linken Hand legen, daß die Fingerkuppen unmittelbar unterhalb des Daumens liegen. Daumen und Zeigefinger der rechten Hand zusammenpressen und kräftig in die Hautfalte drücken. Den Druck zu dem Knochen richten, der mit dem linken Zeigefinger verbunden ist. Eine Minute lang halten, dann zur anderen Seite übergehen.

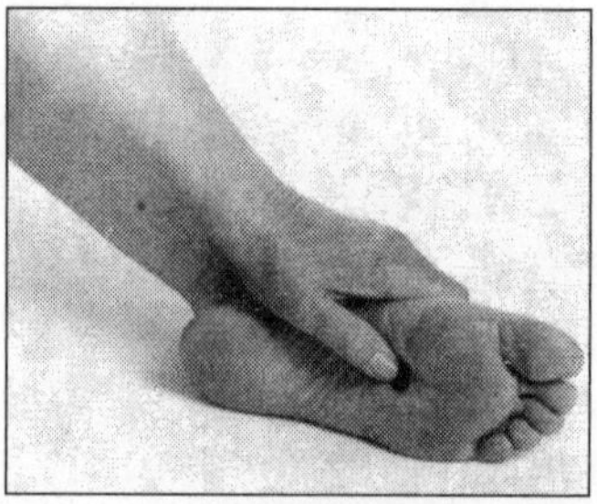

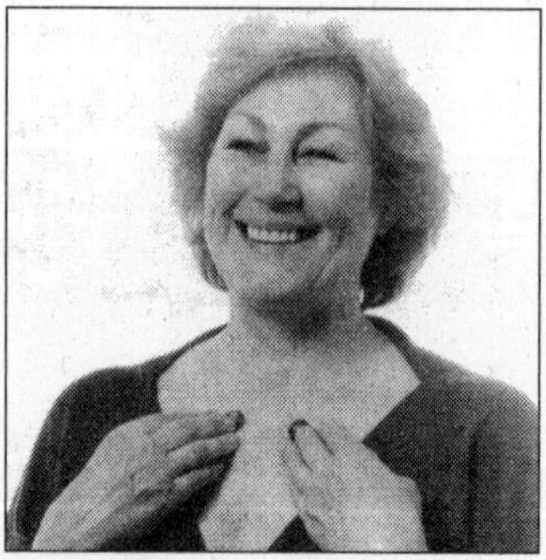

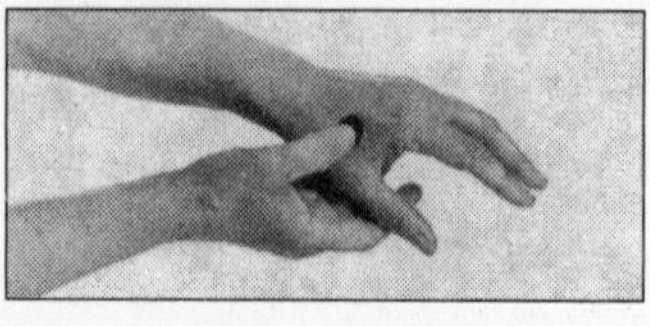

Schritt 4

GB 20 kräftig drücken: Den Daumen in die je nach Größe des Kopfes 5 bis 8 cm auseinander liegenden Vertiefungen unterhalb der Schädelbasis einsetzen. Langsam den Kopf zurückneigen und dabei tief atmen. Den Daumen weich einsetzen und eine Minute lang kräftig drücken, dabei langsam und tief atmen.

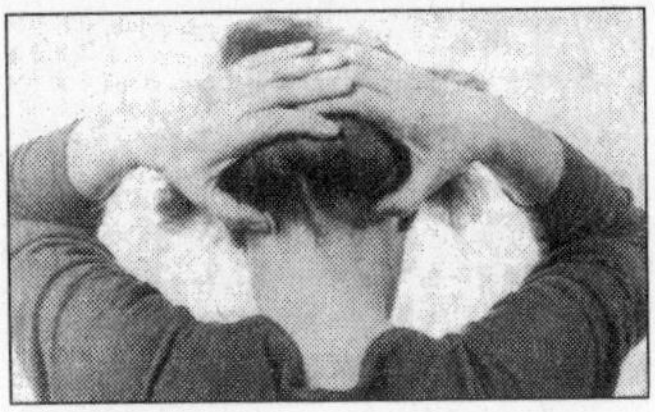

Schritt 5

LG 20 und LG 24.5 berühren: Mit den Fingerkuppen der rechten Hand LG 20 in der leichten Vertiefung hinten oben am Kopf drücken. Die Spitze des Mittelfingers der rechten Hand leicht zwischen den Augenbrauen auf LG 24.5 in eine Vertiefung legen, die man Punkt des Dritten Auges nennt. Mit geschlossenen Augen die Aufmerksamkeit auf diesen Punkt richten. Den Rükken strecken und diesen Punkt zur Harmonisierung des Nervensystems zwei Minuten halten, dabei tief atmen.

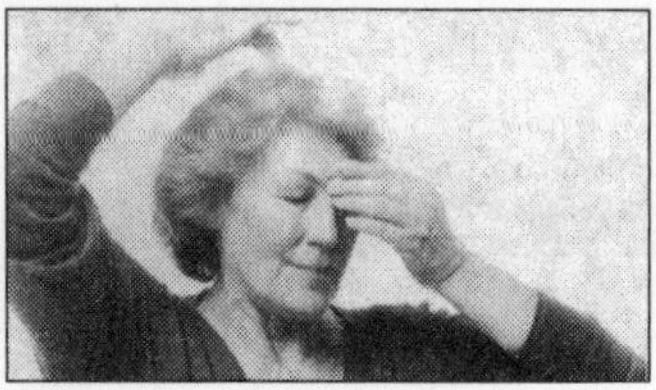

Schritt 6

EG 17 halten: Alle Fingerkuppen in Höhe des Herzens so auf die Mitte des Brustbeins legen, daß sie jeweils in die Vertiefungen passen. Die Augen schließen und eine Minute lang tief atmen.

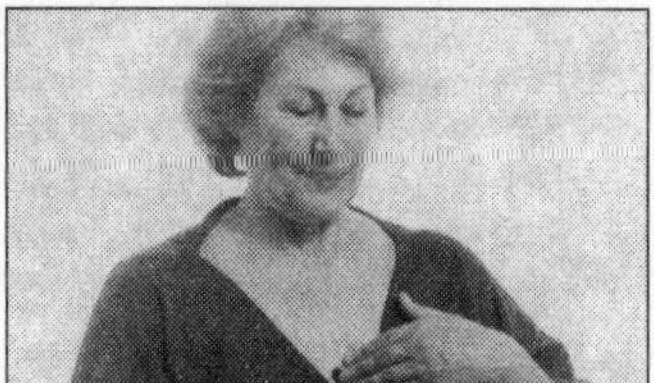

Weitere Punkte bei Hitzewallungen

Darstellungen weiterer Punkte bei Hitzewallungen siehe in Kapitel 5, »Angst und Nervosität«, Kapitel 11, »Depressionen und emotionelle Harmonisierung«, Kapitel 22, »Kopfschmerzen und Migräne«, und Kapitel 32, »Reizbarkeit, Frustration und Bewältigung von Veränderungen«.

17 Immunsystem-Kräftigung

In unserer hektischen Welt geschieht es immer wieder, daß man sich überarbeitet, zu viele Verpflichtungen übernimmt und sich bis zur Erschöpfung strapaziert. Dieses Energiedefizit schwächt das Immunsystem. Wenn wir auf unser Wohlbefinden achten, indem wir uns richtig ernähren, uns genügend Ruhe und Bewegung gönnen und Techniken anwenden, die Spannungen abbauen und unseren Körper harmonisieren, dann besitzen wir auch eine gute Abwehrkraft gegenüber Krankheit. Wenn wir dagegen nicht mit unseren Kräften haushalten, uns überfordern, schlecht ernähren, uns nicht bewegen und Spannungen nicht abbauen, schwächt dies unser Immunsystem, und wir werden anfällig für Krankheiten. Akupressur und Tiefatmung kräftigen das Immunsystem und helfen bei der Krankheitsabwehr.

Der Alltagsstreß sammelt sich in unserem Körper an und verursacht Verspannungen in Schulter und Nacken sowie Ängste, die uns oft das Atmen erschweren. Ich wende täglich Akupressur, Tiefatmung und Dehnungsübungen an, um den alltäglichen Belastungen in meinem Leben besser gewachsen zu sein.

Wir vertragen nur ein gewisses Maß an Streß. Jeder Mensch hat eine andere Belastungsgrenze, und jeder muß selbst herausfinden, wieviel zuviel ist. Wenn man eine innere Wachheit dafür kultiviert, was emotionell und physisch in einem selbst vorgeht, entdeckt man das optimale Gleichgewicht von Aktivität und Ruhe.

Die traditionelle chinesische Medizin hat entdeckt, daß ein Übermaß bei bestimmten Aktivitäten das Immunsystem schwächt, weil bestimmte Akupressurmeridiane überlastet werden (die nachfolgend erwähnten Energiepunkte werden weiter unten in diesem Kapitel ausführlich beschrieben).

• *Übermäßiges Stehen* schädigt die Blasen- und Nierenmeridiane, was zu Ermüdung und Kreuzschmerzen führen kann. Um diese Meridiane wiederaufzubauen, die Punkte B 23 und B 47 (Meer der Vitalität) durch einminütiges Reiben des Kreuzbereichs stimulieren. Anschließend N 27 (Elegante Villa) unmittelbar unterhalb des Schlüsselbeins eine weitere Minute halten. Zuletzt die Punkte N 3 (Größerer Bach) an der Innenseite der Knöchel eine Minute lang halten und dabei tief atmen.

• *Übermäßiges Sitzen* kann die Magen- und Milzmeridiane schädigen, wodurch Anämie oder Verdauungsstörungen verursacht werden können. Die Punkte Ma 36 (Dreimeilenpunkt) außen an den Waden stimulieren, um diese Meridiane zu kräftigen.

• *Übermäßiges Liegen* kann die großen Eingeweide- und Lungenmeridiane schädigen, was sich auf die Atmung und die Ausscheidung auswirken kann. Für diese Meridiane sind die Punkte Di 4 (Verbindung mit dem Tal [Hoku]) in der Vertiefung zwischen Daumen und Zeigefinger und Di 11 (Teich an der Biegung) am oberen Rand der Ellbogenfalte, wie auf Seite 169 gezeigt, zu benutzen.

• *Übermäßige Belastung der Augen* (wie zum Beispiel bei Schreibtischarbeiten) oder *emotioneller Streß* können die Dünndarm- und Herzmeridiane schädigen, wodurch emotionelles Ungleichgewicht entstehen kann. EG 17 (Meer der Ruhe) in der Mitte des Brustbeins ist ein ausgezeichneter Punkt zur Harmonisierung dieser Meridiane.

• *Übermäßige körperliche Anstrengung* kann die Gallenblase- und Lebermeridiane schädigen, wodurch Krämpfe und Spasmen entstehen können. Diese Meridiane behandelt man mit Le 3 (Höchste Flut) oben an den Füßen.

Durch regelmäßige Behandlung dieser Akupressurpunkte, Ausgleich der eigenen Aktivitäten und Tiefatmung kann man den Belastungen entgegenwirken, Ermüdung vermeiden und das Immunsystem kräftigen. Tiefatmung allein kann schon den eigenen Energiespiegel kräftig anheben und das Immunsystem stärken (siehe Seite 173).

Auch die Ernährung spielt eine wichtige Rolle für die Widerstandskraft gegenüber Erkrankungen. Wenn man verarbeitete, konservierte oder denaturierte Nahrungsmittel zu sich nimmt, schwächt man sein Immunsystem und seine Widerstandskraft, weil diesen Nahrungsmitteln wichtige Nährstoffe und Fasern entzogen wurden. Bestimmte Speisen wie Miso-Suppe, Petersilie, Bohnen, Tofu, Meeresgemüse, frisches Gemüse und leicht geröstete Sesamsamen können das Immunsystem kräftigen und die Abwehrkraft des Körpers stärken.

Akupressurpunkte für die Stärkung des Immunsystems

Es gibt einen speziellen Akupressurpunkt, Tragende Stütze (B 36), der die Widerstandsfähigkeit beeinflußt, insbesondere

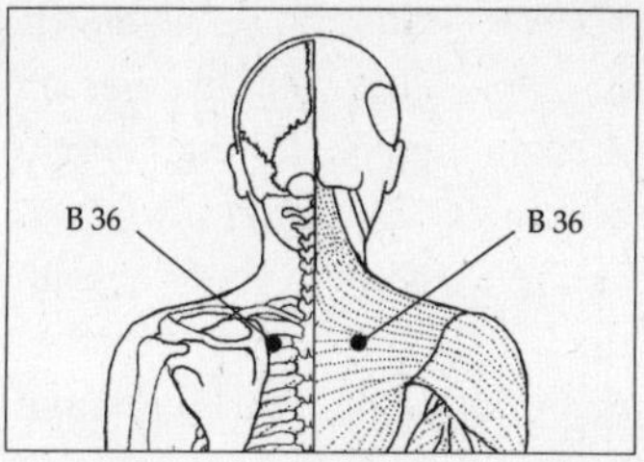

gegenüber Erkältungen und Grippe. Er befindet sich in der Nähe der Wirbelsäule vor den Spitzen der Schulterblätter. In *Des Gelben Kaisers klassischem Buch der Inneren Medizin* (siehe Seite 18, Fußnote 1) heißt es, daß an dieser Stelle »Wind und Kälte in die Poren der Haut eindringen«.[1]

Dieser und andere Punkte in diesem Bereich wirken kräftigend auf das Immunsystem. Umgekehrt werden gerade diese Punkte um die Spitzen der Schulterblätter als erste blockiert, wenn sich eine Krankheit, insbesondere eine Erkältung oder Grippe festsetzen will.

Die nachfolgenden Akupressurpunkte eignen sich für die Behandlung von Beschwerden, die durch ein geschwächtes Immun-

1 Felix Mann, *Treatment of Disease by Acupuncture* (London: Heinemann Medical Books, 1967), 32, 37.

system verursacht sein können. Elegante Villa (N 27) verbessert die Funktion des Immunsystems durch Kräftigung des Atemsystems. Stetiger, fester Druck auf die Punkte B 23 und B 47 (Meer der Vitalität) macht das Immunsystem kräftiger, revitalisiert die inneren Organe und beseitigt Schmerzen im Zusammenhang mit Kreuzbeschwerden. Meer der Energie (EG 6) tonisiert die Unterleibsmuskeln und Eingeweide und wirkt kräftigend auf das Immunsystem und den Urogenitaltrakt. Kräftiger Druck auf den Dreimeilenpunkt (Ma 36) versorgt das Immunsystem mit einem Schub neuer Energie. Er wirkt tonisierend und stärkend auf die großen Muskelgruppen und sorgt für eine größere Ausdauer. Größerer Bach (N 3) auf der Innenseite der Knöchel trägt zu einer Harmonisierung des Nierenmeridians und zu einer Stärkung des Immunsystems bei. Höchste Flut (Le 3) und Teich an der Biegung (Di 11) sind wichtigste Punkte für die Schmerzlinderung und Kräftigung des Immunsystems. Der Punkt DW 5 (Äußere Pforte) wirkt harmonisierend auf das Immunsystem und kräftigend für den ganzen Körper. Verbindung mit dem Tal (Hoku), Punkt Di 4, ist ein berühmter stauungslösender und entzündungshemmender Punkt; er lindert arthritische Schmerzen und stärkt das Immunsystem.

Einer der wichtigsten Punkte überhaupt ist das Meer der Ruhe (EG 17): Er steuert die Widerstandskraft des Körpers gegenüber Krankheiten und verringert Ängstlichkeit durch eine Regulierung der Thymusdrüse. Jeder dieser wichtigen Punkte hat eine positive Wirkung auf das Immunsystem, indem er für eine optimale Funktion der inneren Organe sorgt.

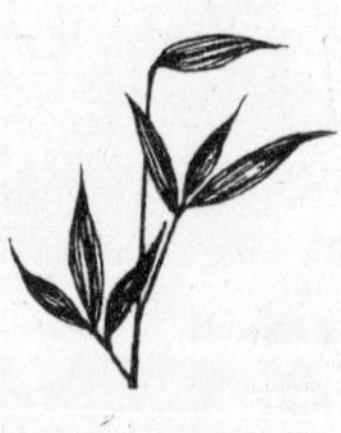

Energiepunkte für die Kräftigung des Immunsystems

Elegante Villa (N 27)
Lage: In der Vertiefung zwischen der ersten Rippe und dem unteren Rand des Schlüsselbeins neben dem oberen Brustbein.

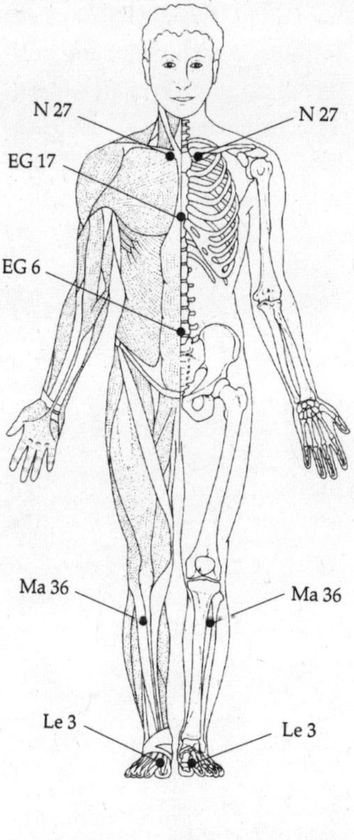

Anwendungsgebiete: Stärkt das Immunsystem; hilft bei Beklemmung in der Brust, Atembeschwerden, Asthma, Husten, Ängstlichkeit und Depression.

Meer der Vitalität (B 23 und B 47)
Achtung: Nicht auf schwache Bandscheiben oder gebrochene Knochen drücken. Wenn man einen schwachen Rücken hat, können einige Minuten gleichbleibender, leichter Berührung anstelle von Druck sehr heilend sein. Wenn man Fragen hat oder Rat braucht, sollte man zuerst zum Arzt gehen.
Lage: Im Kreuzbereich zwei bzw. vier Fingerbreit zu beiden Seiten der Wirbelsäule in Höhe der Taille.

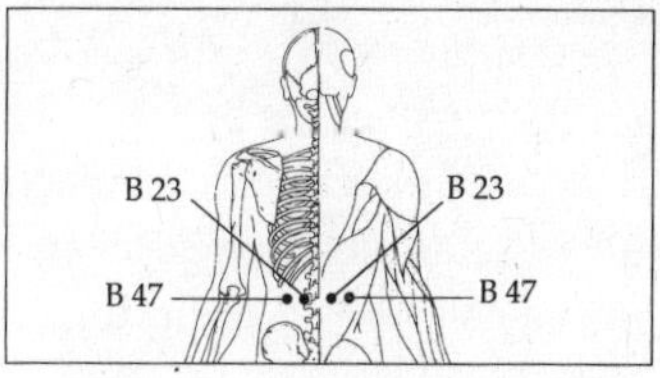

Anwendungsgebiete: Kräftigt das Immunsystem und hilft bei Kreuzschmerzen und Ermüdung.

Meer der Energie (EG 6)
Lage: Zwei Fingerbreit unterhalb des Nabels zwischen Nabel und Schambein.
Anwendungsgebiete: Verbessert den Zustand des Immunsystems und der inneren Organe, hilft bei Muskelschmerzen im Unterleib, Verstopfung, Blähungen und allgemeiner Schwäche.

Dreimeilenpunkt (Ma 36)
Lage: Vier Fingerbreit unterhalb der Kniescheibe einen Fingerbreit außerhalb des Schienbeins. Wenn man an der richtigen Stelle ist, tritt ein Muskel hervor, wenn man mit dem Fuß wippt.
Anwendungsgebiete: Kräftigt den ganzen Körper, insbesondere das Immunsystem; tonisiert die Muskeln, unterstützt die Verdauung und wirkt gegen Ermüdung.

Größerer Bach (N 3)
Achtung: Dieser Punkt darf nach dem dritten Schwangerschaftsmonat nicht mehr kräftig stimuliert werden.
Lage: In der Mitte zwischen dem inneren Knöchel und der Achillesferse hinter dem Knöchel.
Anwendungsgebiete: Stärkt das Immunsystem; hilft bei Ermüdung, geschwollenen Füßen und Knöchelschmerzen.

Höchste Flut (Le 3)
Lage: Am Rist in der Senke zwischen der großen und der zweiten Zehe.
Anwendungsgebiete: Bringt das Immunsystem in Schwung; hilft bei Ohnmacht, ermüdeten Augen, Kopfschmerzen und Kater.

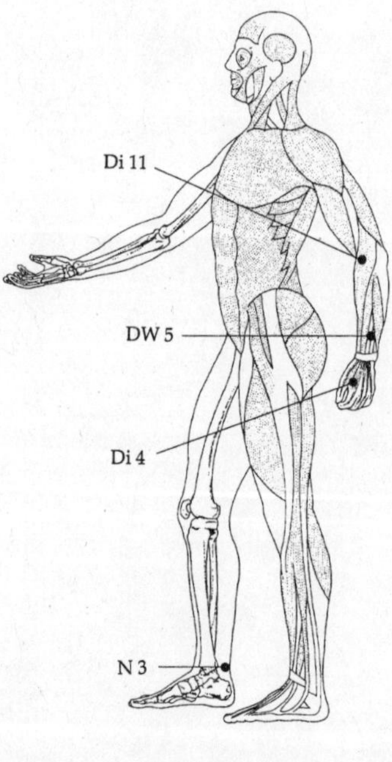

Teich an der Biegung
(Di 11)
Lage: Am oberen äußeren Ende der Ellbogenfalte.
Anwendungsgebiete:
Geschwächtes Immunsystem, Fieber, Verstopfung und Ellbogenschmerzen.

Äußere Pforte (DW 5)
Lage: Zweieinhalb Fingerbreit über der Mitte der Gelenkfalte außen am Unterarm in der Mitte zwischen Elle und Speiche.
Anwendungsgebiete: Rheumatismus, Sehnenentzündung und Handgelenkschmerzen; steigert die Widerstandsfähigkeit gegenüber Erkältungen.

Verbindung mit dem Tal (Hoku) (Di 4)
Achtung: Diesen Punkt nicht bei Schwangeren anwenden, da die Stimulierung eine vorzeitige Wehentätigkeit auslösen kann.
Lage: In der Hautfalte zwischen Daumen und Zeigefinger auf der Rückseite der Hand an der höchsten Stelle des Muskels, wenn Daumen und Zeigefinger zusammengepreßt werden.
Anwendungsgebiete: Bei Arthritis, Verstopfung, Kopfschmerzen, Zahnschmerzen, Schulterschmerzen und Wehenschmerzen.

Meer der Ruhe (EG 17)
Lage: In der Mitte des Brustbeins drei Daumenbreit oberhalb der Basis des Knochens.
Anwendungsgebiete: Bei Ängstlichkeit, Kummer und Depressionen; bringt das Immunsystem in Schwung und reguliert die Thymusdrüse.

Es müssen nicht alle Punkte bearbeitet werden. Es genügt oft schon, wenn man nur einen oder zwei der Punkte drückt.

Übungen

Sich für dieses Programm bequem hinsetzen und gegebenenfalls Kleidung lockern.

Schritt 1

N 27 kräftig halten: Mittelfinger in die Vertiefungen unmittelbar unterhalb der Vorsprünge des Schlüsselbeins etwas außerhalb des oberen Brustbeins legen. Tief atmen und diesen Punkt eine Minute halten.

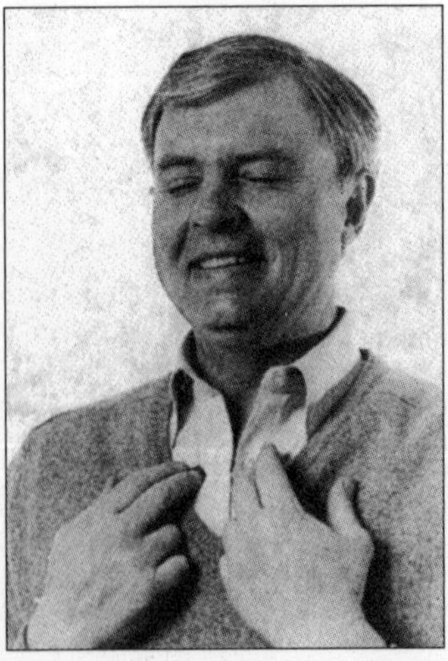

Für die nächste Übung vorne auf der Stuhlkante sitzen.

Schritt 2

B 23 und B 47 kräftig reiben: Handrücken in den Kreuzbereich legen.

Eine Minute lang kräftig auf- und abwärts reiben, um Wärme zu erzeugen. Diese Selbstmassage stimuliert beide Kreuzbereiche.

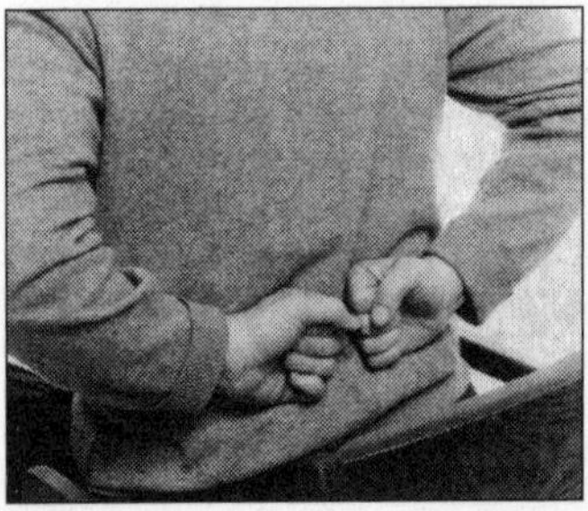

Sich wieder bequem nach hinten setzen und fortfahren.

Schritt 3

EG 6 kräftig drücken: Fingerkuppen in die Mitte des Unterleibsbereichs zwischen Nabel und Schambein legen. Weich 2 bis 4 cm tief in den Unterleib drücken. Die Augen schließen und tief atmen.

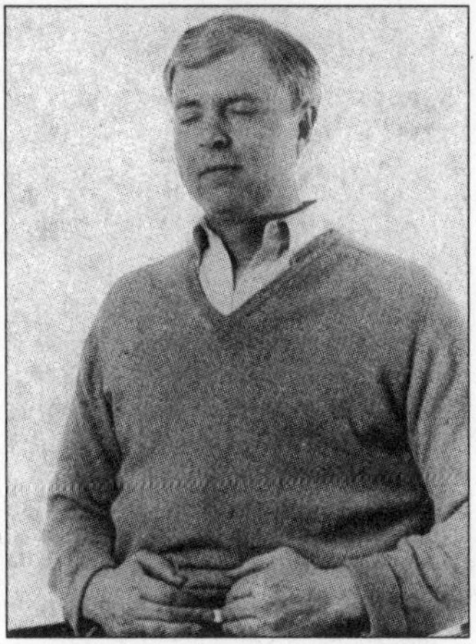

Schritt 4

Ma 36 kräftig reiben: Die rechte Ferse auf den Dreimeilenpunkt (Ma 36) des linken Beins

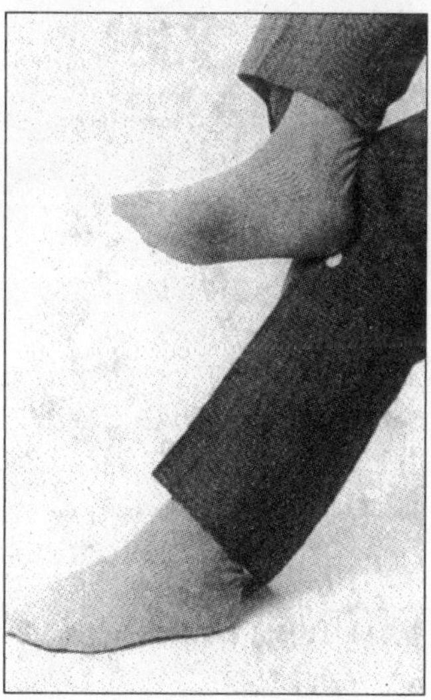

legen und außen am Schienbein etwas unterhalb des Knies kräftig auf- und abwärts reiben. Nach einer Minute auf der anderen Seite ebenso verfahren.

Schritt 5

N 3 und anschließend Le 3 reiben: Die rechte Ferse zwischen dem inneren Knöchel und der Achillesferse aufsetzen. N 3 dreißig Sekunden reiben, dann die rechte Ferse in die Vertiefung zwischen den Knochen legen, die mit der großen und der

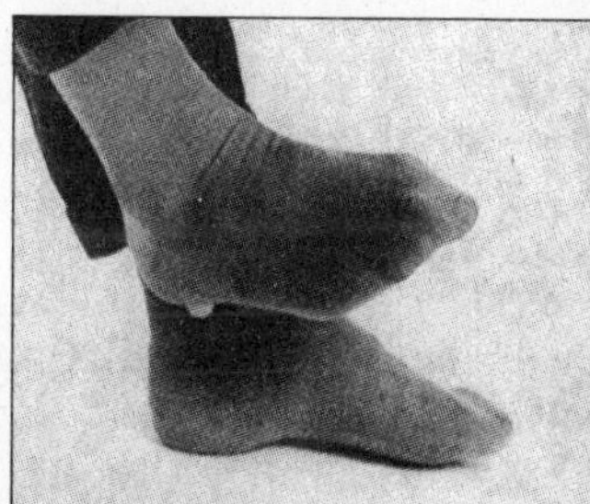

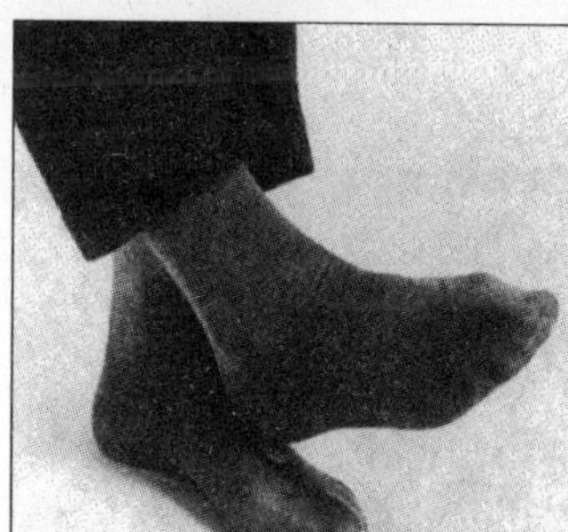

zweiten Zehe verbunden sind, und Le 3 dreißig Sekunden reiben. Dann auf der anderen Seite dieselben Punkte am anderen Fuß ebenfalls dreißig Sekunden reiben.

Schritt 6

Di 11 kräftig reiben: Die Arme vor der Brust mit nach unten weisenden Handflächen anwinkeln. Die Handflächenseite der rechten Faust oben auf die Ellbogenfalte der linken Hand legen. Dreißig Sekunden lang mit der Handfläche über das Ellbogengelenk reiben, um Wärme zu erzeugen. Am anderen Arm ebenso verfahren.

Schritt 7

DW 5 und anschließend Di 4 reiben: Die rechte Hand zur Faust schließen und zwei Fingerbreit von der Handgelenkfalte entfernt außen auf den Oberarm legen. DW 5 dreißig Sekunden lang reiben. Anschließend die rechte Faust auf die Hautfalte zwischen Daumen und Zeigefinger der linken Hand legen. Mit den Knöcheln den Hoku-

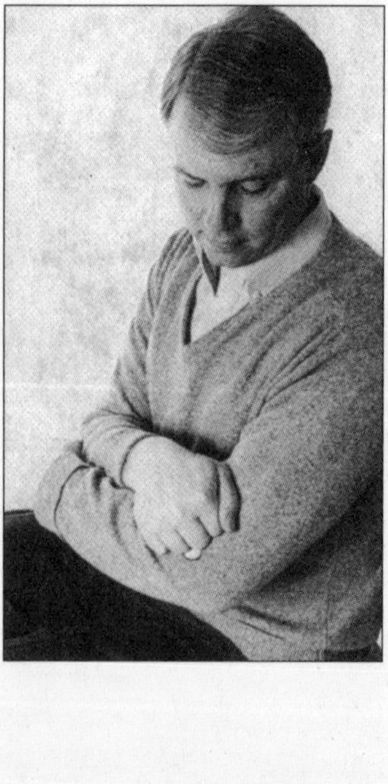

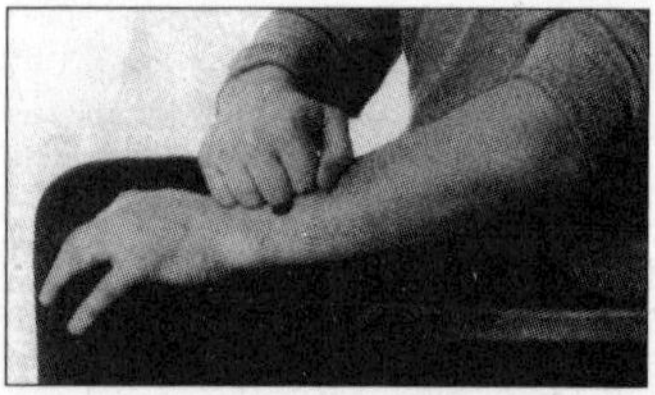

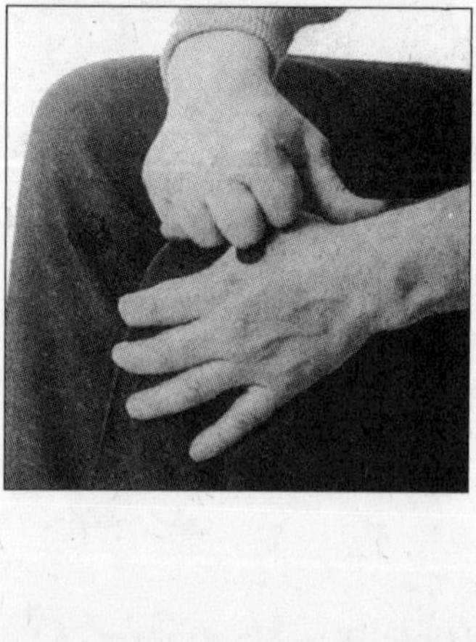

Punkt dreißig Sekunden lang kräftig reiben. Anschließend dieselben Punkte auf der anderen Seite stimulieren.

Schritt 8

Schritt 1 und 2 wiederholen: Dies wird das Immunsystem weiter kräftigen.

Schritt 9

EG 17 drücken: Die Handflächen aneinanderlegen; Rückseite der Daumen fest an das Brustbein legen und EG 17 in Höhe des Herzens drücken (Lage siehe Seite 117 und 121). Die Augen geschlossen halten und konzentriert langsam, gleichmäßig und tief in das Herz atmen, um alle Ängstlichkeit zu zerstreuen. Dann die nachfolgende Übung durchführen.

Atemübung für das Immunsystem

Zwei weitere Minuten konzentriert tief atmen. Das Atemsystem sanft kontrollieren und jeden Atemzug länger und tiefer machen als den vorangegangenen. Alle Spannungen herausatmen, die eine freie und natürliche Bewegung der Lungen behindern. Fühlen Sie, wie sich Ihr Geist mit jedem Atemzug klärt. Achten Sie auf die Widerstände, die Ihr Geist erzeugt: die Besorgnisse und vorgefaßten Meinungen, die auftauchen. Diese Barrieren mit mehreren tiefen Atemzügen auflösen. Tief und weich atmen; daran denken, daß man in das Leben selbst atmet. Wenn man ganz eingeatmet hat, einen Augenblick den Atem anhalten und seine Fülle spüren. Dann weich ausatmen, die Hände in den Schoß gleiten lassen und sich entspannen. Spüren, wie der lebendige Atem im ganzen Körper kreist.

Weitere Punkte für die Kräftigung des Immunsystems

Darstellungen weiterer Punkte für die Kräftigung des Immunsystems siehe in Kapitel 13, »Erkältungen und Grippe«, und Kapitel 10, »Chronisches Ermüdungssyndrom«.

18 Kater

Mit Akupressur kann man viele der unerfreulichen Wirkungen eines Katers lindern: pochenden Kopfschmerz, Augenschmerzen, auch Überempfindlichkeit, Übelkeit und Müdigkeit. Akupressur verbessert die Durchblutung und beseitigt Muskelverspannungen. Wenn das Blut und die Energie richtig zirkulieren, funktionieren alle Körpersysteme besser, und wir fühlen uns gesünder und wohler. Die verbesserte Durchblutung gibt dem Körper auch die Möglichkeit, sich zu entgiften und die Wirkungen des Katers zu lindern.

In diesem Kapitel sind die wichtigsten Punkte für Katerbeschwerden dargestellt, doch können dieselben Punkte auch benutzt werden, wenn man die Körpersysteme harmonisieren und das Verhalten regulieren möchte, um einen Hang zum Alkohol zu überwinden.

Wer zu Alkoholexzessen neigt oder trunksuchtgefährdet ist, kann durch zweimal tägliche Anwendung von Selbstakupressur über drei Wochen dieser Neigung entgegenwirken.

Selbstverständlich empfiehlt es sich immer, die professionelle Beratung und Unterstützung einer Selbsthilfegruppe wie der Anonymen Alkoholiker in Anspruch zu nehmen, um die Haltungen und Einstellungen zu ändern.

Einer meiner Freunde, den ich beim Football kennenlernte, profitierte sehr viel von dem nachfolgenden Energiepunkteprogramm. Wenn diese Akupressurpunkte ein- bis zweimal täglich gedrückt werden, helfen sie, Muskelkontraktionen und Druckgefühl im Zusammenhang mit einem Kater zu beseitigen und die Harmonie des Körpers wiederherzustellen.

Energiepunkte bei Kater

Verbindung mit dem Tal (Hoku) (Di 4)

Achtung: Diesen Punkt nicht bei Schwangeren anwenden, sofern nicht bereits die Wehen eingesetzt haben, da die Stimulierung eine vorzeitige Wehentätigkeit auslösen kann.

Lage: In der Hautfalte zwischen Daumen und Zeigefinger auf der Rückseite der Hand an der höchsten Stelle des Muskels, wenn Daumen und Zeigefinger zusammengepreßt werden.

Anwendungsgebiete: Schmerzen (im allgemeinen), insbesondere Stirnkopfschmerz bei Kater, Schulterschmerzen und Wehenschmerz.

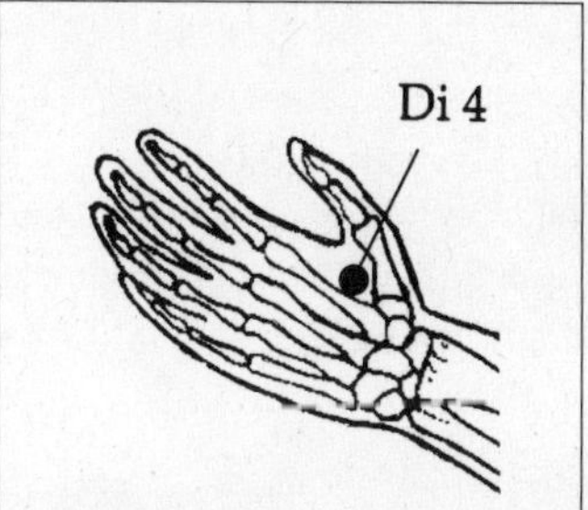

Handrücken

Himmlische Säule (B 10)

Lage: 1 cm unterhalb der Schädelbasis auf den Muskelsträngen 1 cm zu beiden Seiten der Wirbelsäule.

Anwendungsgebiete: Bei Streß, Erschöpfung und Mattigkeit, Schlaflosigkeit, Druckgefühl im Kopf, Überanstrengung der Augen, steifem Nacken und Halsschmerzen.

Tore des Bewußtseins (GB 20)

Lage: Unterhalb der Schädelbasis in den je nach Größe des Kopfes 5 bis 8 cm voneinander entfernten Vertiefungen zwischen den beiden großen senkrechten Nackenmuskeln.

Anwendungsgebiete: Bei Augenschmerzen, pochendem Kopfschmerz, Schwindelgefühl, steifem Nacken, Koordinationsproblemen und Reizbarkeit.

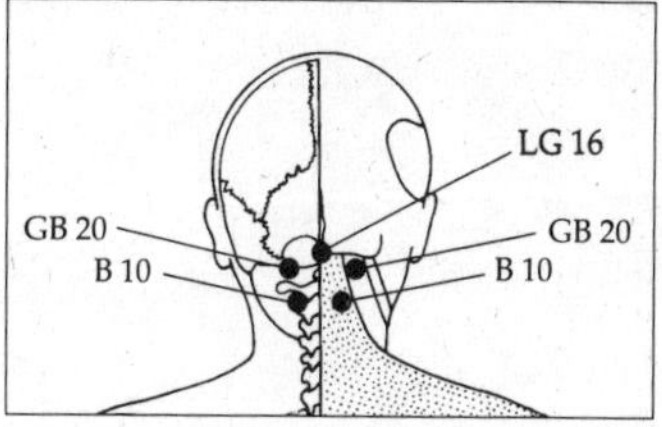

Unterleibskummer (Mi 16)
Lage: Am unteren Rand des Brustkorbs 1 cm innerhalb der Linie durch die Brustwarze.
Anwendungsgebiete: Bei Kater, Übelkeit, Magengeschwürschmerz, Verdauungsstörungen, Appetitlosigkeit, Unterleibskrämpfen und Schluckauf.

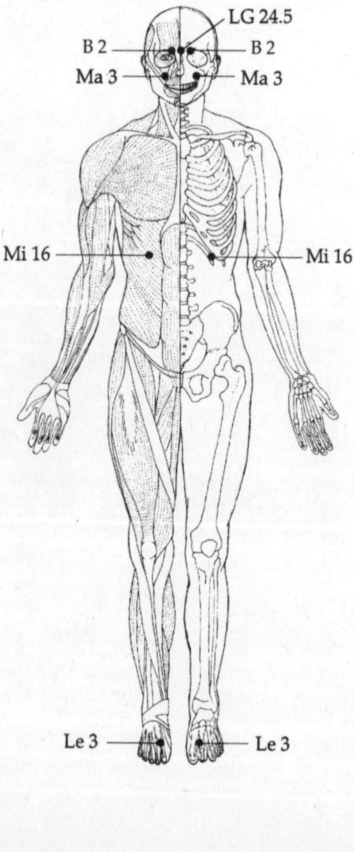

Höchste Flut (Le 3)
Lage: Am Rist in der Senke zwischen der großen und der zweiten Zehe.
Anwendungsgebiete: Bei Kopfschmerzen, überanstrengten Augen, Kater, Allergien und Arthritis.

Punkt des Dritten Auges (LG 24.5)
Lage: Genau zwischen den Augenbrauen in der Vertiefung zwischen der Nasenwurzel und der Mitte der Stirn.
Anwendungsgebiete: Bei Kopfschmerzen, Verdauungsstörungen und Niedergeschlagenheit; hilft denjenigen, die das Gefühl haben, daß ihr spirituelles Wachstum blockiert ist.

Windvilla (LG 16)
Lage: In der Mitte der Rückseite des Kopfes in der großen Vertiefung unter der Schädelbasis.
Anwendungsgebiete: Bei Kater, Kopfschmerzen, Schwindel, steifem Nacken, Blutandrang zum Kopf und seelischen Belastungen.

Schönheit des Antlitzes (Ma 3)
Lage: Am unteren Rand des

Backenknochens genau unterhalb der Pupille.
Anwendungsgebiete: Bei Blutandrang zum Kopf, brennenden Augen und blutunterlaufenen oder geschwollenen Augen.

Bambusbohren (B 2)
Lage: In den Vertiefungen der Augenhöhlen zu beiden Seiten der Stelle, an der der Nasenrükken in die Nasenwurzel übergeht.
Anwendungsgebiete: Bei Kater, geröteten und schmerzenden Augen, Kopfschmerzen, Schleiern vor den Augen, Nebenhöhlenschmerzen, Heuschnupfen und Blutandrang zum Kopf.

Es müssen nicht alle diese Punkte bearbeitet werden. Es genügt oft schon, wenn man nur einen oder zwei Punkte drückt.

Übungen

Sich bequem hinsetzen.

Schritt 1

Di 4 fassen: Daumen und Zeigefinger auseinanderspreizen und in den Muskel der Daumen-Zeigefinger-Falte drücken. Den Druck mehr in Richtung des Knochens richten, der am Zeigefinger anschließt. Beide Seiten eine Minute stimulieren.

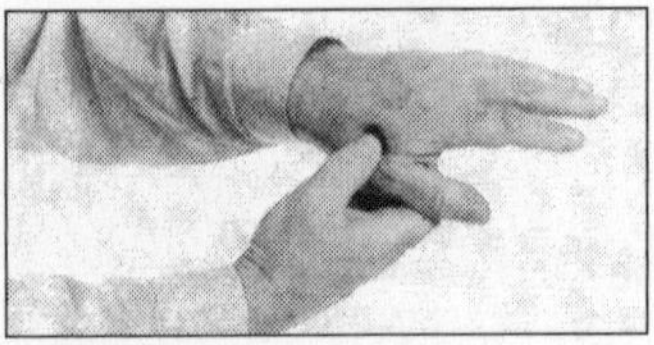

Schritt 2

B 10 kräftig drücken: Die Finger krümmen und die kräftigen, strangartigen Muskeln im Nackenbereich drücken. Eine Minute halten, dabei tief atmen.

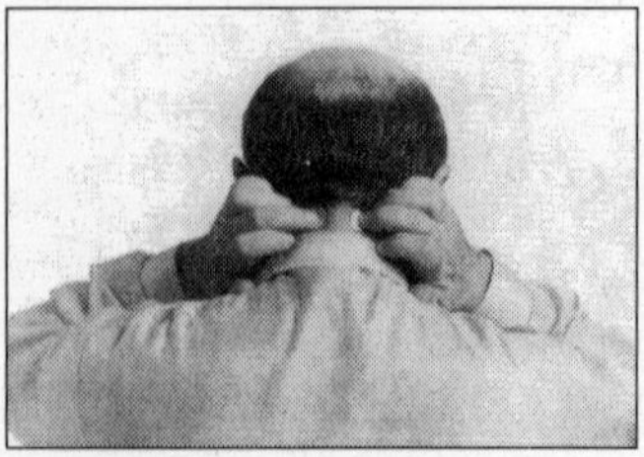

Schritt 3

GB 20 drücken: Die Daumen an der Schädelbasis in den 5 cm voneinander entfernten Höhlungen einsetzen. Die Augen schließen und den Kopf gegen den kräftigen Druck unter den Schädel etwa eine Minute oder bis man ein regelmäßiges Pulsieren auf beiden Seiten verspürt nach hinten drücken. Dann den Punkt nur noch leicht halten, damit er sich öffnet und pulsieren kann.

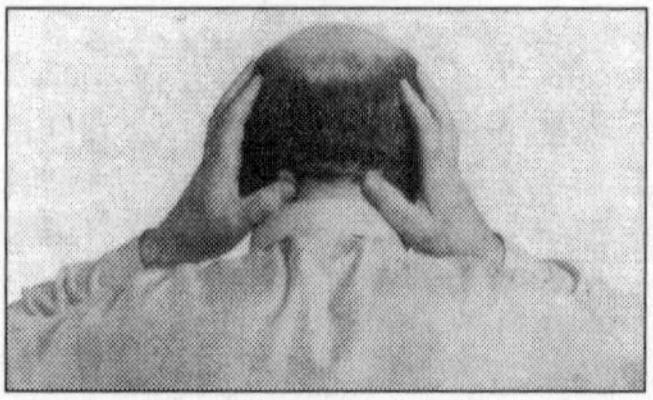

Schritt 4

Beide Punkte B 2 zusammen mit Ma 3 halten: Daumen und Zeigefinger einer Hand auf den oberen Rand der Augenhöhle (B 2) in der Nähe der Nasenwurzel legen. Nach oben in die Vertiefungen der Augenhöhle drücken. Dann mit Zeige- und

Mittelfinger der anderen Hand Ma 3 unterhalb der Backenknochen direkt unter den Augen drücken. Diese Kombination eine Minute lang mit geschlossenen Augen halten, dabei tief atmen.

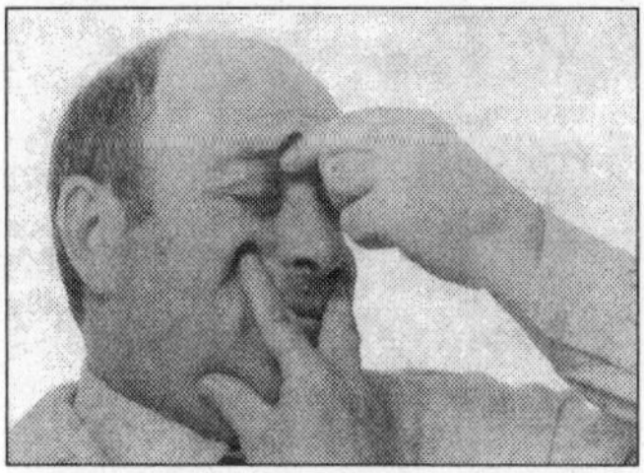

Schritt 5

Mi 16 halten: Die Finger krümmen und auf die Basis des Brustkorbs auf der Linie durch die Brustwarze drücken. Eine Minute sanft nach oben in die leichten Vertiefungen an der Unterseite des Brustkorbs drücken, dabei tief durch die Nase atmen.

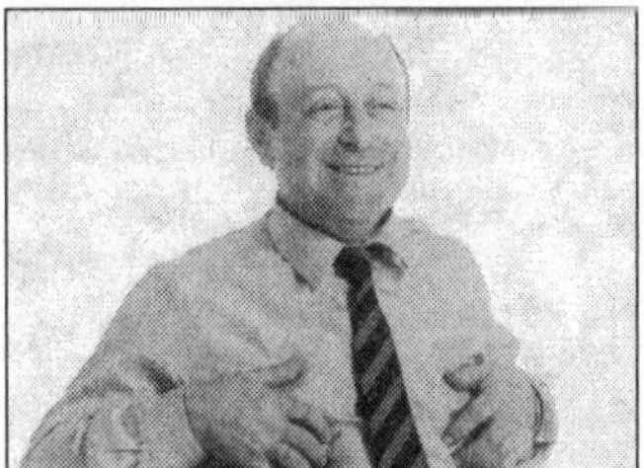

Schritt 6

LG 16 und LG 24.5 halten: Den rechten Daumen in der Mitte des Schädels einsetzen und in eine große Vertiefung drücken (LG 16). Den Mittelfinger der linken Hand in LG 24.5 in der Vertiefung zwischen den Augenbrauen einsetzen. Diese Punkte eine Minute lang mit geschlossenen Augen halten und sich auf den Punkt des Dritten Auges konzentrieren. Tief atmen, um den Geist zu klären.

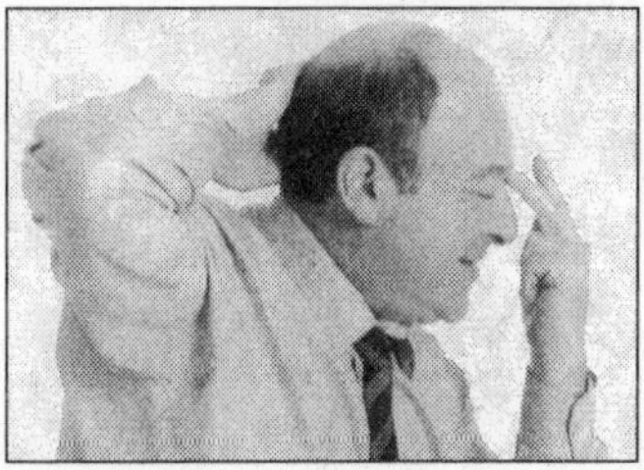

Schritt 7

Übung zur Lockerung des Rückens: Im Stehen die Finger hinter dem Rücken verschränken. Den Oberkörper langsam nach vorne und unten beugen und die Arme nach oben strekken. In dieser Stellung mehrmals tief atmen, dann die Arme entspannen und mehrmals vor- und zurückschwingen lassen. Die

Knie beugen und langsam wieder eine entspannte aufrechte Haltung einnehmen. Diese Dehnübung fördert den Blutstrom zum Kopf und verbessert die Durchblutung.

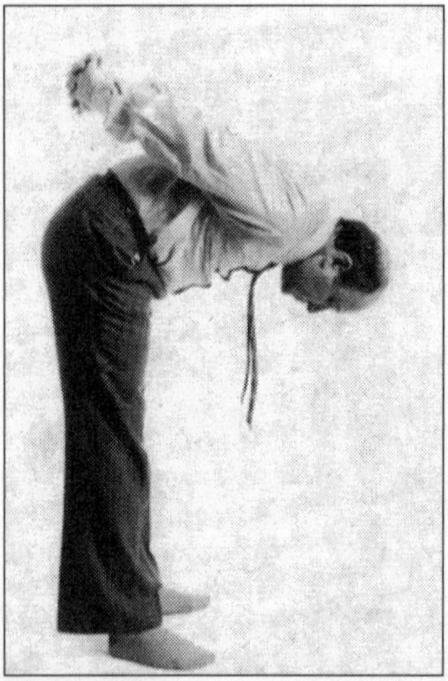

Die Schuhe ausziehen und sich bequem hinsetzen, um den letzten Punkt zu bearbeiten.

Schritt 8

Le 3 stimulieren: Nach unten beugen und die Zeigefinger zwischen die große und die zweite Zehe legen. Die Finger 5 cm nach oben in eine Vertiefung zwischen den Knochen oben am Fuß schieben. Kräftig in einem Winkel zu dem Knochen drükken, der mit der zweiten Zehe verbunden ist, oder einfach dreißig Sekunden kräftig reiben. Dies ist ein vorzüglicher Punkt für Klarheit im Kopf.

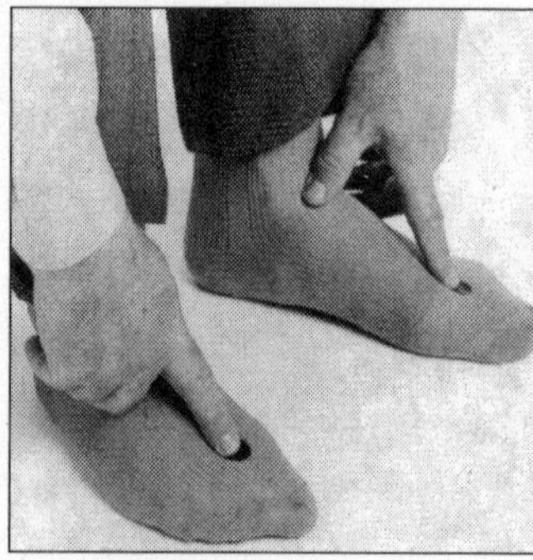

Zusätzliche Punkte gegen Kater

Darstellungen weiterer Punkte gegen Kater siehe in Kapitel 9, »Augenüberanstrengung«, Kapitel 22, »Kopfschmerzen und Migräne«, Kapitel 32, »Reizbarkeit, Frustration und Bewältigung von Veränderungen«, und Kapitel 37 »Verspannungen«.

19 Kieferprobleme

Viele Menschen pressen im Schlaf die Kiefer zusammen oder knirschen mit den Zähnen (Bruxismus). Dies führt zu »Zahnstreß«, der die Zähne beschädigt, und verursacht Kiefergelenkprobleme. Das Kiefergelenk verbindet den Kieferknochen mit dem Schädel und liegt unterhalb und neben dem Ohr. Man findet den Punkt, indem man die Finger kräftig in die Seite der Wange in der Nähe des Ohrs drückt und den Kiefer auf und ab bewegt. Polyarthritisleidende haben oft Probleme in diesem Bereich – Entzündungen, Krämpfe, Schwellungen und Schmerzen. Akupressur und Übungen der Gesichtsmuskulatur sind eine ausgezeichnete Möglichkeit, Kiefergelenkschmerzen und -beschwerden zu beseitigen.

Manche Menschen haben Schwierigkeiten, ihren Mund weit zu öffnen. Eine einfache Bewegung wie zum Beispiel der Versuch, in ein dickes belegtes Brot zu beißen, kann einen spontanen Krampf der Kiefermuskulatur auslösen. Um diesen Krampf zu beseitigen, hält man den Punkt Ma 6 »Kieferwagen« und übt weich einsetzenden, festen Druck zwei bis drei Minuten unmittelbar auf den Kieferkrampf aus.

Mahlen mit den Zähnen

Morgen für Morgen wachte ich mit fest aufeinandergepreßten Zähnen auf. Mein Zahnarzt sagte mir, daß ich ein Kiefersyndrom hätte. Er meinte, ich hätte im Schlaf mit den Zähnen geknirscht. Er erklärte mir, daß das Zähneknirschen den Kieferknochen belastet und verschleißt. Dadurch können sich die Zähne lockern und müssen schließlich gezogen werden.

»Wenn Sie weiterhin mit den Zähnen knirschen, müssen Sie bald eine Prothese tragen«, sagte er. Ich nahm diese Diagnose ernst und beschloß, ein Akupressurprogramm für mein Kieferproblem zu entwickeln.

Ich benutzte nur einen zweiseitigen Akupressurpunkt (Ma 6) und drückte ihn dreimal täglich zwei Minuten mit kräftigem, anhaltendem Druck. Nach einem Monat war der wiederkehrende Schmerz in meinem Kiefer verschwunden.

Nun wende ich schon seit einem Jahr Akupressur für mein Kieferproblem an, und ich wache nur noch selten mit zusammengepreßten Kiefern auf. Hin und wieder stelle ich fest, daß meine Kiefer verspannt sind. Wenn ich den Punkt Ma 6 nur wenige Minuten mit festem, anhaltendem Druck akupressiere, hört die Spannung auf. Ich neige immer noch dazu, meine Kiefer zu verspannen, und oft drücke ich ganz automatisch diesen Kieferpunkt gegen das Zähneknirschen, vor allem im Bett vor dem Einschlafen.

Energiepunkte bei Kieferproblemen

Kieferwagen (Ma 6)
Lage: Zwischen Ober- und Unterkiefer am Kaumuskel, der beim Aufeinanderbeißen der Zähne hervortritt.

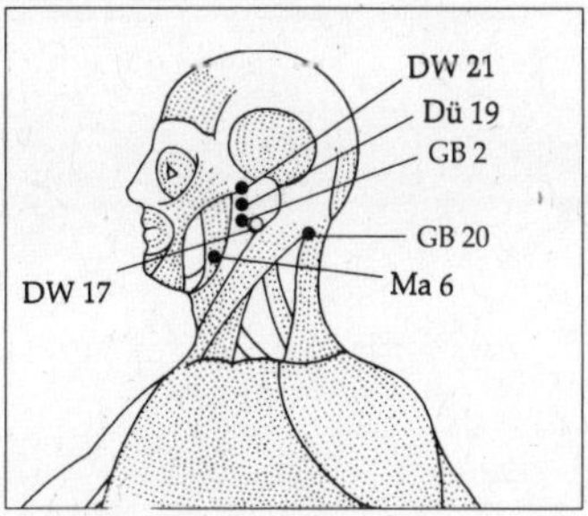

Anwendungsgebiete: Bei Kieferschmerzen und -krämpfen, Kieferproblemen, Kaumuskelkrämpfen, Zahnneuralgie, und Zahnschmerzen.

Windschutz (DW 17)
Lage: In der Vertiefung unterhalb des Ohrläppchens.
Anwendungsgebiete: Bei Ohrenschmerzen und Gesichtslähmung, Gesichtskrämpfen, Kieferschmerzen, feuchten und juckenden Ohren, geschwollenem Hals, Mumps und Zahnschmerzen.

Ort des Zuhörens (Dü 19)
Ohrenpforte (DW 21)
Vereinigung des Hörens (GB 2)
Lage: Dü 19 befindet sich unmittelbar vor dem Gehörgang in einer Vertiefung, die tiefer wird, wenn man den Mund öffnet. DW 21 befindet sich 1 cm über diesem Punkt, GB 2 liegt 1 cm darunter.
Anwendungsgebiete: Bei Kieferschmerzen und den folgenden Kopfbeschwerden: Ohrenschmerzen, Druck im Ohr, Kieferprobleme, Zahnschmerzen und Kopfschmerzen.

Tore des Bewußtseins (GB 20)
Lage: Unterhalb der Schädel-

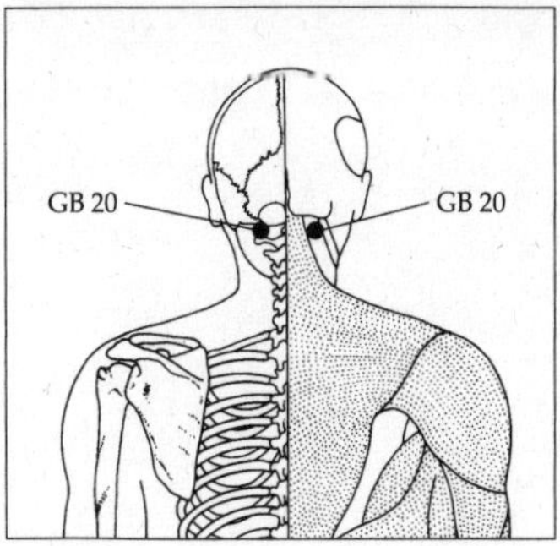

basis in den je nach Größe des Kopfes 5 bis 8 cm voneinander entfernten Vertiefungen zwischen den beiden großen senkrechten Nackenmuskeln.

Anwendungsgebiete: Bei Kieferschmerzen und anderen damit zusammenhängenden Beschwerden wie Kopfschmerzen, steifem Nacken und Nackenschmerzen.

Es müssen nicht alle diese Punkte bearbeitet werden. Es genügt oft schon, wenn man nur einen oder zwei Punkte drückt.

Übungen

Wenn man das nachfolgende Selbstakupressurprogramm ein- bis zweimal täglich durchführt, kann man seine Kiefermuskeln entspannen, die volle Beweglichkeit dieses Gelenks erhalten, chronische Spannungen beseitigen und weiteren Kieferproblemen vorbeugen.

Schritt 1

Ma 6 auf zweierlei Art drücken: Zuerst den Handballen vor dem Ohrläppchen zwischen Ober- und Unterkiefer legen und weich einsetzend kräftigen Druck anwenden. Wenn man die

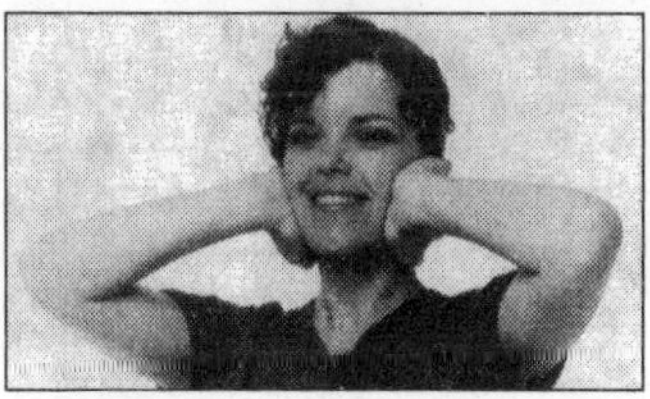

Kiefer fest schließt, fühlt man, wie ein Muskel hervortritt. Mit leicht geöffneten Zähnen direkt auf den Kiefermuskel drücken und eine Minute lang atmen. Den Kiefer nach links und rechts bewegen und noch einige Male tief atmen. Jetzt die Kieferkuppen auf dieselben Kiefermuskeln legen und Ma 6 eine weitere Minute kräftig drücken, dabei tief atmen. Allmählich den Druck auf den Kiefermuskel mit den Kuppen der Mittelfinger (mit aneinandergelegtem Zeige- und Ringfinger) steigern, bis ein leichter, aber erträglicher Schmerz entsteht. Langsam und tief mit geschlossenen Augen in diesen Schmerz hineinatmen, um eine eventuell noch verbleibende Spannung in den Kiefer-

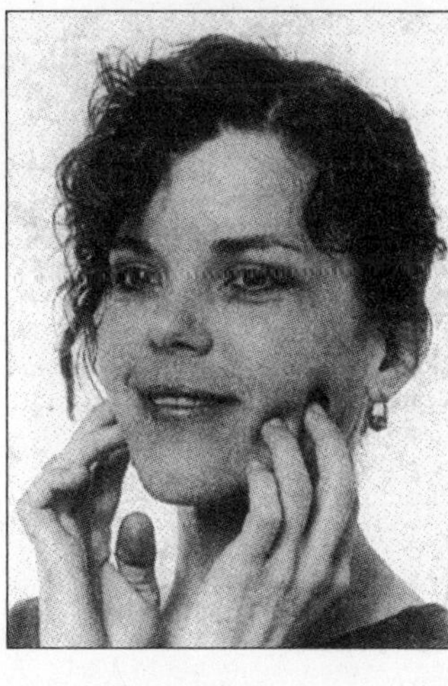

muskeln zu lösen. Abschließend dreißig Sekunden lang leicht drücken und tief atmen. An den Fingerkuppen sollte ein Pulsieren spürbar sein. Dieses Pulsieren zeigt an, daß heilende Energie durch den Kiefer kreist.

Schritt 2

DW 17 leicht drücken: Die Mittelfinger unter die Ohrläppchen legen und weich leichten Druck an DW 17 in den Vertiefungen hinter dem Kieferknochen anwenden. Diese Akupressurpunkte sind oft sehr empfindlich. Eine Minute lang drücken und langsam und tief atmen.

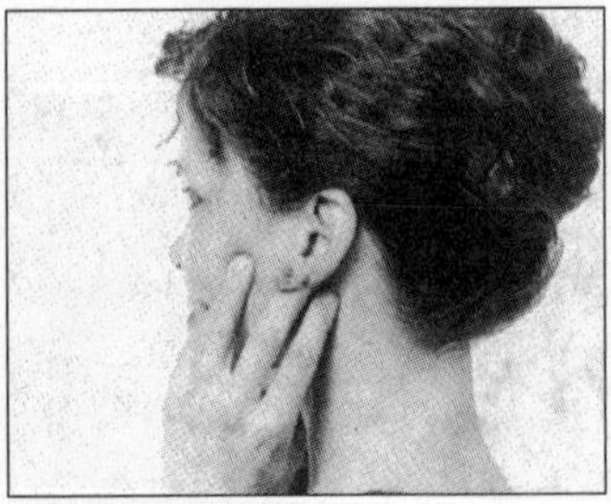

Schritt 3

Dü 19 und DW 21 und GB 2 drücken: Die Kuppen der Mittelfinger auf Dü 19 vor den Ohröffnungen in die Vertiefungen legen, die sich öffnen, wenn man den Mund öffnet. Dann die Kuppen von Zeige- und Ringfinger zu beiden Seiten der Mittelfinger einsetzen und in die Vertiefungen zwischen den Knochen drücken. Konzentriert eine Minute lang festen Druck auf den unteren der drei Punkte (GB 2) ausüben, weil dies ein wichtiger Kieferakupressurpunkt ist.

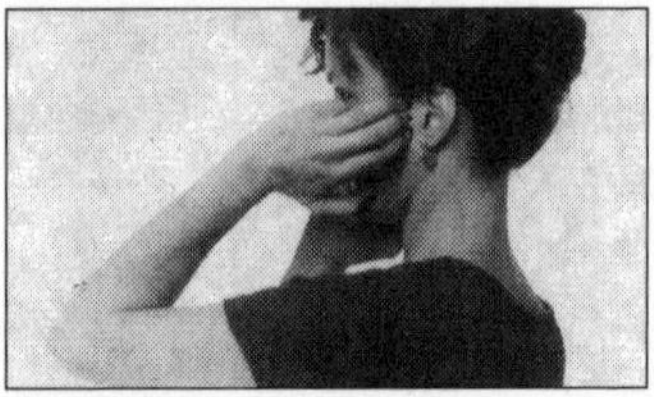

Schritt 4

Schritt 1 wiederholen: Ma 6 nochmals zwei Minuten kräftig drücken, tief atmen.

Schritt 5

GB 20 drücken und sich entspannen: Die Daumen unterhalb der Schädelbasis in die Vertiefungen legen, die je nach Größe des Kopfes 5 bis 8 cm voneinander entfernt liegen. Den Kopf langsam zurückneigen und nach oben und unter den Schädel drücken; dabei weiterhin langsam und tief atmen. Diese Punkte zwei Minuten lang oder so lange halten, bis man auf beiden Seiten ein gleichmäßiges Pulsieren verspürt. Dann den Druck ganz langsam zurücknehmen.

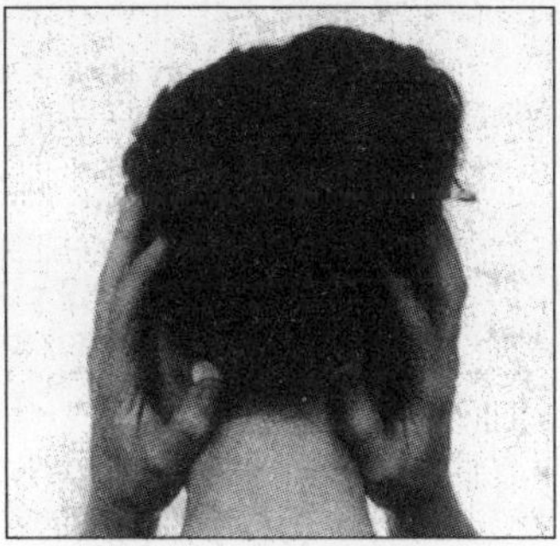

Selbstakupressur-Gesichtsmassage

Die nachfolgende Selbstakupressur-Gesichtsmassage kann im Anschluß an diese Kiefergelenksequenz oder für sich alleine durchgeführt werden, um Kieferprobleme zu beseitigen und das allgemeine Wohlbefinden zu verbessern.

1. Mit den Kuppen der Mittelfinger langsam mehrmals von der Nasenwurzel nach unten zu den Nasenlöchern massieren.

2. Die Fingerkuppen kräftig auf

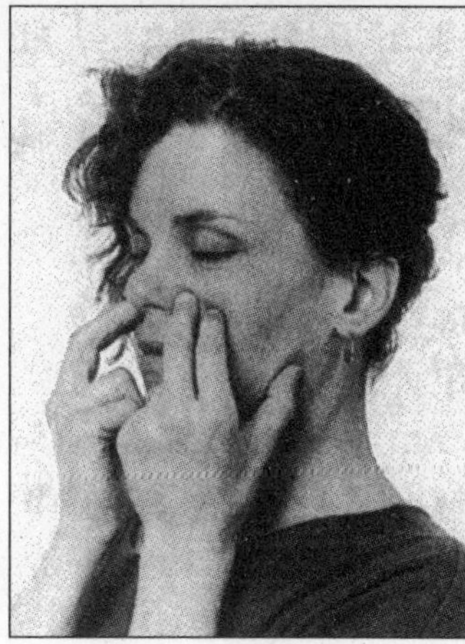

die Kiefermuskeln legen (die Muskeln, die sich zusammenziehen, wenn man die hinteren Zähne fest schließt) und diese mit einer langsamen Kreisbewegung massieren. Mit den Fingerkuppen etwas weiter zurück zu einer anderen angespannten Stelle des Kiefers gehen und wiederum mit einer langsamen Kreisbewegung massieren und dabei tief atmen. Einen Bereich von der Größe eines Zehnpfennigstücks bearbeiten.

3. Mit den Handballen langsam die Haut an der Seite des Gesichts von den Schläfen zum Kiefer massieren. Dies mehrmals wiederholen und langsam und tief atmen.

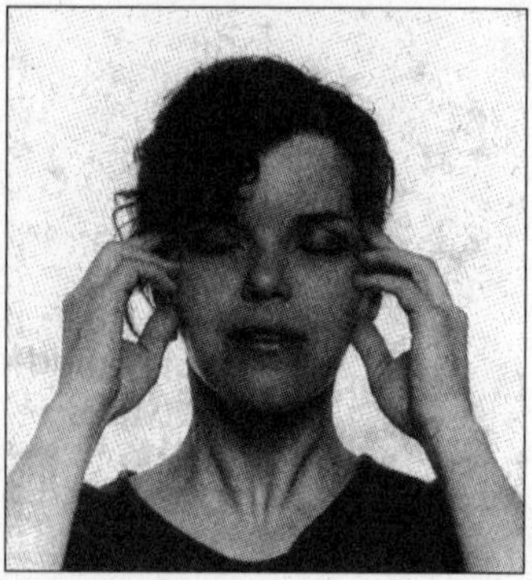

Diese Übung ist gut bei Nebenhöhlenbeschwerden, Kopfschmerzen, für das Gehirn, das Nervensystem und bei Kieferproblemen.

4. Nochmals die Seite des Gesichts massieren, diesmal in einer Kreisbewegung mit den Fingerkuppen und dabei kräftig auf die Kiefermuskeln drücken. Auch die Schläfen profitieren von einer solchen Massage.

Weitere Punkte für Kieferschmerzen

Darstellungen weiterer Punkte für Kieferschmerzen siehe in Kapitel 30, »Ohrenschmerzen«, Kapitel 22, »Kopfschmerzen und Migräne«, und Kapitel 42, »Zahnschmerzen«.

20 Knieschmerzen

Die Kniegelenke müssen beim Stehen oder Gehen einen großen Teil des Körpergewichts tragen. Läufer, Skifahrer, Schlittschuhläufer und Übergewichtige klagen oft über Knieschmerzen. Bei akuter Überlastung wie bei chronischen Muskelbeschwerden hilft Akupressur, die Schmerzen zu verringern, reduziert die Schwellung und verbessert die Durchblutung des Kniebereichs.

Um die Schmerzen in einem betroffenen Knie zu lindern und Verletzungen an gesunden Knien zu vermeiden, sollte man das schmerzende Knie einige Wochen lang dreimal täglich zehn Minuten massieren. Dabei die folgenden Verfahren und Punkte anwenden: Zunächst mit einem dicken, schweren Handtuch, das in heißes Wasser getaucht wurde, eine heiße Kompresse machen oder ein Heizkissen auflegen, bis die Wärme tief in das Kniegelenk eindringt. Wenn das Gelenk durchwärmt ist, die nachfolgenden Akupressurübungen für Knieschmerzen durchführen. Während dieser Zeit das Knie möglichst schonen (zum Beispiel keine Treppen steigen), damit das Knie die nötige Ruhe hat und heilen kann.

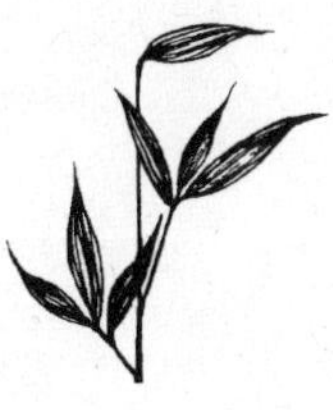

Energiepunkte bei Knieschmerzen

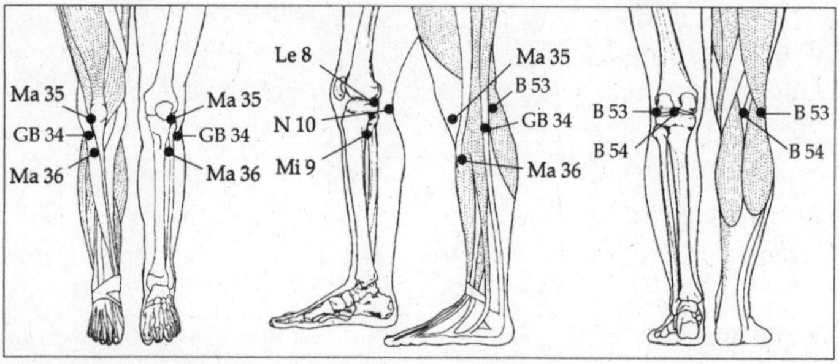

Befehlende Mitte (B 54)
Lage: In der Mitte der Kniekehle in der Kniegelenkfalte.
Anwendungsgebiete: Bei Knieschmerzen, Steifigkeit, Arthritis, Rückenschmerzen und Ischias.

Gewundene Quelle (Le 8)
Lage: In der Kniekehle an der Stelle, an der die Falte bei gebeugtem Knie endet.
Anwendungsgebiete: Bei Knieschmerzen, Geschwulsten und Schwellung im Knie.

Nährendes Tal (N 10)
Lage: An der Innenseite der Kniefalte in der Vertiefung zwischen zwei Sehnen.
Anwendungsgebiete: Bei Knieschmerzen, Störungen im Genitalbereich und Unterleibsschmerzen.

Schattige Seite des Berges (Mi 9)
Lage: An der Innenseite des Beins unterhalb der Vorwölbung unter der Innenseite des Knies unter dem Schienbeinkopf.
Anwendungsgebiete: Bei Knieproblemen und Schwellungen, Spannung in den Beinen, Krampfadern, Ödem, Wasserretention und Krämpfen.

Sonnige Seite des Berges (GB 34)
Lage: Außen am unteren Bein unterhalb und vor dem Schienbeinkopf.
Anwendungsgebiete: Bei über-

mäßigen Knieschmerzen, Muskelspannungen und Zerrungen.

Befehlshabende Stelle (B 53)
Lage: Außen am Knie an der Stelle, an der die Falte bei gebeugtem Knie endet.
Anwendungsgebiete: Bei Knieschmerzen und Steifigkeit.

Kalbsnase (Ma 35)
Lage: Unterhalb der Kniescheibe in der äußeren Vertiefung.
Anwendungsgebiete: Bei Knieschmerzen, steifem Knie, Fußrheumatismus und Ödem.

Dreimeilenpunkt (Ma 36)
Lage: Vier Fingerbreit unterhalb der Kniescheibe einen Fingerbreit außerhalb des Schienbeins.
Anwendungsgebiete: Kräftigt den ganzen Körper, tonisiert die Muskeln und beseitigt Knieschmerzen.

Es müssen nicht alle diese Punkte bearbeitet werden. Es genügt oft schon, wenn man nur einen oder zwei der Punkte drückt.

Übungen

Sich an einer Wand zur Abstützung des Rückens bequem auf einen Teppich oder eine Matte setzen. Die Beine vor sich ausstrecken. Beim Stimulieren der nachfolgenden Akupressurpunkte tief atmen.

Schritt 1

Mit einem Tennisball B 54 drücken: Den Tennisball in die Mitte der Falte hinter dem betroffenen Knie legen. Wenn man den Tennisball auf ein dickes Kissen legt, kann er nicht wegrutschen, und das Knie ist besser unterstützt.

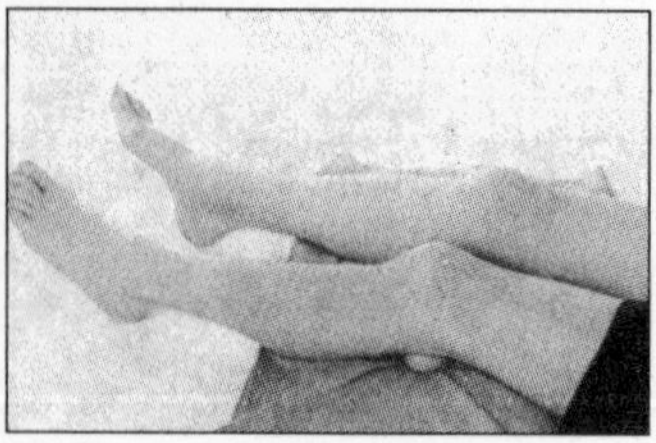

Bei allen weiteren Schritten den Ball in dieser Lage lassen.

Schritt 2

Le 8, Mi 9, N 10, B 53 und GB 34 reiben: Mit den Handflächen beide Seiten des Knies über diesen Punkten umfassen. Beide Seiten eine Minute kräftig reiben, bis sich eine Erwärmung einstellt.

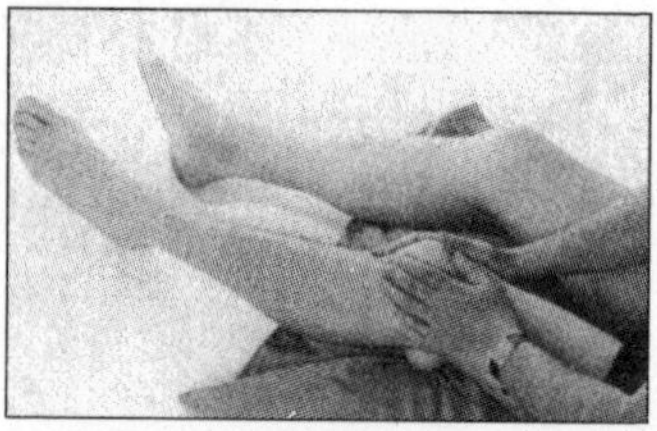

Schritt 3

Rings um die Kniescheibe und auf Ma 35 drücken: Mit Daumen und Zeigefingern beider Hände rings um und unter die Kniescheibe drücken. Dadurch werden Ma 35 und andere spezielle Kniepunkte stimuliert. Das Gewicht nach vorn verlagern und zehn Minuten lang Druck anwenden. Anschließend den Druck verringern, mit den Fingerkuppen einen halben Zentimeter weiter gehen und wiederum weich einsetzend unter die Kniescheibe drücken. Dies mehrmals wiederholen und zwei Minuten lang den ganzen Umfang der Kniescheibe akupressieren.

Wenn das Kreisen der Kniescheibe Schmerzen bereitet, diesen Schritt überspringen und zur nächsten Übung gehen.

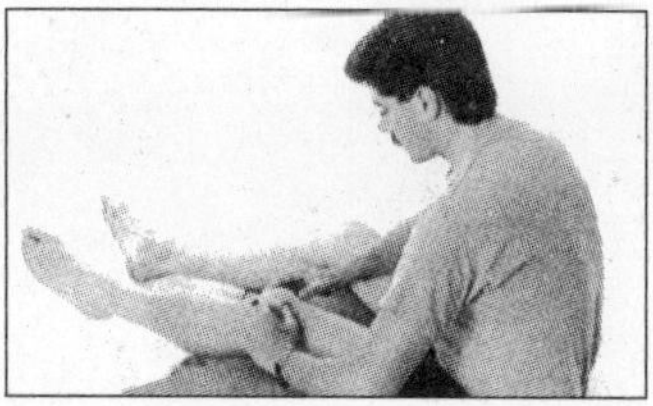

Schritt 4

Kniescheibe kreisen lassen: Kniescheibe in der Handfläche fassen, dann zehnmal langsam in der einen Richtung und zehnmal in Gegenrichtung kreisen lassen, dabei tief atmen.

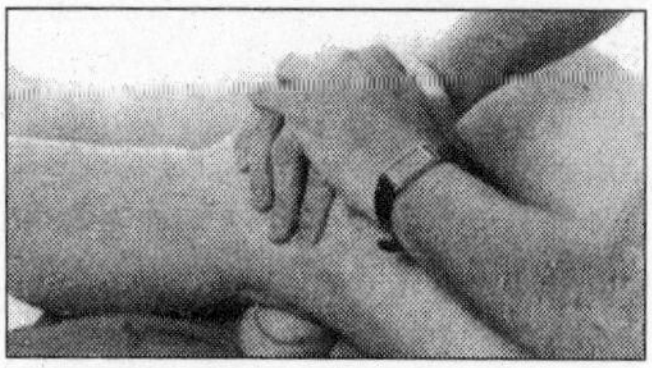

Schritt 5

Ma 36 kräftig reiben: Die Ferse auf Ma 36, 7 cm unterhalb der Kniescheibe außen am Bein, legen. Mit der Ferse dreißig Sekunden lang kräftig über den Punkt reiben und Wärme erzeugen.

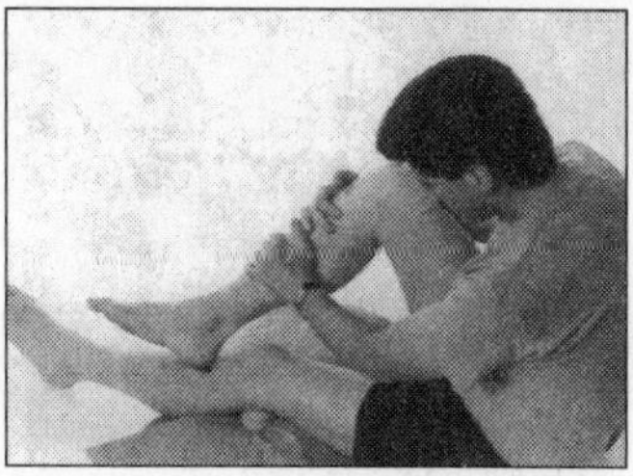

Schritt 6

Bein und Knie dehnen: Sich langsam nach vorne neigen, die Zehen anziehen und die Fersen von sich wegdrücken; dabei langsam bis fünf zählen, dann tief atmen und die Beine wieder entspannen. Diese Dehnungsübung noch zweimal wiederholen.

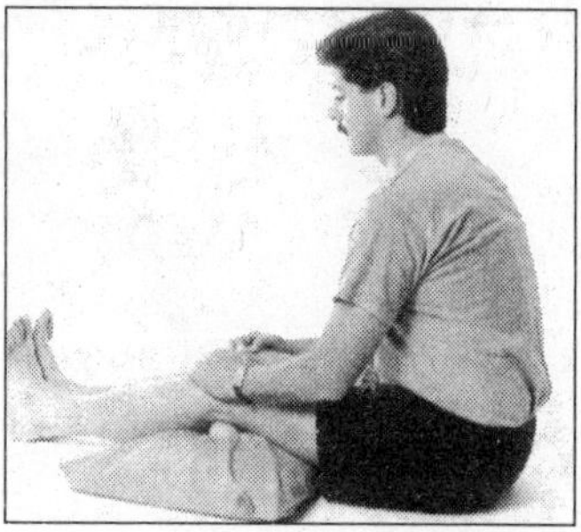

Schritt 7
Schritt 2 wiederholen.

Schritt 8
Das andere Bein bearbeiten: Schritt 1 bis 7 am anderen Bein wiederholen. Das Bein oder Knie, das die meisten Beschwerden macht, doppelt so lange behandeln.

Weitere Punkte für Knieschmerzen

Abbildungen weiterer Punkte für Knieschmerzen siehe in Kapitel 21, »Knöchel und Füße«, Kapitel 33, »Rückenschmerzen und Ischias«, und Kapitel 36 »Schmerzen«.

21 Knöchel und Füße

Weil unsere Fußknöchel unser Gewicht tragen müssen, macht uns das Stehen und Gehen Beschwerden, wenn die Knöchel schmerzen und steif sind. Der ganze Körper gerät aus dem Gleichgewicht. Schwache Knöchel führen zu einer übermäßigen Belastung der Hüften und Knie, was schließlich zu einer degenerativen Arthritis führen kann.

Lokale Akupressurpunkte an den Knöcheln können bei Schmerzen, Schwellungen und Steifigkeit der Knöchel helfen. Diese Punkte sollten stets weich einsetzend gedrückt werden. Man kann mit ihrer Hilfe das Knöchelgelenk kräftigen, wodurch man entsprechenden Beschwerden vorbeugen kann. Wenn man sich den Knöchel verstaucht oder gezerrt hat, muß man ihn zwei bis drei Wochen schonen, damit er möglichst rasch heilt; zusätzlich kann man die Energiepunkte dieses Kapitels anwenden.

Ich selbst verstauchte mir vor einigen Jahren den Knöchel, und die Verletzung wollte nicht richtig ausheilen. Der Knöchel war steif und schmerzte sehr, vor allem am Morgen. Weil das Gelenk schwach und anfällig war, verstauchte ich es mir noch mehrmals in diesem Jahr. Nachdem so mehrere Monate vergangen waren, zwang ich mich, Punkt GB 40 am Knöchel zweimal täglich fünfzehn Minuten zu halten. Nach gerade einer Woche waren die Schmerzen und die Steifigkeit verschwunden. Weil ich diesen Punkt auch heute noch täglich drücke, ist das Gelenk kräftiger geworden, und ich habe mir den Knöchel seit Jahren nicht mehr verstaucht.

Menschen mit schwachen, geschwollenen, unelastischen Knöcheln meiden oft jeden Sport und andere anstrengende körperliche Aktivitäten wie Radfahren oder auch Wandern. Inaktive Menschen aber neigen zu Übergewicht, wodurch das Gelenk noch mehr belastet wird. Dadurch fällt es inaktiven Menschen noch schwerer, sich körperlich zu betätigen. Durch Selbstakupressur kann man das Gelenk kräftigen und die Schwellung reduzieren, so daß man im täglichen Leben wieder einer Fülle körperlicher Betätigungen nachgehen kann.

Sylvia, eine meiner Patientinnen, eine Krankengymnastin im vierten Lebensjahrzehnt, hatte eine Knieverletzung und konnte ihre regelmäßige Gymnastik nicht mehr durchführen. Sie war deprimiert, weil sie zugenommen hatte und weil es mit ihrem Mann Probleme gegeben hatte. Sylvias Füße und Knöchel waren durch das viele Stehen bei der Arbeit angeschwollen. Ich behandelte ihre Beine und Füße und legte besonderen Nachdruck auf die im folgenden dargestellten Akupressurpunkte. Am Ende der Sitzung war die Schwellung der Knöchel und Füße verschwunden, und sie fühlte sich ungemein erleichtert.

Die nachfolgenden Akupressurpunkte können helfen, Schwellungen, Schmerzen und Druck in den Knöcheln zu beseitigen; sie fördern die Heilung nach Verstauchungen und kräftigen einen schwachen Knöchel.

Energiepunkte bei Knöchelbeschwerden

Größerer Bach (N 3)
Achtung: Dieser Punkt darf nach dem dritten Schwangerschaftsmonat nicht mehr kräftig stimuliert werden.
Lage: In der Vertiefung in der Mitte zwischen dem Vorsprung des inneren Knöchels und der Achillesferse, die die Rückseite der Wade mit der Rückseite der Ferse verbindet.
Anwendungsgebiete: Bei geschwollenen Füßen und Knöchelschmerzen; kräftigt das Knöchelgelenk.

Hohe Berge (B 60)
Lage: Gegenüber N 3 in der Vertiefung zwischen dem äußeren Knöchel und der Achillesferse.
Anwendungsgebiete: Bei geschwollenen Füßen, Knöchelschmerzen, Schmerzen im Oberschenkel, Rheumatismus der Fußgelenke und Kreuzschmerzen.

Beleuchtetes Meer (N 6)
Lage: Einen Daumenbreit unterhalb des inneren Knöchels.
Anwendungsgebiete: Geschwollene Knöchel, Schmerzen in Ferse und Knöchel.

Ruhiger Schlaf (B 62)
Lage: In der ersten Vertiefung unmittelbar unterhalb des äußeren Fußknöchels. Diese Vertiefung liegt auf einem Drittel der Strecke vom äußeren Knöchel zur Unterseite der Ferse.
Anwendungsgebiete: Bei Fersenschmerzen, Knöchelschmerzen, Schlaflosigkeit und allgemeinen Fußschmerzen.

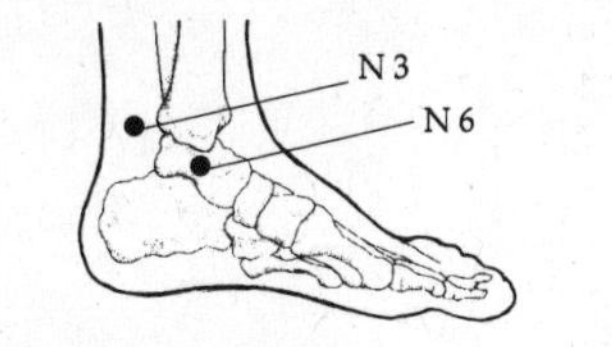

Innenseite des Fußes

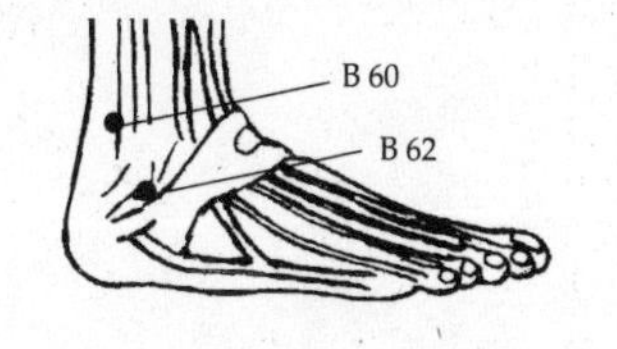

Außenseite des Fußes

Verstauchter Knöchel

Verstauchungen des Knöchels treten bei Sportlern häufig auf. Der nachfolgende Punkt an der Außenseite des Fußes, der den Namen Hügel in der Wildnis trägt, ist sehr wirksam für die Beseitigung von Knöchelverstauchungen. Diesen Punkt fünf bis zehn Minuten halten und dabei alle sechzig Sekunden zwischen leichtem und kräftigem Druck wechseln. Die Anwendung mit einer Minute leichter Berührung ohne Druck abschließen. Die Heilwirkung ist am größten, wenn man so lange hält, bis man in diesem Bereich ein gleichmäßiges Pulsieren verspürt.

Hügel in der Wildnis (GB 40)
Lage: In der großen Vertiefung unmittelbar vor dem äußeren Knöchel.
Anwendungsgebiete: Bei Verstauchungen des Knöchels, Zehenkrämpfen, und Ischiasschmerz, der seitlich zum Fuß zieht.

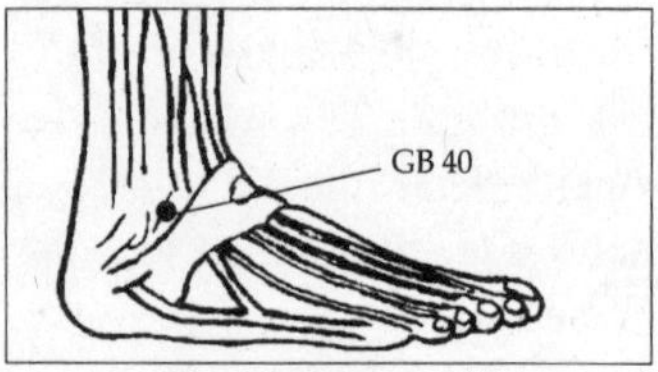

Es müssen nicht alle diese Punkte bearbeitet werden. Es genügt oft schon, wenn man nur einen oder zwei der Punkte drückt.

Übungen

Sich auf den Rücken legen oder bequem hinsetzen.

Schritt 1

N 3 gleichzeitig mit B 60 kräftig drücken: Das rechte Bein abwinkeln und den rechten Fuß auf das linke Knie setzen. Den linken Daumen auf den rechten Knöchel setzen und N 3 (an der Innenseite des Knöchels) weich einsetzend drücken. Mit den Fingerspitzen B 60 (außen am Knöchel) in eine Vertiefung zwischen dem Knöchel und der Achillessehne drücken. Eine bis zwei Minuten kräftig halten und dabei den Fingerdruck unter den Knöchel richten. Anschließend in derselben Weise mit der rechten Hand am linken Knöchel verfahren.

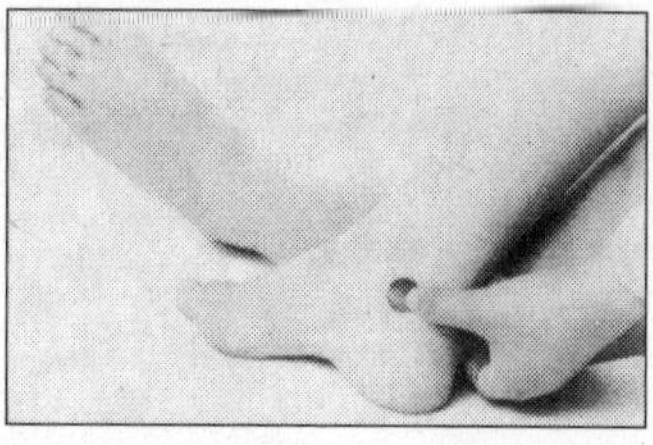

Schritt 2

N 6 und B 62 stimulieren: N 6 (innerer Knöchel) und B 62 (äußerer Knöchel) direkt unterhalb des Knöchels leicht fassen. Zehn Sekunden kräftig halten und langsam loslassen. Dies fünf- bis zehnmal an beiden Knöcheln wiederholen.

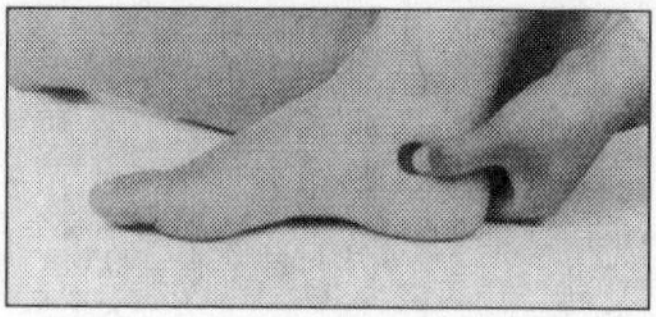

Schritt 3

GB 40 halten: Langsam, aber kräftig in GB 40 (die große Vertiefung vor dem äußeren Knöchel) drücken. Diesen wichtigen Kräftigungspunkt für die Knö-

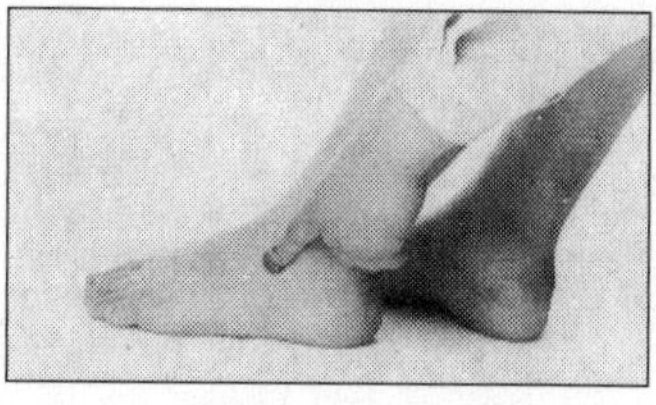

chel drei bis fünf Minuten oder solange halten, bis man ein ausgeprägtes Pulsieren verspürt. Dann denselben Punkt auf der anderen Seite halten, bis ein Pulsieren eintritt.

Schritt 4

Entspannung: Nach dem Stimulieren dieser Knöchelpunkte einige Minuten lang die Augen schließen und sich entspannen oder die nachfolgende höchst wohltuende Fußmassage durchführen.

Fußmassage

Diese Fußmassage stimuliert eine Reihe von Akupressur- und Reflexzonenpunkten an Fuß und Knöcheln zur Wiederherstellung und Stimulierung des natürlichen Energiesystems des Körpers.

Die Schuhe ausziehen. Den linken Knöchel so auf das rechte Knie legen, daß man den linken Fuß gut erreichen kann. Beide Daumen an der Unterseite des Fußes in der Nähe der Zehen einsetzen, wobei die Finger auf dem Fußrücken liegen. Die Zehen gründlich massieren, dabei tief durchatmen. Dann mit den Daumen kräftig über die Fußsohlen gehen und die ganze Unterseite des Fußes kräftig zur Ferse hin massieren. Während dieser Massage der Fußsohle bewußt langsam und tief atmen. Dann mit den Daumen das Fußgewölbe von der Ferse beginnend massieren und langsam mit den Händen zur Basis der großen Zehe arbeiten.

Mit den Fingerspitzen sanft zwischen die Knochen an der Oberseite des Fußes drücken und gleichzeitig mit den Daumen die Unterseite des Fußes drücken. Dann mit der Hand zum Knöchel gehen und beide Seiten der Achillessehne bis zur Basis des Wadenmuskels massieren. Dann am anderen Fuß in derselben Weise verfahren.

Zusätzliche Punkte bei Knöchel- und Fußproblemen

Darstellungen weiterer Punkte für die Behandlung von Knöchelproblemen siehe Kapitel 6, »Arthritis und Weichteilrheumatismus«, Kapitel 20, »Knieschmerzen«, und Kapitel 8, »Aufgetriebensein und Wasserretention«.

22 Kopfschmerzen und Migräne

Die meisten Kopfschmerzen entstehen primär durch Verspannung der Muskeln an Kopf, Nacken und Schultern, wodurch die Blutgefäße verengt werden, die die Nervenzellen im Gehirn mit Sauerstoff versorgen. Kopfschmerz ist das Warnsignal des Körpers, daß das Gehirn nicht genügend Sauerstoff bekommt. Allzuoft unterdrücken wir aber diese Signale, indem wir meist Schmerztabletten nehmen, statt den Streß oder die Muskelspannung zu beseitigen, die für den Kopfschmerz verantwortlich ist. Bei schweren Kopfschmerzen, die länger als einige Tage anhalten, sollte man immer zum Arzt gehen.

Migränekopfschmerz ist außerordentlich intensiv und oft von Übelkeit und Sehstörungen begleitet. Dies ist eine schwere Erkrankung, die in die Hand des Arztes gehört. Akupressur kann aber eine wirksame Komplementärbehandlung für Migräneschmerzen sein. Einer meiner Patienten, Larry, ein Bauunternehmer, leidet gelegentlich an Migräne. Er fragte mich einmal, was er zusätzlich zu seinen Medikamenten tun könne. Ich zeigte ihm zwei Energiepunkte: einen in der Magengrube genau 5 cm über dem Nabel, den anderen oben am Fuß in der Vertiefung zwischen dem Knochen der vierten und fünften Zehe. Einige Wochen später berichtete mir Larry, daß er diese Punkte auf einer Bauunternehmertagung bei einem pochenden, schweren Migräneanfall angewandt hatte und daß die Symptome innerhalb von fünf Minuten weitgehend verschwunden waren.

Vor kurzem traf ich mich mit meiner Freundin Carrie, die unter gräßlichen Kopfschmerzen litt, nachdem sie sich über einen Anruf ihrer Eltern sehr aufgeregt hatte. Ich bearbeitete ihre Schultern und ihren Nacken, dann die Unterseite ihrer Schädelbasis, ihre Nasenwurzel und schließlich ihre Füße. Mittendrin holte sie tief Atem, seufzte und sagte, sie wisse jetzt, wie sie mit ihren Eltern umgehen müsse. Nach einer halben Stunde Akupressur sagte mir Carrie, daß ihre Kopfschmerzen verflogen waren und sie sich wieder ganz sich selbst fühlte.

Aus der Sicht der chinesischen Medizin sind Kopfschmerzen und andere Symptome nicht nur Ausdruck einer körperlichen Störung, sondern auch der seelischen und geistigen Aspekte des Menschen in seiner Gesamtheit. Die Akupressur kann helfen, die Gründe für wiederkehrende Kopfschmerzen zu entdecken.

Häufige Ursachen für Kopfschmerzen

• *Deformationen der Wirbelsäule*: Wenn die Halswirbel verschoben sind, verlagert sich die Position des Kopfes, wodurch eine Belastung des Nackens und der Kopfmuskulatur entsteht. Durch eine Verschiebung der Wirbel können die Bandscheiben auf einen Nerv drücken und Kopfschmerzen auslösen. Bei starken Schmerzen ist immer ein Arzt aufzusuchen.

Kleinere Wirbelverschiebungen und Kopfschmerzen können durch Drücken von B 10 auf den Muskelsträngen am oberen Nackenbereich 1 cm außerhalb der Wirbelsäule beeinflußt werden. Auf den Rücken legen und drei Minuten lang unter tiefem Atmen B 10 halten, wobei man die Nackenmuskeln unterstützt. Dann die Hände seitlich ablegen, die Augen schließen und fünf Minuten völlig entspannen.

• *Darmträgheit:* Stirnseitige Kopfschmerzen gehen oft mit Verstopfung einher. Der Punkt Di 4, Verbindung mit dem Tal (Hoku),[1] der in der Daumen-Zeigefinger-Falte liegt, wirkt gegen

1 **Achtung:** Für Schwangere bis zum Einsetzen der Wehen verboten, da seine Stimulierung zu vorzeitiger Wehentätigkeit führen kann. Um Kopfschmerzen während der Schwangerschaft zu lindern, die Augen schließen und die Punkte an den Schläfen, an der Nasenwurzel und der Schädelbasis massieren (siehe Seite 97–100). Anschließend kräftigen, aber weichen Druck unten und oben an den Füßen zwischen den Zehenknochen anwenden. Abschließend die Zehen stimulieren.

Stauungen im Kopf wie im Verdauungssystem. Wenn man diesen Punkt an jeder Hand zwei Minuten lang drückt, wirkt dies stirnseitigen Kopfschmerzen entgegen.

Auch die Massage des Unterleibs wirkt gegen Verstopfung und Kopfschmerzen. Punkte in einem Umkreis von 7 cm um den Nabel drücken (man stelle sich eine Uhr vor und drücke einen Punkt für jede Zahl auf dem Zifferblatt). Im Uhrzeigersinn, auf den Unterleib blickend, arbeiten.

• Nebenhöhlen-Kopfschmerzen: Wenn Flüssigkeitsansammlungen im hinteren Nasenraum nicht ablaufen können, entsteht Druck in den Nebenhöhlen, der Kopfschmerzen auslöst. Zur Beseitigung von Nebenhöhlenblokkierungen und Kopfschmerzen Punkt B 2, anschließend Ma 3 und zuletzt Le 3 anwenden. Alle drei Punkte sind auf den nachfolgenden Seiten beschrieben.

Energiepunkte bei Kopfschmerzen und Migräne

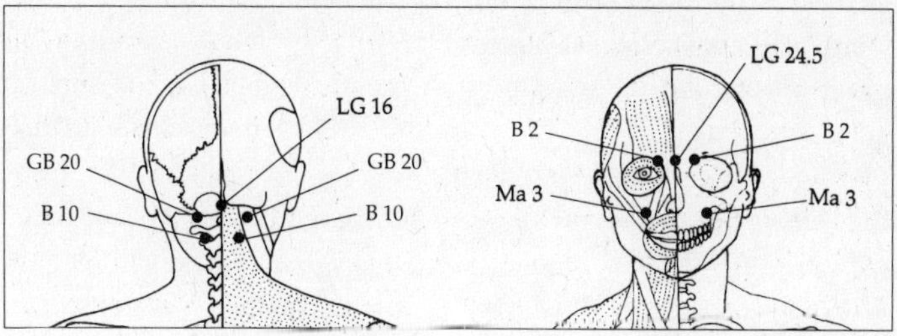

Tore des Bewußtseins (GB 20)
Lage: Unterhalb der Schädelbasis in den je nach Größe des Kopfes 5 bis 8 cm voneinander entfernten Vertiefungen zwischen den beiden großen senkrechten Nackenmuskeln.
Anwendungsgebiete: Bei Arthritis, Kopfschmerzen (einschließlich Migräne), Schwindel, steifem Nacken, Nackenschmerzen, motorischen Koordinationsproblemen, Überanstrengung der Augen und Reizbarkeit.

Windvilla (LG 16)
Lage: In der Mitte der Rückseite des Kopfes in der großen Vertiefung unter der Schädelbasis.
Anwendungsgebiete:
Bei Schmerzen in Augen, Ohren, Nase und Hals, bei seelischen Problemen, Kopfschmerzen, Schwindel und steifem Nacken.

Bambusbohren (B 2)
Lage: In den Vertiefungen der Augenhöhlen zu beiden Seiten der Stelle, an der der Nasenrücken in die Nasenwurzel übergeht.
Anwendungsgebiete: Bei Augenschmerzen, Kopfschmerzen, Heuschnupfen, Ermüdung der Augen und Nebenhöhlenschmerzen.

Punkt des Dritten Auges (LG 24.5)
Lage: Genau zwischen den Augenbrauen in der Vertiefung zwischen der Nasenwurzel und der Mitte der Stirn.
Anwendungsgebiete: Dieser

Punkt harmonisiert die Hypophyse und wirkt gegen Heuschnupfen und Kopfschmerzen, Verdauungsstörungen, Magengeschwürschmerzen und überanstrengte Augen.

Schönheit des Antlitzes (Ma 3)
Lage: Am unteren Rand des Backenknochens genau unterhalb der Pupille.
Anwendungsgebiete: Bei ermüdeten Augen und Augendruck, Stauungen in Nase und Kopf, überanstrengten Augen und Zahnschmerzen.

Verbindung mit dem Tal (Hoku) (Di 4)
Achtung: Diesen Punkt nicht bei Schwangeren anwenden, da die Stimulierung eine vorzeitige Wehentätigkeit auslösen kann.
Lage: In der Hautfalte zwischen Daumen und Zeigefinger am Handrücken an der höchsten Stelle des Muskels, wenn Daumen und Zeigefinger zusammengepreßt werden.
Anwendungsgebiete: Bei stirnseitigen Kopfschmerzen, Zahnschmerzen, Schulterschmerzen und Wehenschmerz.

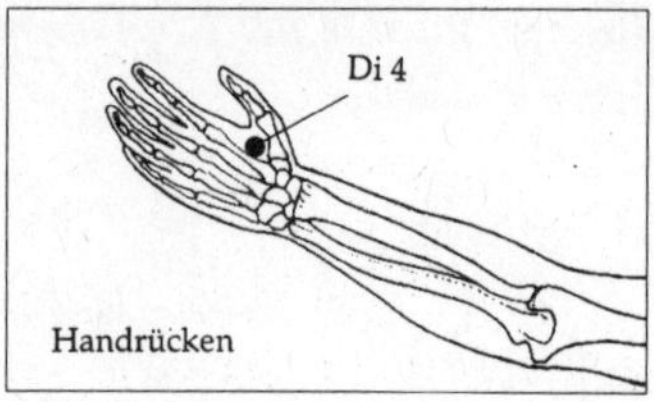

Höchste Flut (Le 3)
Lage: Am Fußrücken in der Senke zwischen der großen und der zweiten Zehe.
Anwendungsgebiete: Bei Fußkrämpfen, Kopfschmerzen, ermüdeten Augen, Kater, Allergien und Arthritis.

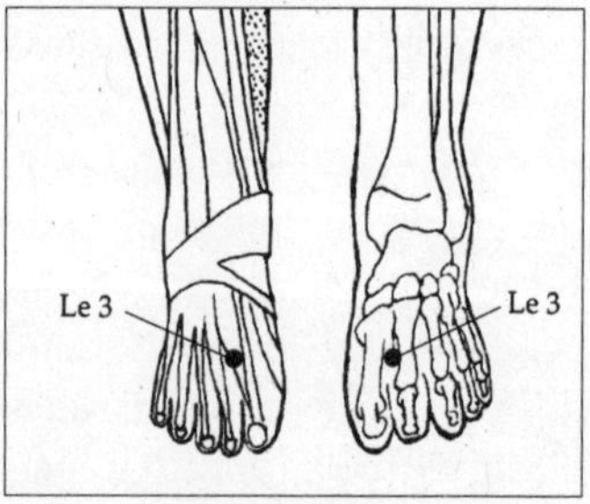

Über den Tränen (GB 41)
Lage: Oben am Fuß 2 cm oberhalb der Hautfalte zwischen der

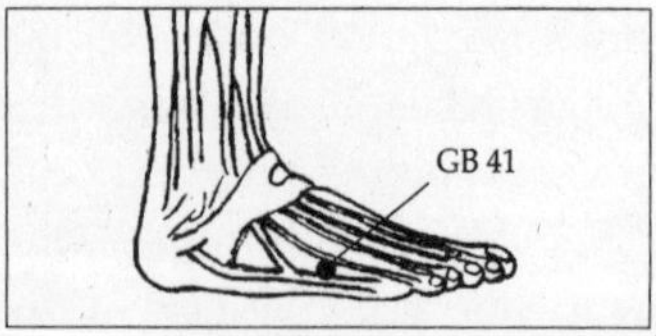

vierten und fünfte Zehe in der Vertiefung zwischen den Knochen.

Anwendungsgebiete: Bei Hüftschmerz, verspannten Schultern, arthritischen Schmerzen, die über den ganzen Körper wandern, Kopfschmerzen, Seitenstechen, Wasserretention und Ischias.

Es müssen nicht alle Punkte bearbeitet werden. Es genügt oft, wenn man nur einen oder zwei der Punkte drückt.

Übungen

Das folgende Programm kann im Liegen oder bequem sitzend durchgeführt werden.

Schritt 1

Den Kopf reiben, anschließend den Magen drücken: Mit den Fingerkuppen alle Teile des Schädels eine Minute lang kräftig reiben, als ob man sich den Kopf wäscht. Dann die Fingerkuppen 5 cm unmittelbar über den Nabel legen und weich in die Magengrube drücken, dabei eine Minute lang tief atmen.

Schritt 2

GB 20 kräftig drücken: Mit den Daumen unterhalb der Schädelbasis in die hohlen, je nach Größe des Kopfes 5 bis 8 cm auseinanderliegenden hohlen Bereiche drücken. Den Kopf mit geschlossenen Augen langsam zurückneigen und ein bis zwei Minuten lang kräftig nach oben unter die Schädelbasis drücken und dabei langsam und tief atmen.

Dies kann man auch einem Kind beibringen.

Schritt 3

LG 16 mit B 2 halten: Mit dem rechten Daumen LG 16 in der zentralen Vertiefung an der Schädelbasis drücken. Mit dem linken Daumen und Zeigefinger B 2 in den oberen Vertiefungen der Augenhöhle in der Nähe der

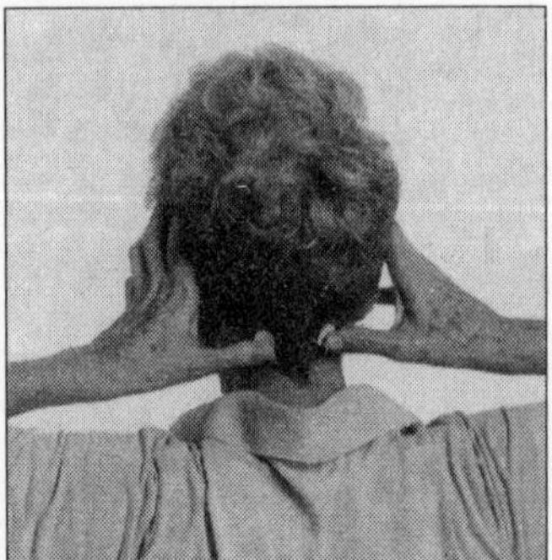

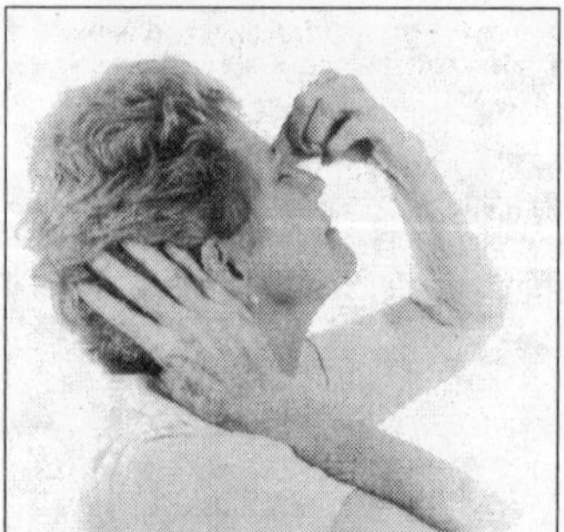

Nasenwurzel drücken. Wiederum den Kopf zurückneigen und eine bis zwei Minuten tief atmen.

Schritt 4

LG 24.5 leicht drücken: Mit aneinandergelegten Handflächen den Kopf nach unten sinken lassen und Zeige- und Mittelfinger auf LG 24.5 legen.
Sich zwei Minuten auf diesen Punkt konzentrieren und tief atmen.

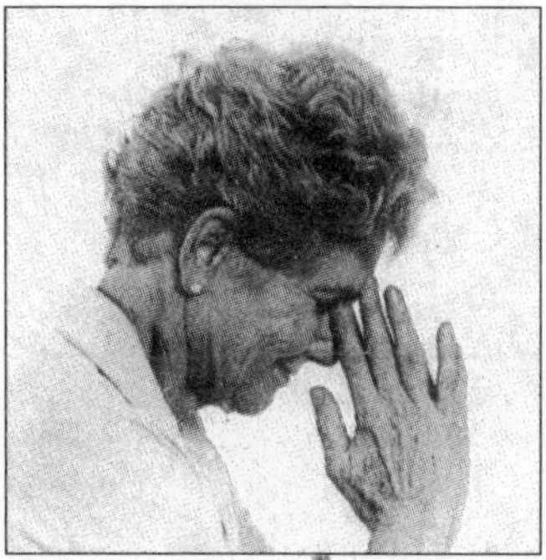

Schritt 5

Ma 3 drücken: Mit Mittel- und Zeigefinger beider Hände sanft nach oben unter die Backenknochen direkt unter der Augenmitte eine Minute lang drükken.

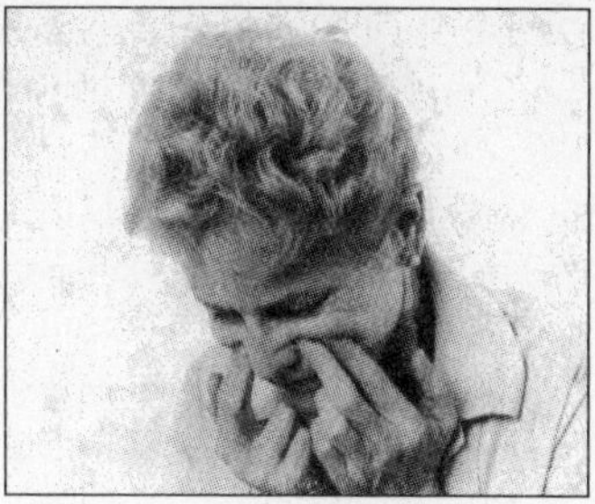

Schritt 6

Di 4 kräftig drücken: Die rechte Hand auf die linke legen. Mit dem rechten Daumen die Hautfalte zwischen Daumen und Zeigefinger der linken Hand drükken. Den Druck gegen den Knochen richten, der am Zeigefinger anschließt. Eine Minute lang halten. Dann eine Minute lang denselben Punkt an der anderen Hand drücken.

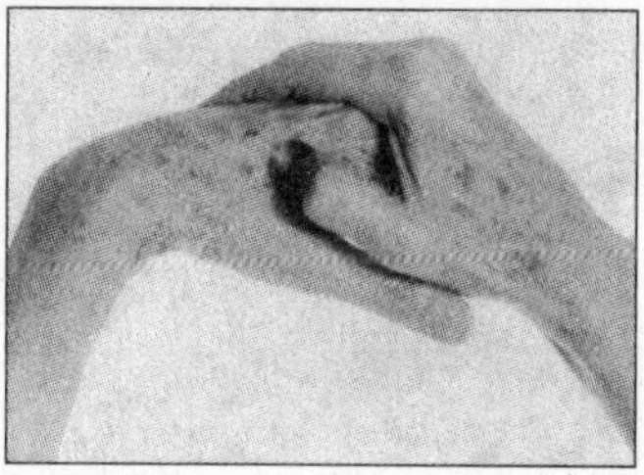

Die Schuhe ausziehen und sich für die Bearbeitung dieser beiden letzten Fernpunkte für Kopfschmerzen bequem hinsetzen.

Schritt 7

Le 3 und GB 41 stimulieren: Die rechte Ferse oben auf den linken Fuß legen und eine Minute lang zwischen den Knochen oben am Fuß reiben. Die empfindlichen Stellen zwischen der großen und zweiten Zehe sowie die Knochen stimulieren, die mit der vierten und kleinen Zehe verbunden sind. Dasselbe am anderen Fuß wiederholen.

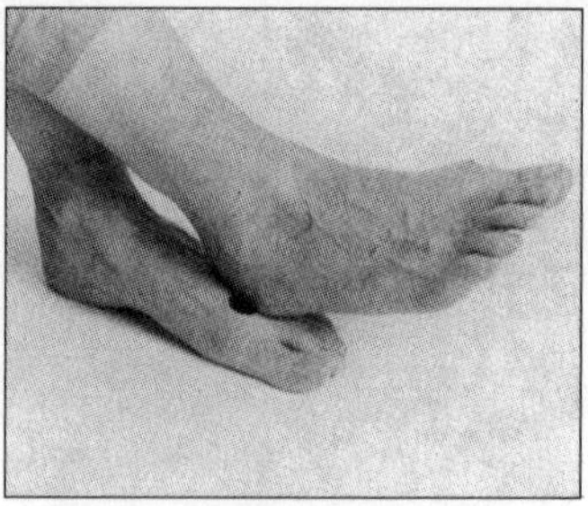

Weitere Punkte bei Kopfschmerzen und Migräne

Darstellungen weiterer Punkte bei Kopfschmerzen und Migräne siehe in Kapitel 9, »Augenüberanstrengung«, Kapitel 18, »Kater«, Kapitel 26, »Nackenschmerzen und steifer Nacken«, und Kapitel 36, »Schmerzen«.

23 Krämpfe

Barbara, eine Freundin im vierten Lebensjahrzehnt, litt häufig an Fußkrämpfen. Wenn sie einen Zehenkrampf bekam, konnte sie fast nicht mehr gehen. Als Krankenschwester aber mußte sie den ganzen Tag auf den Beinen sein. Früher hatte sie Schmerztabletten gegen die Krämpfe genommen. Nach zehnminütigem Halten der drei Punkte an ihren Knöcheln und Füßen, die in der nächsten Übung beschrieben sind, waren ihre Krämpfe und Schmerzen verschwunden. Als ich ihr die Punkte zum ersten Mal zeigte, waren wir beide überrascht, wie schnell ein sehr schmerzhaftes und schon lange bestehendes Problem nach wenigen Minuten Akupressur verschwunden war. Barbara arbeitet heute fast täglich selbst an diesen Punkten, und es ist ihr gelungen, die Häufigkeit der Krämpfe drastisch zu verringern.

Krämpfe werden meist durch Muskelverspannungen verursacht oder verschlimmert. Bei einem Krampf sind die Nerven des betroffenen Muskels überaktiv, wodurch es zu einer extremen und plötzlichen Kontraktion des Muskels kommt, dem Krampf oder Spasmus. Angespannte Muskeln, die bereits kontrahiert sind, sind schlechter durchblutet, so daß sich Milchsäure und Toxine ansammeln können. Damit gerät der Bereich weiter aus dem Gleichgewicht, und die Muskelspannung nimmt weiter zu.

Krämpfe können sich in jedem Muskel des Körpers entwickeln, treten jedoch meist in überanstrengten Muskeln auf. Läufer zum Beispiel bekommen leicht Krämpfe in den Füßen oder Beinen.

Auch können Muskeln, die einmal stark beansprucht wurden, Jahre später zu Krämpfen neigen, wenn der Muskeltonus nicht aufrechterhalten wird.

Wenn man beim Laufen einen Krampf bekommt und diesen mit Hilfe der Akupressur beseitigt, sollte man an diesem Tag nicht mehr laufen. Wenn der Krampf völlig beseitigt ist, ruhig gehen, damit die Beinmuskulatur wieder ins Gleichgewicht kommt.

Akupressurpunkte

Akupressurpunkte wirken in zweierlei Weise bei Muskelkrämpfen: indem man einen spezifischen Punkt gegen Krämpfe bearbeitet und indem man Punkte direkt auf dem verkrampften Muskel drückt.

Beim ersten Verfahren kommt der krampflösende Fernpunkt LG 26 und der Punkt Le 3 zur Verhütung von Krämpfen und Spasmen zur Anwendung. Le 3 befindet sich oben auf dem Fuß in der Vertiefung zwischen der großen und der zweiten Zehe. Wenn man einen Krampf bekommt, sofort LG 26 kräftig drücken. Anhaltender kräftiger Druck auf diesen Punkt löst den Krampf sehr rasch. Dies kann man leicht auch einem Kind beibringen.

Bei dem zweiten Verfahren arbeitet man mit einem Punkt in dem betroffenen Bereich. Bei diesem direkten Verfahren drückt man ganz weich in das Zentrum des verkrampften Muskels und hält diesen Druck etwa zwei bis drei Minuten. Dieser stetige Druck wirkt der Kraft des Krampfs entgegen. Solange man den Punkt mit stetigem, festem Druck hält, schafft man ein Gegengewicht gegen die Kraft des Krampfs. Der Spasmus gibt gegenüber Ihrem Druck nach und hört auf. Wenn der Krampf nachgelassen hat, Le 3 und den lokalen Punkt noch einige Minuten sanft halten, um den Bereich zu harmonisieren.

Ernährung

Bestimmte Speisen wirken krampffördernd. Speisen, die die Muskeln zusammenziehen und verspannen können, schaffen die Grundlage für mögliche Krampfprobleme. Fleisch und Salz sind zum Beispiel Nahrungsmittel, die auf die Muskeln zusammenziehend wirken. Im Übermaß genossen, begünstigen diese Nahrungsmittel Muskelspannungen: Salz führt zu einer Wasseransammlung, und Fleisch, im Übermaß genossen, kann Verstopfungen auslösen. In der traditionellen östlichen Gesundheitslehre heißt es, daß zuviel Salz die Muskeln versteifen und eine insgesamt versteifende Wirkung haben kann.

Krämpfe können auch durch Kalziummangel hervorgerufen werden. Vitamin D und E begünstigen die Aufnahme von Kalzium, und man sollte die Versorgung mit diesen Vitaminen sicherstellen. Frischer Zitronensaft in einem Glas warmem Wasser zum Beispiel liefert dem Körper diese Vitamine.[1]

Nach der traditionellen chinesischen Medizin haben Muskelkrämpfe mit der Leber zu tun. Der zur Leber gehörende Geschmack ist sauer. Ein mäßiger Anteil säuerlicher Speisen in der Ernährung verbessert den Muskeltonus und hilft, Krämpfen vorzubeugen. Ein Übermaß saurer oder salziger Speisen kann dagegen zu Starre und Steifigkeit der Muskeln führen.[2]

Vorbeugung gegen Krämpfe

Vorbeugung ist das beste Mittel gegen Krämpfe. Aku-Yoga-Dehnungen,[3] bei denen die Punkte in Yogahaltungen gedrückt werden, und Akupressurmassage helfen, die Muskeln elastisch zu halten, und dies ist die sicherste Art der Krampfvorbeugung.

Aku-Yoga hilft in zweierlei Weise. Zum einen steigert es das Bewußtsein für Muskelspannungen, so daß man weiß, auf welche Körperbereiche man besonders achten muß. Zum anderen dehnen, lockern und entspannen die Yoga-Haltungen

1 Mildred Jackson, N. D., *The Handbook of Alternatives to Chemical Medicine* (Oakland: Lawton Teague Publications, 1975), 68.

2 Ilza Veith, *The Yellow Emperor's Classic of Internal Medicine* (Berkeley: University of California Press), 21–23; siehe auch Seite 18, Fußnote 1.

3 Michael Reed Gach, *Acu-Yoga: Self-Help Techniques to Relieving Tension* (Tokio: Japan Publications, 1981), 148–151.

die Muskeln und lösen dadurch die Spannungen, die zu Verkrampfungen und Spasmen führen.

Hilfreich ist auch eine Massage gespannter Muskeln, die zu Krämpfen neigen. Wenn man in einem bestimmten Bereich Krampfprobleme hat, helfen tägliche Massagen und die gelegentliche Anwendung warmer Kompressen, die Muskelspannung abzubauen. Wenn zum Beispiel die Wadenmuskeln zu Krämpfen neigen, knetet man den Muskel über die ganze Länge. Unbedingt den Energiepunkt B 57 drücken (Beschreibung siehe unten) und den Bereich von der Achillessehne über der Ferse bis zur Kniekehle massieren. Wenn sich ein Muskel besonders gespannt anfühlt, fünfzehn bis zwanzig Minuten lang massieren und dehnen und Wärme anwenden, um den Muskel zu lockern, bevor es zu Krämpfen kommt.

Die nachfolgenden Akupressurpunkte helfen, die Muskeln zu tonisieren und zu entspannen, um dadurch Krämpfen und Spasmen vorzubeugen.

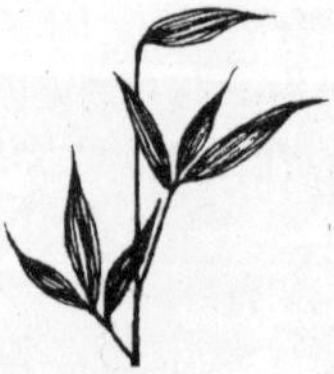

Energiepunkte bei Krämpfen

Mitte eines Menschen (LG 26)
Lage: Zwei Drittel der Strecke von der Oberlippe bis zur Nase.
Anwendungsgebiete: Dieser Wiederbelebungspunkt aus der Ersten Hilfe wird traditionell bei Krämpfen, Ohnmacht und Schwindel angewandt.

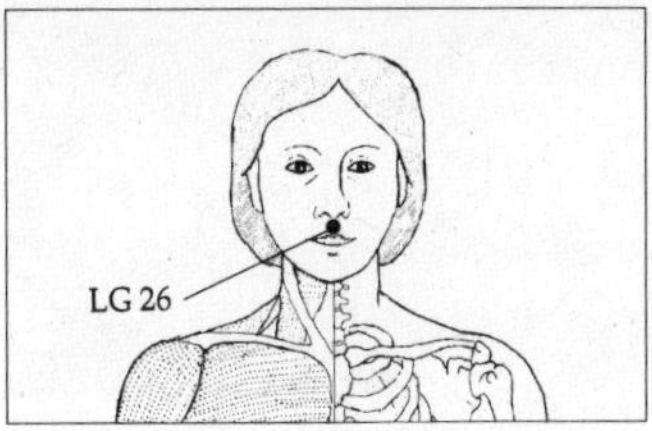

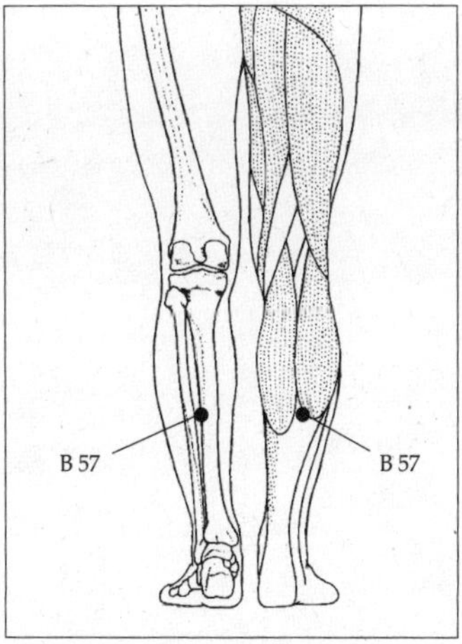

Unterstützender Berg (B 57)
Bei Wadenkrämpfen ist der nachfolgende Akupressurpunkt besonders wichtig.
Lage: In der Mitte der Basis des Wadenmuskels auf halber Strecke zwischen der Kniekehle und der Ferse am unteren Rand der Wölbung des Wadenmuskels.
Anwendungsgebiete: Bei Beinkrämpfen (insbesondere im Wadenbereich), sowie Knieschmerzen, Hexenschuß und geschwollenen Füßen.

Höchste Flut (Le 3)
Lage: Am Fußrücken in der Senke zwischen der großen und der zweiten Zehe.

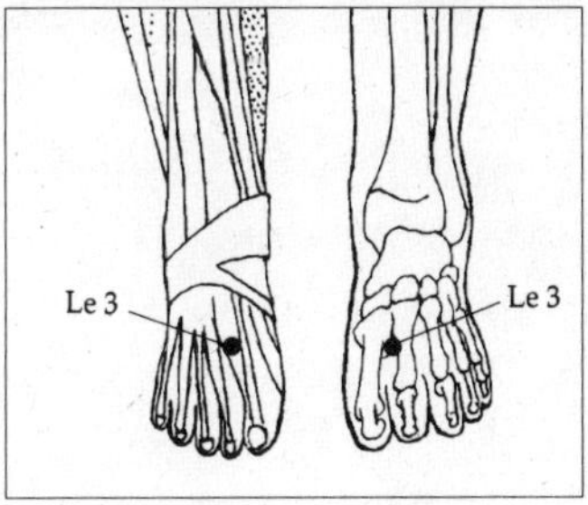

Anwendungsgebiete: Bei Fußkrämpfen, Kopfschmerzen, Augenüberanstrengung und Kater sowie bei Allergien und Arthritis.

Es müssen nicht alle Punkte bearbeitet werden. Es genügt oft, wenn man nur einen oder zwei der Punkte drückt.

Übungen

Für das folgende kurze Programm sich bequem hinsetzen.

Schritt 1

LG 26 kräftig drücken: Mit Zeigefinger oder Knöchel ausreichend Druck an Nase und Oberlippe ausüben, um diesen krampflösenden Punkt am Gaumen zu stimulieren. Eine Minute lang halten, dabei tief atmen.

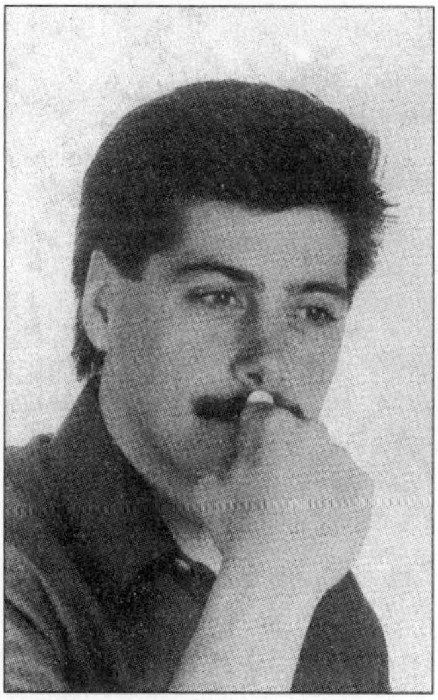

Schritt 2

Druck an B 57 anwenden: Mit beiden Daumen in der Mitte der Basis der Wadenmuskeln drükken.

Dieser Punkt ist meist sehr empfindlich, daher weich einsetzenden Druck anwenden, eine ganze Minute halten.

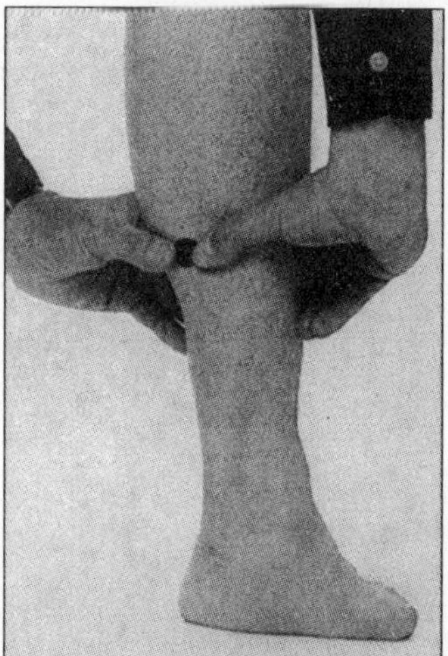

Schritt 3

Le 3 stimulieren: Zeige- und Mittelfinger oben auf den Füßen in die Vertiefung zwischen den Knochen legen, die mit der zweiten und großen Zehe verbunden sind. Eine Minute lang kräftig reiben und den Druck zum Knochen der zweiten Zehe richten.

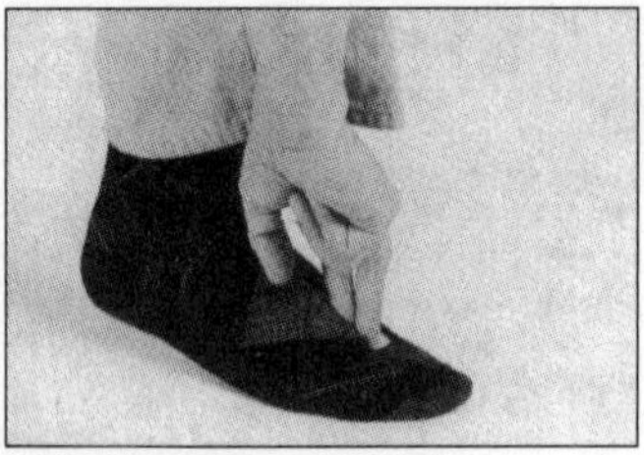

Weitere Punkte bei Krämpfen

Darstellungen weiterer Punkte bei Krämpfen siehe in Kapitel 21, »Knöchel und Füße«, Kapitel 20, »Knieschmerzen«, und Kapitel 36, »Schmerzen«.

24 Magenschmerzen, Verdauungsstörungen und Sodbrennen

Magenschmerzen und Verdauungsstörungen können viele Ursachen haben: Verzehr denaturierter Nahrungsmittel wie zum Beispiel Produkte aus Weißmehl und raffiniertem Zucker, der Genuß schwerverdaulicher Speisen wie zum Beispiel schwerer Soßen, fritierter und gebackener Speisen und Desserts – oder auch zu reichliches Essen oder eine ungünstige Kombination von Speisen. Für unterschiedliche Speisen sind unterschiedliche Enzyme notwendig, und es dauert verschieden lange, bis sie völlig verdaut sind. Wenn man Obst und Bohnen zusammen verzehrt, führt dies zu Gärungsprozessen und Fäulnis im Verdauungstrakt.

Verspannungen im Unterleib, mangelnde Bewegung oder emotionelle Belastungen können ebenfalls zu Verdauungsstörungen führen. Dr. Katsusuke Serizawa von der Tokioter Universität, eine Autorität der östlichen Medizin, hat festgestellt, daß sich mit Akupressur Verdauungsstörungen erfolgreich behandeln lassen, die von emotionellen oder psychologischen Problemen herrühren.[1]

Wenn die Verdauungsorgane durch übermäßigen Streß und Spannungen belastet werden, kann dies ihre Funktion behindern, wodurch es zu Verdauungsstörungen, Unterleibsschmerzen, Aufstoßen oder Blähungen kommt. Verspannungen der Unterleibsmuskulatur, des Zwerchfells oder der Verdauungsorgane wirken sich immer auf die Verdauung aus, ungeachtet dessen, was oder wie man ißt.

1 Katsusuke Serizawa, M. D., *Tsubo: Vital Points for Oriental Therapy* (Tokio: Japan Publications, 1986), 114.

Unterleibsspannungen können zu einer nachhaltigen Reizung in der Magengrube führen und veranlassen den Betreffenden manchmal unbewußt, sich zu überessen, um sich von dieser Spannung zu befreien. Überessen belastet aber das Verdauungssystem zusätzlich und vermehrt die Spannungen im Unterleib, wodurch die Verdauungsmechanismen weiter aus dem Gleichgewicht geraten. Die in diesem Kapitel dargestellten Energiepunkte können Verdauungsbeschwerden lindern und helfen auch den Drang überwinden, sich zu überessen. Ted, einer meiner Klienten, klagte darüber, daß er Schwierigkeiten hätte, feste Nahrung zu verdauen. Nach dem Essen bekam er schwere Unterleibskrämpfe und Magenschmerzen, doch konnten zwei Ärzte bei ihm keine organische Ursache finden. Ich zeigte ihm die Anwendung eines wichtigen lokalen Punkts in der Magengrube. Nach einer Woche Selbstakupressur, die Ted zweibis dreimal täglich durchführte, berichtete er mir, daß er jetzt die unterschiedlichsten Speisen verdauen konnte.

Shelly, eine meiner fortgeschrittenen Akupressurschülerinnen, berichtete, wie sie ihrer Mutter, die an akuten Magenschmerzen litt, half, sich von zwei schweren Operationen zu erholen, bei denen ihr die Gallenblase und 30 cm des Dünndarms entfernt worden waren. Ihr Gang war gebeugt, das Gesicht blaß und ihre Stimme schwach und zitterig. Shelly konzentrierte sich auf die Akupressurpunkte im Kreuzbereich und im Fußgewölbe ihrer Mutter. Nach einer dreiviertel Stunde war die Aufgedunsenheit im Sonnengeflecht ihrer Mutter verschwunden; sie fühlte sich ruhiger, der Schmerz in ihrem Magen war weg, und ihr Gesicht hatte eine frische Farbe. Die Akupressur linderte nicht nur die körperlichen Schmerzen ihrer Mutter, sondern stärkte auch das Band zwischen Mutter und Tochter. »Ich empfand Freude, Befriedigung und Ganzheit, als Mama mir erlaubte, sie zu pflegen, zu heilen und ihr Liebe zu geben … Dies war die tiefste Erfahrung, die ich je mit meiner Mutter hatte.«

Bei schweren Verdauungsstörungen oder Magenschmerzen

muß man sofort einen Arzt aufsuchen. Blinddarmentzündung oder ein Hiatusbruch können Ursache schwerer Unterleibsschmerzen sein und müssen sofort ärztlich versorgt werden. Wenn Verdauungsstörungen oder Magenschmerzen wiederholt auftreten, sollte man ebenfalls zum Arzt gehen und prüfen lassen, ob ein behandlungsbedürftiger Zustand vorliegt.

Der Punkt zur Linderung von Unterleibsschmerzen und zur Vorbeugung gegen Verdauungsstörungen vor dem Essen ist EG 12 in der Mitte zwischen dem Nabel und der Basis des Brustbeins. Dieser Punkt darf

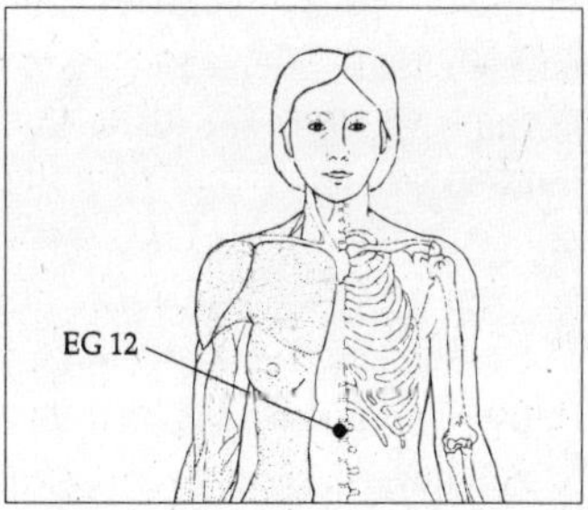

nur angewandt werden, wenn der Magen weitgehend leer ist. Nach dem Essen sollte man mit der Anwendung zwei Stunden warten. Sich mit angezogenen Knien auf den Rücken legen, Füße flach auf dem Boden und Augen geschlossen; dann weich in die Magengrube in einem Winkel von 45 Grad nach oben zum Zwerchfell drücken. Langsam zwei Minuten lang in die Muskelmasse an diesem Unterleibspunkt drücken; dabei tief atmen, um alle Verspannungen im Unterleib aufzulösen. Wenn die Unterleibsmuskeln entspannt und im Gleichgewicht sind, können auch Magen und Eingeweide einwandfrei funktionieren. Bei entsprechend tiefer Atmung bewirken die rhythmischen Bewegungen des Zwerchfells eine innere Massage des Magens. Diese Selbstakupressur- und Atemübungen kann man ohne weiteres schon Kindern ab zwölf Jahren beibringen.

Tips zur Vorbeugung und Behebung von Magenschmerzen und Verdauungsbeschwerden

• *Die Magensäure verringern.* Eine Salzpflaume[1] in einer Tasse heißem Wasser zerdrücken. Menschen mit hohem Blutdruck sollten keine Salzpflaumen verzehren.

• *Kalte Speisen meiden.* Das Hinunterstürzen eisgekühlter Getränke kann zu einer zeitweiligen Lähmung des Magens führen. In der traditionellen chinesischen Medizin gelten kalte Speisen als eine der Hauptursachen für Verdauungsstörungen.

• *Entspannen.* Entspannung vor und während des Essens fördert eine gute Verdauung. Zur Beseitigung des Streß vor Beginn der Mahlzeit mehrmals mit geschlossenen Augen langsam und tief atmen, statt den Streß mit Essen zu unterdrücken.

• *Langsam essen.* Die Speisen gründlich kauen. Hastiges Essen und flüchtiges Kauen behindern die Verdauung, weil die im Speichel vorhandenen Enzyme fehlen, die die Verdauung einleiten. Dadurch wird der Magen zusätzlich belastet.

• *Gelegentlich fasten.* 24 Stunden mit Säften, Tee oder Mineralwasser fasten. Wenn sich Unwohlsein oder Schwäche einstellen, das Fasten vorzeitig mit einer Gemüsesuppe oder gedünstetem Gemüse brechen. Wenn man das Fasten durchhält, danach ebenfalls zuerst eine leichte Suppe oder gedünstetes Gemüse essen.

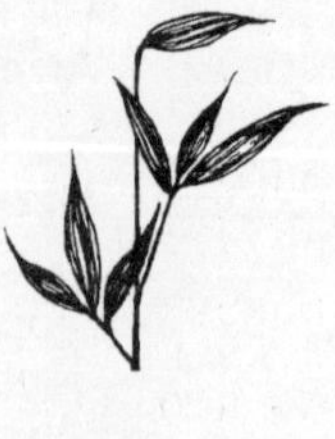

1 Salzpflaumen oder *Umiboshi* sind in manchen Naturkostläden und in japanischen Spezialitätengeschäften erhältlich.

Energiepunkte bei Magenschmerzen, Verdauungsstörungen und Sodbrennen

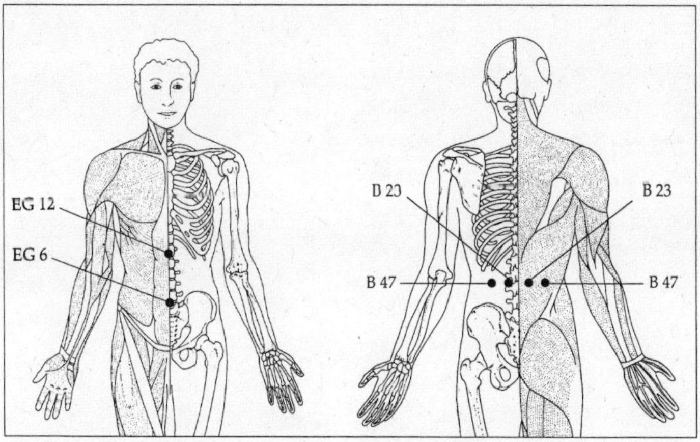

Zentrum der Macht (EG 12)
Achtung: Diesen Punkt bei chronischen oder lebensbedrohlichen Krankheiten wie Herzleiden, Krebs oder Bluthochdruck nicht tief drücken. Siehe Warnhinweis auf Seite 27. Aber auch wenn keine Krankheit vorliegt, sollte man diesen Punkt nicht länger als zwei Minuten halten und ihn nur bei relativ leerem Magen anwenden.
Lage: Auf der Mittellinie des Körpers in der Mitte zwischen der Basis des Brustbeins und dem Nabel.
Anwendungsgebiete: Bei Magenschmerzen, Unterleibskrämpfen, Verdauungsbeschwerden, Sodbrennen, Verstopfung sowie emotionellen Belastungen wie Kummer und Frustration, die oft ebenfalls Verdauungsbeschwerden verursachen.

Meer der Energie (EG 6)
Lage: Zwei Fingerbreit unterhalb des Nabels.
Anwendungsgebiete: Bei Unterleibsschmerzen, Kreuzschmerzen, Verstopfung, Blähungen und Verdauungsbeschwerden.

Meer der Vitalität
(B 23 und B 47)
Achtung: Nicht auf schwache Bandscheiben oder gebrochene Knochen drücken. Wenn man einen schwachen Rücken hat, können einige Minuten gleichbleibender, leichter Berührung anstelle von Druck sehr heilend sein. Wenn man Fragen hat oder Rat braucht, sollte man zuerst zum Arzt gehen.
Lage: Im Kreuzbereich zwei bzw. vier Fingerbreit zu beiden Seiten der Wirbelsäule in Höhe der Taille.
Anwendungsgebiete: Bei Verdauungsstörungen, Unterleibsschmerzen und Magenschmerzen.

Dreimeilenpunkt
(Ma 36)
Lage: Vier Fingerbreit unterhalb der Kniescheibe einen Fingerbreit außerhalb des Schienbeins. Wenn man an der richtigen Stelle ist, tritt ein Muskel hervor, sobald man mit dem Fuß wippt.
Anwendungsgebiete: Bei Magenschmerzen, Verdauungsschwäche, Magenbeschwerden und Müdigkeit.

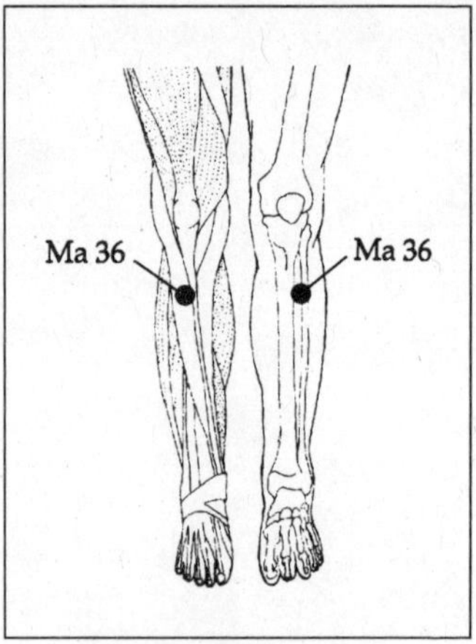

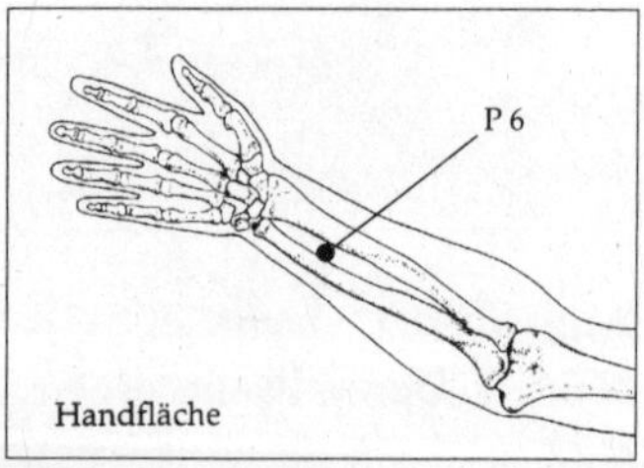

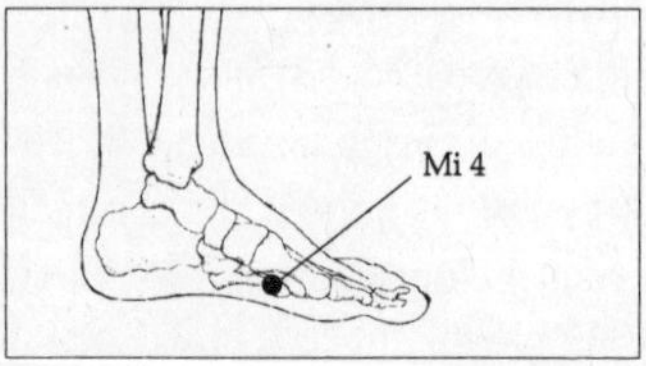

Innere Pforte (P 6)
Lage: In der Mitte der Innenseite des Unterarms zweieinhalb Fingerbreit von der Handgelenkfalte entfernt.
Anwendungsgebiete: Bei Ma-

genschmerzen, Verdauungsbeschwerden, Übelkeit, und Ängstlichkeit.

Großvater Enkel (Mi 4)
Lage: Am Fußgewölbe einen Daumenbreit hinter dem Fußballen.
Anwendungsgebiete: Bei Unterleibskrämpfen, Magenschmerzen, Verdauungsstörungen und Diarrhöe. Eignet sich auch gut zur Harmonisierung bei Menschen, die zu Ängstlichkeit oder Hypochondrie neigen.

Es müssen nicht alle diese Punkte bearbeitet werden. Es genügt oft schon, wenn man nur einen oder zwei der Punkte drückt.

Übungen

Wenn unmittelbar nach dem Essen Sodbrennen auftritt und man nicht liegen kann, nur die letzten drei Punkte dieses Selbstakupressurprogramms anwenden: P 6 (Innere Pforte), Ma 36 (Dreimeilenpunkt) und Mi 4 (Großvater Enkel). Das volle Programm kann man auf dem Bett oder einem Teppich durchführen.[1]

Schritt 1

EG 12 und EG 6 drücken: Auf dem Bauch liegend die Handfläche der rechten Hand über das Sonnengeflecht (EG 12) in der Mitte zwischen dem Ende des Brustbeins und dem Nabel legen.

Bei schweren Erkrankungen – Herzleiden, Krebs oder hohem Blutdruck oder wenn man Medikamente einnimmt – sollte vor Durchführung dieser Übung der Arzt befragt werden.

Die Handfläche der linken Hand auf EG 6 zwischen dem Schambein und dem Nabel legen. Den Kopf zur Seite wenden, die Augen schließen und langsam und tief atmen. Möglicherweise tritt am Ende des Ausatmens ein leichter Unterleibsschmerz auf. Dieser Schmerz läßt meist innerhalb von fünf Minuten nach. Sich auf die tiefe Atmung konzentrieren, nicht auf den Schmerz. Wenn man leicht ermüdet oder sich oft schwach fühlt, diese Übung zunächst auf eine Minute beschränken. Nach einer Woche kann man die Zeitdauer allmählich steigern. Die Übung durchhalten – Ausdauer zahlt sich aus.

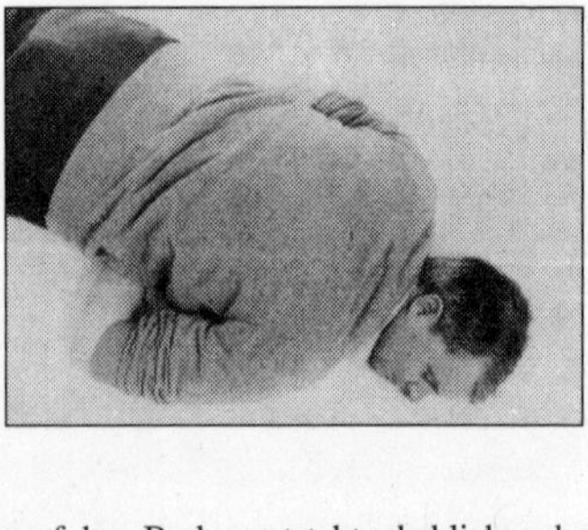

1 Bei der Durchführung dieses Programms auf dem Boden entsteht erheblich mehr Druck als auf dem Bett. Wenn die Punkte sehr empfindlich sind, auf dem Bett üben; wenn man stärkeren Druck wünscht, sich auf einen Teppichboden legen.

Wenn der Schmerz nachläßt, sich umdrehen und bequem auf den Rücken legen.

Schritt 2

B 23 und B 47 drücken: Mit angezogenen Knien, Füße flach auf dem Boden, auf den Rücken legen. Das Becken anheben und die Fäuste unter das Kreuz legen. Die Knöchel zwischen Wirbelsäule und die dicken Muskelstränge im Kreuzbereich schieben. Dadurch werden die inneren (B 23) und die äußeren (B 47) Punkte gedrückt. Den Körper entspannt auf die Fäuste ablegen, die Augen schließen und eine Minute lang tief in den Bauch atmen.

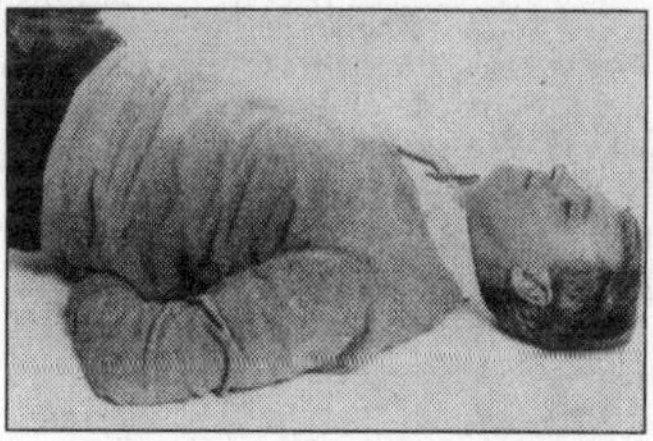

Das restliche Programm kann im Sitzen oder Liegen durchgeführt werden.

Schritt 3

P 6 kräftig drücken: Den linken Daumen auf die Innenseite des rechten Handgelenks zweieinhalb Fingerbreit unter die Mitte der Handgelenksfalte legen. Mit dem Daumen kräftig gegen den Druck der Fingerkuppen außen am Unterarm drükken. Dies beruhigt den Magen und hilft gegen Übelkeit. Eine Minute lang halten und tief atmen. Dann den Punkt am anderen Arm drücken.

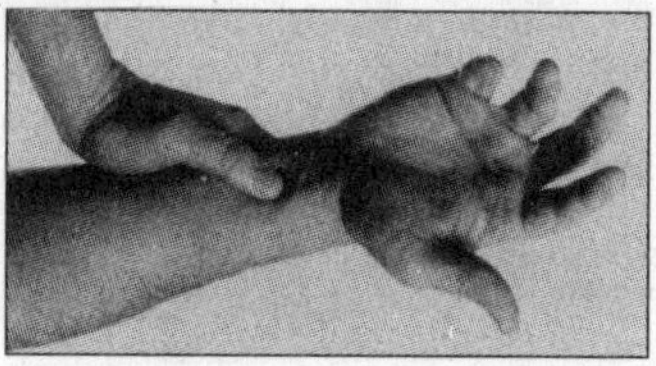

Schritt 4

Ma 36 kräftig reiben: Die rechte Ferse auf Punkt Ma 36 des ausgestreckten linken Beins legen. Den Punkt dreißig Sekunden lang kräftig reiben, bis Wärme entsteht. Anschließend zur Kräftigung und Stabilisierung des Verdauungssystems am anderen Bein in derselben Weise verfahren.

Schritt 5

Mi 4 mit der gegenüberliegenden Ferse drücken: Die Au-

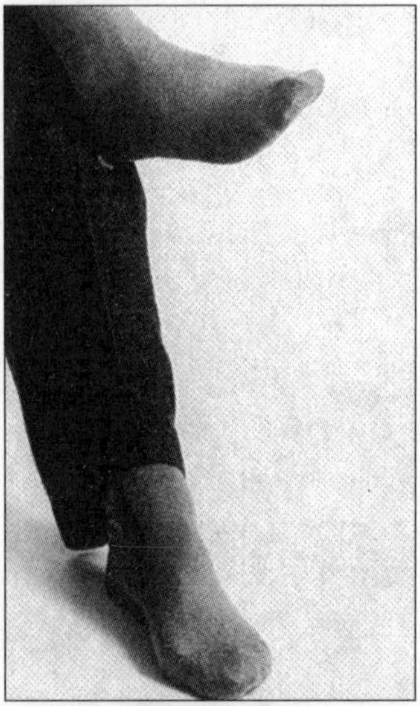

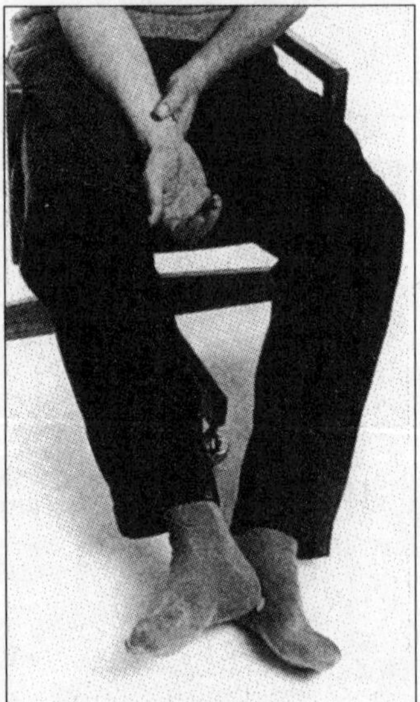

ßenkante des linken Fußes liegt auf dem Boden. Dann die rechte Ferse in das Fußgewölbe des linken Fußes setzen und Mi 4 drücken.

Alternativ: Während die Ferse Mi 4 im Fußgewölbe drückt, den linken Daumen auf die Innenseite des rechten Unterarms drücken und P 6 auf der rechten Seite drücken. Diese Punktekombination eine Minute lang halten, dabei tief atmen. Dann auf der anderen Seite ebenso verfahren.

Die Wirkung dieses Programms ist wesentlich besser, wenn man dabei tief in den Bauch atmet. Bei jedem Einatmen muß der Bauch hervortreten. Bei jedem Ausatmen darauf achten, daß sich der ganze Körper entspannt.

Bei Unterleibsschmerzen aufgrund von Blähungen

Sich auf den Rücken legen und die Knie zur Brust hochziehen. Die Arme um die Knie schließen und eine Minute lang tief atmen. Sich dann bequem mit angezogenen Beinen hinlegen, Füße am Boden, die Augen geschlossen. Zwei weitere Minuten tief in den Bauch atmen.

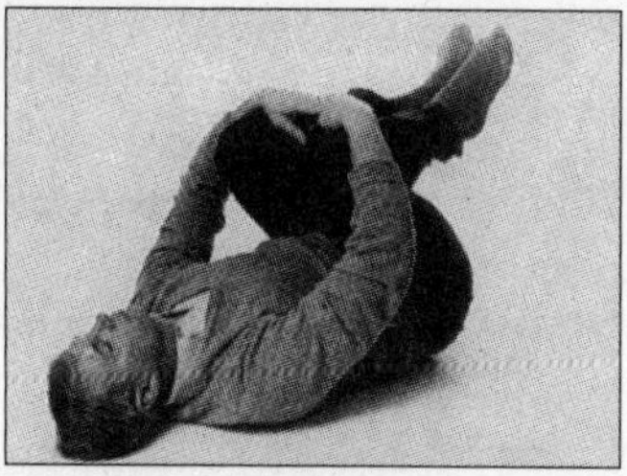

Weitere Punkte bei Magenschmerzen, Verdauungsstörungen und Sodbrennen

Darstellungen weiterer Punkte für Magenschmerzen, Verdauungsstörungen und Sodbrennen siehe in Kapitel 40, »Verstopfung«, Kapitel 12, »Diarrhöe«, und Kapitel 31, »Reisekrankheit, morgendliches Erbrechen und Übelkeit«.

25 Menstruationsbeschwerden, Krämpfe und prämenstruelles Syndrom

Frauen leiden vor oder während der Menstruation häufig unter Kreuzschmerzen, Aufgedunsenheit, Schmerzen in den Brüsten und Unterleibskrämpfen. Die speziellen Akupressurpunkte in diesem Kapitel beseitigen nicht nur Spannungen in diesem Bereich, sondern wirken auch gegen die Störungen des Allgemeinbefindens und die Aufgedunsenheit, stabilisieren die Emotionen und helfen, mehr Herr des eigenen Lebens zu sein. Menstruationsbeschwerden können verursacht sein durch Spannungen im Beckenbereich, Entzündung und Schwellung des Uterus, Verstopfung, eine Verengung des Muttermundes und hormonelle Störungen im Bereich der Schilddrüsen, Nebenschilddrüsen oder der Eierstöcke. Man sollte die Ursache der Beschwerden stets mit dem Arzt abklären.

Tägliche Akupressur über einen längeren Zeitraum regt die endokrinen Drüsen zu einer natürlichen Regulierung des Hormonhaushalts an. Die Ergebnisse dieser natürlichen Behandlungsmethode dauern etwas länger, doch treten dabei keine Nebenwirkungen wie bei Arzneimitteln auf, weshalb man diese Alternative mit seinem Arzt besprechen sollte.

Verspannungen im Beckenbereich, eine andere häufige Ursache für prämenstruelles Syndrom und Menstruationskrämpfe, haben direkten Einfluß auf die Sexual- und Verdauungsorgane. Wenn sich die Muskeln des Beckenbereichs zusammenziehen, kann dies den Dickdarm blockieren, was die Versorgung der Genitalien mit Blut und Nervensignalen beeinträchtigt, und dies wirkt sich wiederum auf die Menstruation aus. Die Akupressurpunkte am Unterleib und an der Basis der Wirbelsäule lösen Spannungen im Beckenbereich auf, indem sie die Durchblutung des gesamten Fortpflanzungsapparates verbessern.

Ernährung

Kalzium ist eines der wichtigsten Mineralien zur Vorbeugung gegen Menstruationskrämpfe. Es bewirkt eine Entspannung der Nerven und Muskeln. Der Kalziumspiegel sinkt in der Woche vor der Menstruation erheblich ab, wodurch es zu prämenstruellen Spannungen, Aufgedunsenheit und Kopfschmerzen kommt.

Es gibt viele Nahrungsmittel, die den Körper mit Kalzium versorgen und damit Krämpfe verhindern können. In der Woche vor der Menstruation sollte man viel frisches grünes Blattgemüse, grünen Salat und Kräuter – zum Beispiel Kopfsalat, Petersilie (mit der man einen Tee kochen kann), Grünkohl und Spinat – zu sich nehmen, die reich an Kalzium sind.

Daneben ist Magnesium wichtig, weil es die Aufnahme von Kalzium erleichtert. In Meeresgemüse, Samen und Nüssen sind beide Mineralien reichlich enthalten.

Tips zur Linderung von Menstruationsbeschwerden

• *Kamillentee* hilft bei prämenstruellem Syndrom und Menstruationskrämpfen. Er beruhigt und entspannt die Körpersysteme.

• *Frischer Tee aus Ingwerwurzeln* ist ebenfalls ein vorzügliches Heilmittel bei Menstruationskrämpfen. Ingwerwurzeln bekommt man in der Gemüseabteilung der meisten Supermärkte. Man schneidet eine Handvoll davon in Scheiben, überbrüht diese mit heißem Wasser und läßt sie fünfzehn Minuten ziehen. Mit etwas Honig und Milch abschmecken. Davon eine bis zwei Tassen trinken.

• *Eine Wärmflasche,* ein Heizkissen oder ein heißes Handtuch im Kreuzbereich auflegen. Mit einer Decke lose abdecken.

• *Ein leichtes Senfpflaster* am Unterleib auflegen. Einen Teil gemahlene Senfsamen mit fünf

Teilen Vollkornmehl mischen. Mit warmem Wasser zu einer dicken Paste vermischen und diese auf einem Mulltuch ausstreichen. Dann das Tuch über den Unterleib legen. Liegen lassen, bis der Unterleib ganz durchwärmt ist. Sich nach dem Abnehmen des Senfpflasters hinlegen und zudecken.

• *Wärme- oder Kälteanwendungen* können ebenfalls Menstruationsbeschwerden lindern. Eine Sauna oder ein heißes Bad regt den Menstruationsfluß an, Kälte verringert ihn.

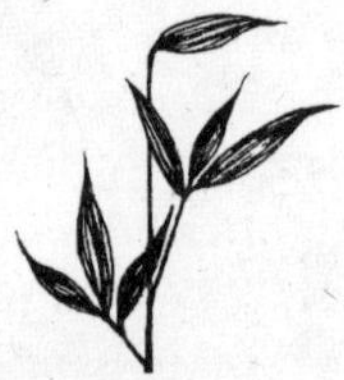

Energiepunkte bei Menstruationsbeschwerden

Punkt	*Wirkungen und Anwendungsgebiete*
B 27, B 28	Bei Hüftschmerzen, Menstruationskrämpfen, Harnverhaltung und Störungen des Geschlechtsapparats
B 29, B 30	Bei Kreuzschmerzen, Ischias und Menstruationsbeschwerden
B 31, B 32	Bei prämenstruellem Syndrom und menstruellen Verspannungen.
B 33, B 34	Hexenschuß, Schmerzen im Genitalbereich, Impotenz und Unfruchtbarkeit.

Eilende Tür (Mi 12)
Hütte am Herrenhaus (Mi 13)
Diese beiden Punkte wirken besonders gut bei Menstruationsbeschwerden.
Lage: Im Beckenbereich in der Mitte der Leistenbeuge.
Anwendungsgebiete: Bei Menstruationskrämpfen und Unterleibsbeschwerden.

Kreuzpunkte (B 27 bis B 34)
Die Akupressurpunkte am Kreuzbein (an der Basis der Wirbelsäule unmittelbar über dem Steißbein) wirken lindernd bei Menstruationskrämpfen und Kreuzschmerzen. Zwei Minuten stetigen, festen Drucks auf diese Kreuzpunkte, wobei man sich auf den Rücken legt und die übereinandergelegten Hände unter die Basis der Wirbelsäule schiebt, helfen die Gebärmutter entspannen und Menstruationskrämpfe beseitigen.

Meer der Energie (EG 6)
Lage: Drei Fingerbreit unterhalb des Nabels.
Anwendungsgebiete: Bei prämenstruellem Syndrom, Menstruationskrämpfen, Beschwerden im Urogenitaltrakt, Ausfluß,

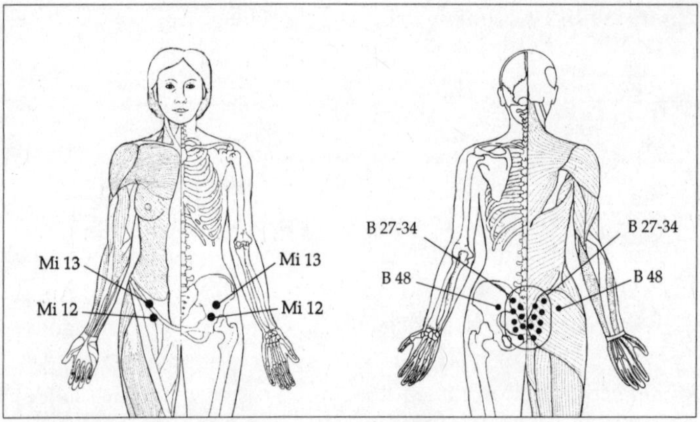

unregelmäßiger Periode und Verstopfung, die den Menstruationsschmerz verschlimmert.

Ursprung der Pforte (EG 4)
Lage: Vier Fingerbreit unterhalb des Nabels.

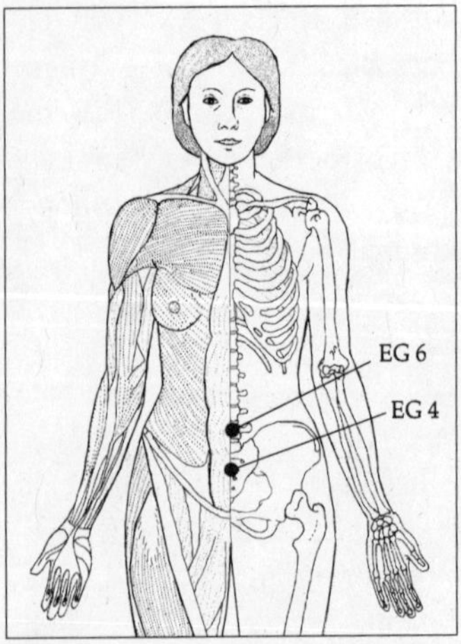

Anwendungsgebiete: Menstruationskrämpfe, Störungen im Urogenitaltrakt, Ausfluß, unregelmäßige Periode und Inkontinenz.

Genitalienpunkt
(B 48)
Lage: Einen bis zwei Fingerbreit außerhalb des Kreuzbeins (der Knochenverband am unteren Ende der Wirbelsäule) und in der Mitte zwischen der Oberseite des Hüftbeins (Darmbeinkamm) und der Basis des Gesäßes.
Anwendungsgebiete: Spannungen im Beckenbereich, prämenstruelles Syndrom, Menstruationskrämpfe und Beschwerden im Harntrakt.

Dreifache Yin-Kreuzung (Mi 6)

Achtung: Diesen Punkt im achten und neunten Schwangerschaftsmonat nicht mehr stimulieren.

Lage: Vier Fingerbreit oberhalb des inneren Knöchels nahe der Rückseite des Schienbeins.

Anwendungsgebiete: Bei Wasserretention, Menstruationskrämpfen und Schmerzen im Genitalbereich.

Großvater Enkel (Mi 4)

Lage: Im Fußgewölbe einen Daumenbreit hinter dem Fußballen.

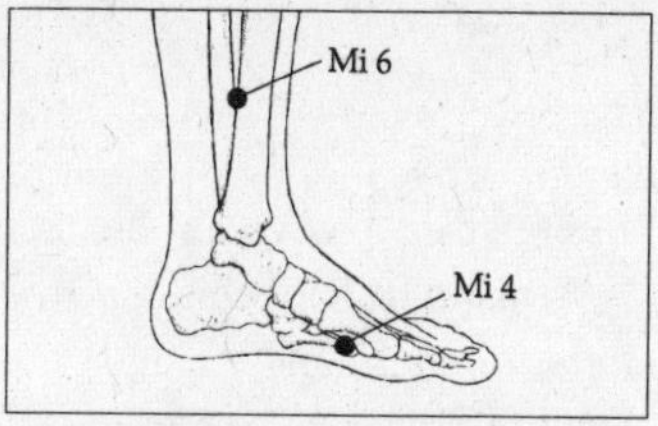

Anwendungsgebiete: Bei prämenstruellen Syndrom, Aufgedunsenheit und Menstruations und Unterleibskrämpfen.

Es müssen nicht alle diese Punkte bearbeitet werden. Es genügt oft schon, wenn man nur einen oder zwei der Punkte drückt.

Übungen

Führen Sie die nachfolgenden Selbstakupressurtechniken in einem ruhigen und behaglichen Raum durch. Die besten Ergebnisse erzielt man, wenn man in der Woche vor der Periode zwei- bis dreimal übt und während der übrigen Zeit einmal täglich. Dieses Programm wird in drei Stellungen durchgeführt: zunächst auf dem Bauch liegend zur Bearbeitung des Unterleibs, dann auf dem Rücken liegend zur Bearbeitung der Gesäßbacken und der Basis der Wirbelsäule und schließlich im Sitzen, wobei man zwei wichtige Punkte innen an den Beinen drückt, die das weibliche Genitalsystem harmonisieren.

Schritt 1

Mi 12 und Mi 13 drücken: Sich flach auf den Bauch legen und die Arme so unter den Körper schieben, daß die Fäuste mit der geschlossenen Handfläche nach oben unter dem Unterleib liegen. Stirn oder Kinn auf den Boden legen, wie man es als bequem empfindet. Die Füße schließen. Einatmen und die Füße so anheben, daß die Oberschenkel nicht mehr auf dem Boden liegen. Die Beine dreißig Sekunden lang oben halten und langsam und tief in den Unterleib atmen. Beine langsam ablegen, Hände an die Seiten legen, den Kopf zur Seite drehen und völlig entspannt mindestens zwei Minuten liegen bleiben.

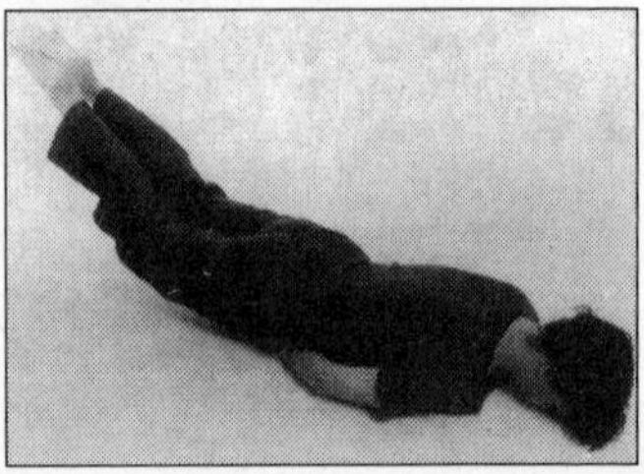

Sich langsam auf den Rücken rollen.

Schritt 2

B 48 und B 27 bis B 34 drükken: Mit abgewinkelten Beinen, Füße flach auf dem Boden, auf dem Rücken liegen. Die Hände mit den Handflächen nach unten neben der Basis der Wirbelsäule (Kreuzbein) flach auf den Boden legen. Die Augen schließen, langsam und tief atmen und die Knie eine Minute lang von einer Seite zur anderen schwenken. Die Hände unter dem Gesäß in eine andere Position bringen, um unangenehmen Druck zu vermeiden und andere Teile der Gesäßmuskulatur zu drücken. Dann die Hände weiter nach innen unter die Basis der Wirbelsäule schieben. Wenn man einen besonders empfindlichen Punkt findet, den Bereich eine Minute lang halten und tief atmen.

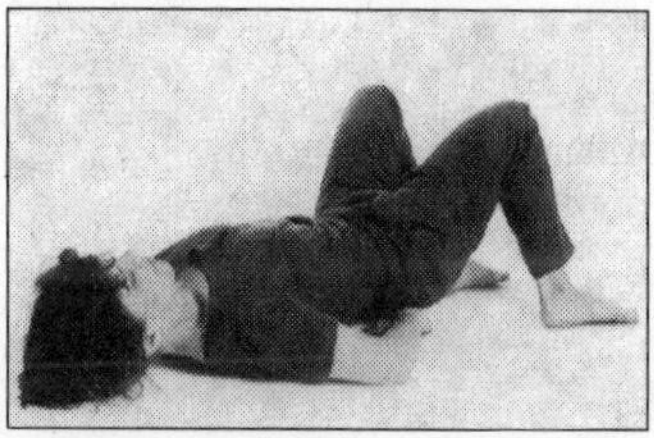

Versuchen Sie diese Übung auch einmal mit hochgezogenen Knien, so daß die Füße nicht mehr auf dem Boden liegen. Die Hände unter den Gesäßbacken lassen und die Knie von einer Seite zur anderen schwenken. Nach einer weiteren Minute die Beine ausstrecken, die Hände auf den Bauch legen und tief atmen. Einige Minuten lang mit geschlossenen Augen völlig entspannen.

Schritt 3

EG 4 und EG 6 weich drücken: Die Fingerkuppen der linken Hand in die Mitte des Unterleibs oberhalb des Schambeins legen (EG 4). Die Fingerkuppen der rechten Hand direkt darüber in die Mitte zwischen Nabel und Schambein legen (EG 6). Weich 3 bis 5 cm tief in den Unterleib drücken und zwei Minuten halten, dabei tief atmen. Dann mit geschlossenen Augen auf dem Rücken beliebig lange entspannen.

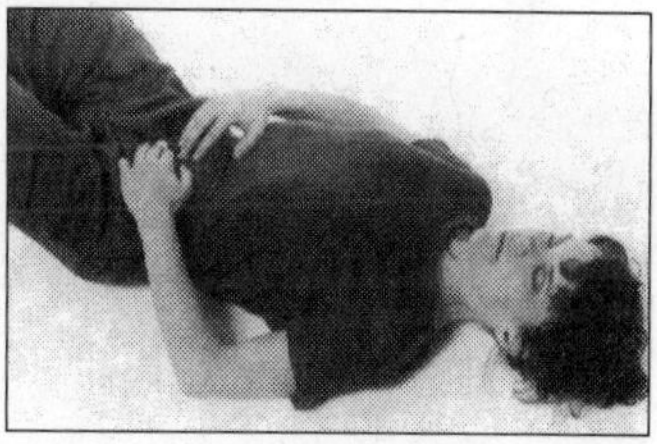

Sich auf die Seite rollen und sich langsam bequem aufsetzen.

Schritt 4

Mi 6 sanft drücken: Beide Daumen vier Fingerbreit oberhalb des Vorsprungs des Innenknöchels auf die Innenseite der

Knöchel legen. Mit den Daumen sanft am Innenrand des Schienbeins reiben und nach einer leichten Vertiefung tasten, in die man weich drückt. Wenn man unter prämenstruellem Syndrom oder Menstruationskrämpfen leidet, ist dieser Punkt möglicherweise sehr empfindlich. Eine Minute halten und tief atmen.

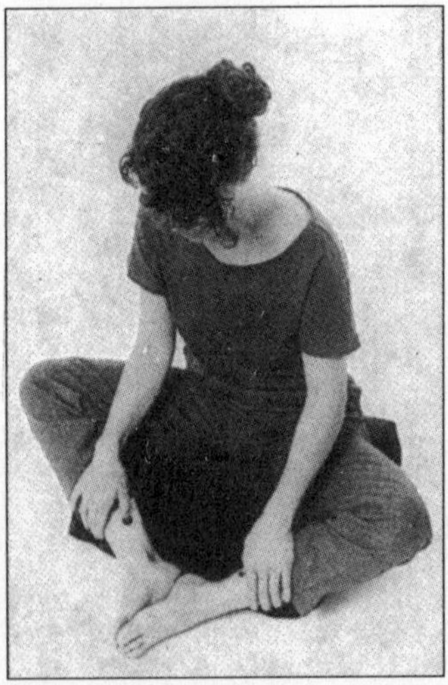

Schritt 5

Mi 4 kräftig drücken: Die Daumen auf das Fußgewölbe legen, wobei die rechte Hand den rechten Fuß und die linke Hand den linken Fuß bearbeitet. Mit dem Daumen auf dem Fußgewölbe mit den Zehen wippen und nach einem hervortretenden Muskel tasten. Diesen Muskel eine Minute lang kräftig drücken.

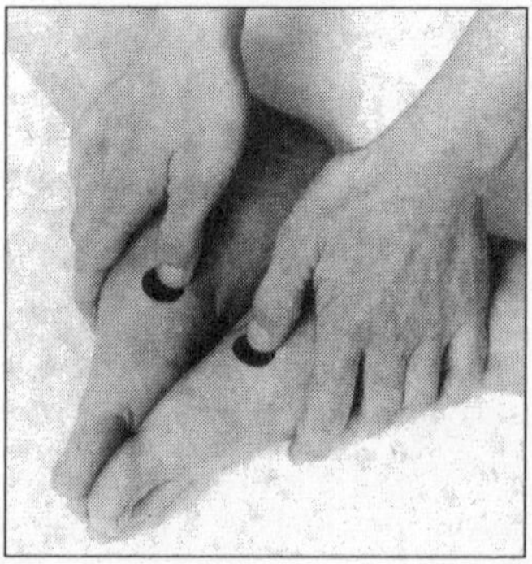

Die besten Ergebnisse erzielt man, wenn man dieses Programm in der Woche vor der Periode zwei- oder dreimal und in der übrigen Zeit einmal täglich durchführt.

Zusätzliche Punkte bei Menstruationsbeschwerden

Darstellungen weiterer Punkte bei Menstruationsbeschwerden und prämenstruellem Syndrom siehe in Kapitel 33, »Rückenschmerzen und Ischias«, Kapitel 23, »Krämpfe«, und Kapitel 36, »Schmerzen«.

26 Nackenschmerzen und steifer Nacken

Weil sich der Nacken »zwischen Körper und Geist« befindet, ist er besonders empfänglich für Konflikte zwischen beiden, was zu Nackenschmerzen oder Verspannungen im Nackenbereich führt. Diese Beschwerden treten auf, wenn die Bedürfnisse des Körpers oder diejenigen des Geistes vernachlässigt werden, wodurch ein Energieungleichgewicht entsteht. So kann zum Beispiel der Körper müde sein und Entspannung brauchen, während der Geist meint, daß man arbeiten sollte. Leib-Seele-Konflikte dieser Art führen oft zu Nackenverspannungen, aber auch ein übermäßiges materielles oder intellektuelles Streben zu Lasten der spirituellen und emotionellen Dimensionen unseres Lebens. Wenn die Halsmuskulatur überlastet ist, kann sie den Kopf nicht mehr richtig tragen, der 5 bis 7 kg wiegt. Emotioneller Streß kann die Halsmuskeln zusätzlich belasten und weitere Verspannungen schaffen. Weil viele Menschen nicht wissen, wie sie diese Verspannungen lösen können, setzen sie sich fest und werden chronisch. Verspannungen, Schmerzen, Steifigkeit des Nackens und sogar eingeklemmte Nerven im Nackenbereich sind leider allzu häufig.

Hals und Nacken sind auch das Barometer für den Selbstausdruck und die Selbstwandlung. Sie sind die Mitte, von der aus wir unsere Empfindungen, Gedanken, Hoffnungen und Probleme mittels der Stimme ausdrücken. Eine Möglichkeit, Verspannungen der Hals- und Nackenmuskulatur vorzubeugen, besteht darin, sich in angemessener Weise auszudrücken und zu versuchen, ein harmonisches inneres Gleichgewicht zu erhalten. Leider zwingt uns die Dynamik des Lebens zu fortwährenden Anpassungen, weshalb ein gewisses Maß an Verspannungen im Hals- und Nakkenbereich wohl unausweichlich ist.

Schleudertrauma

Durch den heftigen Aufprall bei einem Autounfall können die Halsmuskulatur und -wirbel beschädigt werden. Ein Schleudertrauma kann viele langwierige Probleme wie Kopfschmerzen, Schmerzen und Steifigkeit im Hals- und Nackenbereich, Schulterprobleme, Schlaflosigkeit, taubes Gefühl in den Armen und Ohrensausen hervorrufen.

Nach einem Unfall sollte immer ein Arzt eine sorgfältige Untersuchung durchführen, um die Art der Verletzungen festzustellen. Falls Entzündungen zurückbleiben, kann milde Akupressur die Durchblutung verbessern und die Heilung begünstigen.

Menschen, die vor Monaten oder sogar Jahren ein Schleudertrauma erlitten und noch an Spätfolgen leiden, kann mit Akupressur gut geholfen werden. Wenn die Verletzungsfolgen chronisch geworden sind, können optimale Ergebnisse jedoch nur dann erzielt werden, wenn man über Monate ein- bis zweimal täglich Akupressur anwendet. Die Sängerin einer meiner Lieblingsmusikgruppen in meiner Gegend litt infolge zweier Autounfälle unter starken Nackenschmerzen. Nachdem sie drei Wochen lang regelmäßig Punkte an ihren Schultern und im Nacken gedrückt hatte, berichtete sie mir, daß sie zum ersten Mal seit drei Jahren schmerzfrei war.

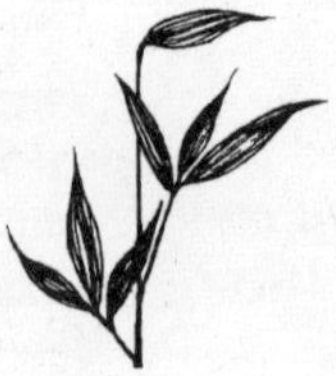

Energiepunkte bei Verspannungen und Schmerzen im Hals- und Nackenbereich

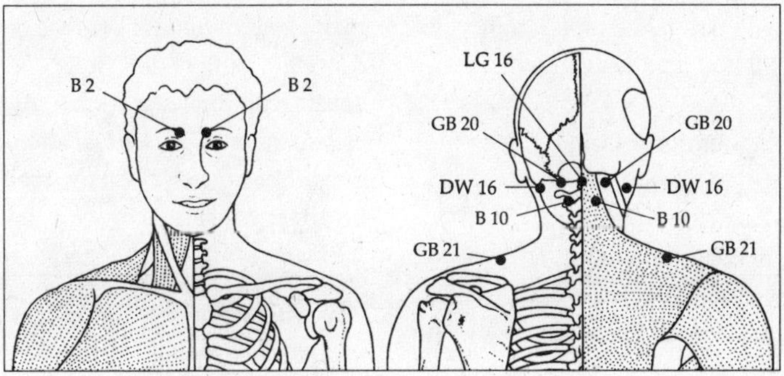

Schulterquelle (GB 21)
Achtung: Schwangere dürfen diesen Punkt nur leicht drükken.
Lage: Am höchsten Punkt des Schultermuskels 3 bis 5 cm seitlich des Nackens an der verspanntesten Stelle.
Anwendungsgebiete: Bei steifem Hals, Reizbarkeit, Verspannungen im Schultergürtel und Kreislaufbeschwerden.

Himmlische Säule (B 10)
Lage: 1 cm unterhalb der Schädelbasis auf den Muskelsträngen 1 cm zu beiden Seiten der Wirbelsäule.
Anwendungsgebiete: Bei Streß, Erschöpfung, steifem Hals und Halsentzündung.

Tore des Bewußtseins (GB 20)
Lage: Unterhalb der Schädelbasis in den je nach Größe des Kopfes 5 bis 8 cm voneinander entfernten Vertiefungen zwischen den beiden großen senkrechten Nackenmuskeln.
Anwendungsgebiete: Bei steifem Hals, Nackenschmerzen, Nackenarthritis und Kopfschmerzen.

Himmelsfenster (DW 16)
Lage: In der Vertiefung an der Schädelbasis 3 bis 5 cm hinter

dem Ohrläppchen, je nach der Größe des Kopfes.
Anwendungsgebiete: Bei steifem Nacken, Verspannungen und Schmerzen im Schultergürtel und Kopfschmerzen

Windvilla (LG 16)
Lage: In der Mitte der Rückseite des Kopfes in der großen Vertiefung unter der Schädelbasis.
Anwendungsgebiete: Gut für Augen, Ohren, Nase und Hals. Hilft auch bei Kopfschmerzen, Schwindel, steifem Nacken, und Nackenschmerzen.

Bambusbohren (B 2)
Lage: In den Vertiefungen der Augenhöhlen zu beiden Seiten der Stelle, an der der Nasenrücken in die Nasenwurzel übergeht.
Anwendungsgebiete: Bei Nackenschmerzen, Kopfschmerzen, Heuschnupfen, Überanstrengung der Augen und Schmerzen im allgemeinen.

Es müssen nicht alle diese Punkte bearbeitet werden. Es genügt oft schon, wenn man nur einen oder zwei der Punkte drückt.

Übungen

Das nachfolgende Akupressurprogramm, das im Sitzen oder Liegen durchgeführt werden kann, hilft Hals und Nacken elastisch und kräftig erhalten und wirkt gegen Verspannungen und Schmerzen im Nackenbereich.

Schritt 1

GB 21 fassen: Die Finger beider Hände krümmen und oben auf die Schultermuskeln nahe der Basis des Nackens legen. Weich einsetzenden kräftigen Druck unmittelbar im Bereich der Schulterspannung anwenden. Das Gewicht der Arme einfach nach vorne sinken lassen und die Finger hakenförmig krümmen.

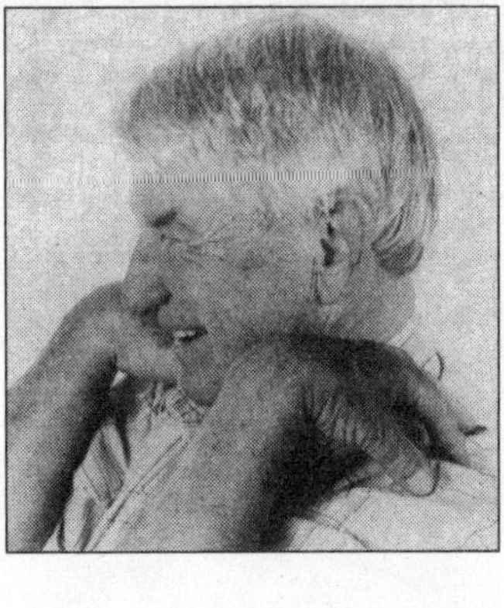

Wenn die Muskeln weicher werden und sich entspannen, mit den Fingerspitzen tiefergehen. Eine Minute lang halten und langsam und tief atmen. Die Hände locker in den Schoß legen und die Schultern mehrmals hochziehen und wieder sinken lassen, damit sie sich völlig entspannen.

Schritt 2

B 10 kräftig drücken: Die Finger wiederum krümmen und alle Fingerkuppen auf die kräftigen Muskelstränge im Nacken legen. Kräftigen Druck auf diese Muskeln beibehalten und den Kopf eine Minute lang nach oben und unten bewegen. Beim Heben des Kopfes einatmen, beim Senken ausatmen. Diese Bewegung gegen den ständigen Druck der Finger mehrmals wiederholen, dabei ständig tief atmen.

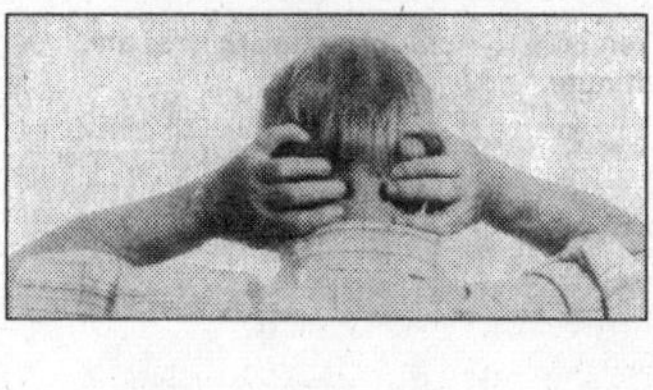

Schritt 3
GB 20 und DW 16 drücken: Die Daumen unterhalb des Schädels in die Vertiefungen legen, die 5 bis 8 cm voneinander entfernt sind. Die Augen schließen und mindestens eine Minute lang weich nach oben unter den Schädel drücken. Dann die Daumen nach außen zu DW 16 in die Vertiefungen hinter den Ohrläppchen führen. Weil dieser Punkt oft sehr empfindlich ist, vorsichtig weich nach oben in die Schädelbasis drücken.

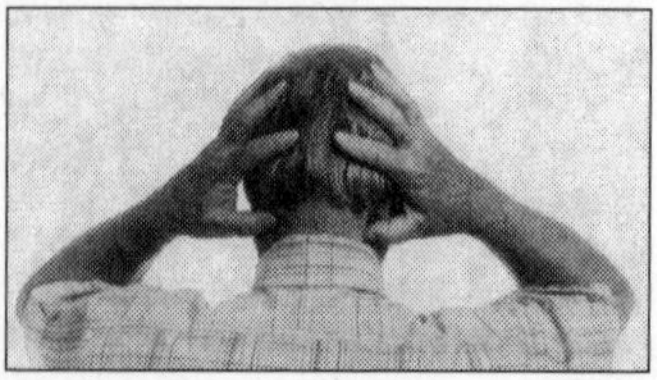

Schritt 4
LG 16 zusammen mit B 2 halten: Den linken Daumen in die große Vertiefung unterhalb der Mitte des Schädels einsetzen. Mit Daumen und Zeigefinger der rechten Hand in die Augenhöhle in der Nähe der Nasenwurzel fassen. Daumen und Zeigefinger zusammenpressen und nach oben drücken.

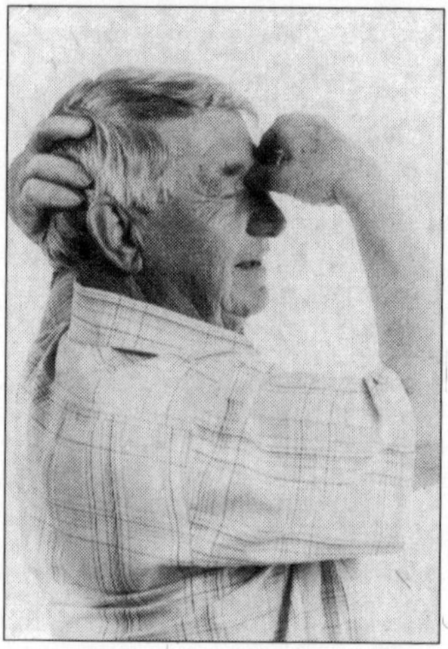

Nackendruckübung

Die Finger im Nacken verschränken und den Kopf nach vorn hängen lassen, wobei die Ellbogen möglichst nahe beieinander liegen und nach unten zum Schoß weisen. Tief einatmen, den Kopf anheben und die Ellbogen nach außen führen; den Kopf nach hinten kippen lassen.

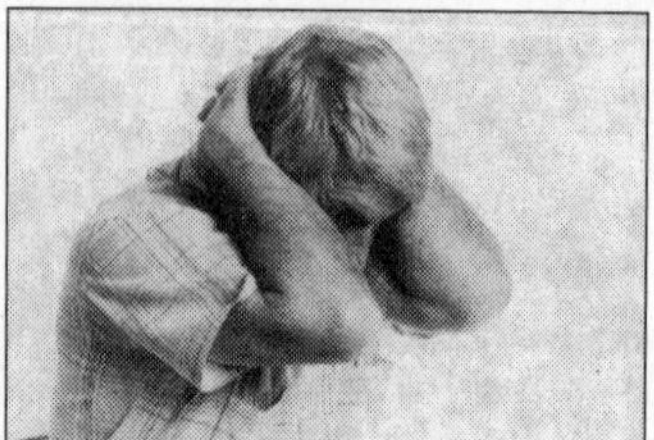

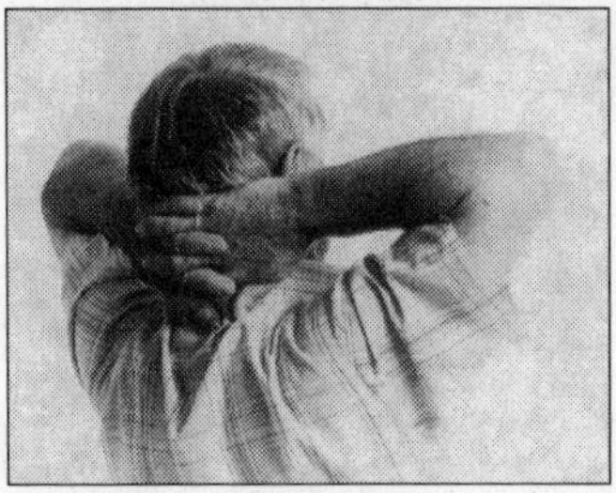

Ausatmen, während der Kopf entspannt nach vorne sinkt und die Ellbogen vor dem Kopf zusammenführt werden. Diese Übung eine bis zwei Minuten lang wiederholen, dann die Hände wieder in den Schoß legen.

Noch eine Minute mit geschlossenen Augen sitzen und die Entspannung spüren.

Weitere Punkte für Verspannungen und Schmerzen im Nackenbereich

Darstellungen weiterer Punkte für Verspannungen und Schmerzen im Nackenbereich siehe in Kapitel 13, »Erkältungen und Grippe«, Kapitel 22, »Kopfschmerzen und Migräne«, und Kapitel 36, »Schmerzen«.

27 Nasenbluten

Allgemeiner Streß, Verletzungen und trockene Luft können für Nasenbluten mit verantwortlich sein. Wenn jedoch Nasenbluten häufig oder regelmäßig auftritt, kann dies Symptom einer komplexeren Erkrankung wie hoher Blutdruck, Leukämie oder Arterioklerose sein, die alle in die Hand des Arztes gehören.

Akupressur kann neben direktem Druck wie zum Beispiel dem Tamponieren der Nase mit steriler Watte und Hochlagerung des Kopfs sehr hilfreich sein. In schweren Fällen können auch Eisbeutel zum Stoppen der Blutung angewandt werden. Weil Streß das autonome Nervensystem aus dem Gleichgewicht bringen und in vielen Fällen auslösend für Nasenbluten sein kann, muß man beim Halten der Akupressurpunkte völlig entspannt sein. Diese Punkte sind ungefährlich, und man kann sie auch seinen Kindern zeigen.

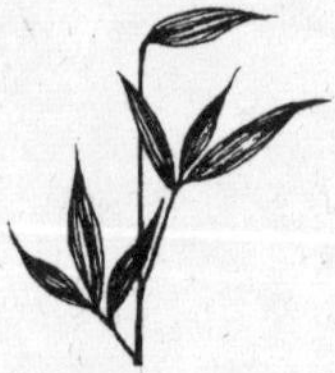

Energiepunkte bei Nasenbluten

Mitte eines Menschen (LG 26)
Lage: Zwei Drittel der Strecke von der Oberlippe bis zur Nase.
Anwendungsgebiete: Dieser Erste-Hilfe-Punkt wird traditionell bei Nasenbluten, Muskelkrämpfen, Ohnmacht und Schwindel angewandt.

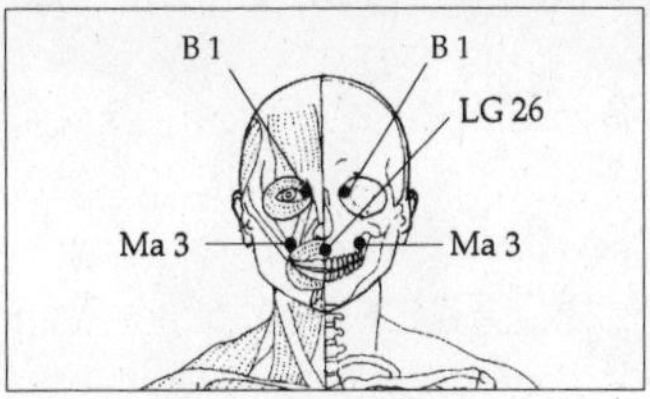

Schönheit des Antlitzes (Ma 3)
Lage: Am unteren Rand des Backenknochens genau unterhalb der Pupille.
Anwendungsgebiete: Bei Nebenhöhlenschmerzen, Übermüdung der Augen und Druck sowie Stauungen in Nase und Kopf.

Leuchtende Augen (B 1)
Lage: In der Vertiefung am Innenwinkel des Auges oberhalb des Tränenkanals.
Anwendungsgebiete: Erste-Hilfe-Akupressurpunkt bei schwerem Nasenbluten. Hilft auch bei Augenschmerzen.

Verbindung mit dem Tal (Hoku) (Di 4)
Achtung: Diesen Punkt nicht bei Schwangeren anwenden, sofern nicht bereits die Wehen eingesetzt haben, da die Stimulierung eine vorzeitige Wehentätigkeit auslösen kann.
Lage: In der Hautfalte zwischen Daumen und Zeigefinger am Handrücken an der höchsten Stelle des Muskels, wenn Daumen und Zeigefinger zusammengepreßt werden.

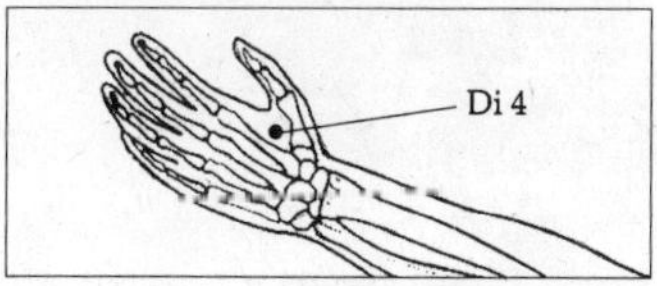

Handrücken

Anwendungsgebiete: Bei Nebenhöhlenschmerzen, Nasenbluten, Heuschnupfen, Kopfschmerzen und Zahnschmerzen.

Windvilla (LG 16)
Lage: In der Mitte der Rückseite des Kopfes in der großen Veriefung unter der Schädelbasis.

Anwendungsgebiete: Gut für Augen, Ohren, Nase und Hals. Hilft bei Kopfschmerzen, steifem Nacken, Nasenbluten und Nackenschmerzen.

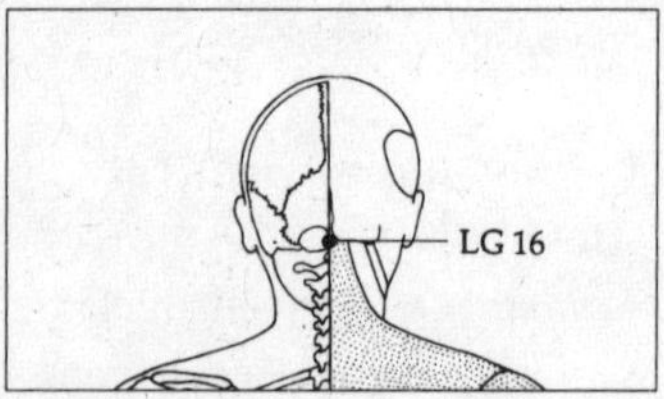

Es müssen nicht alle diese Punkte bearbeitet werden. Es genügt oft schon, wenn man nur einen oder zwei der Punkte drückt.

Übungen

Das nachfolgende Selbstakupressurprogramm bei Nasenbluten kann auf dem Rücken liegend oder im Sitzen mit zurückgeneigtem Kopf durchgeführt werden.

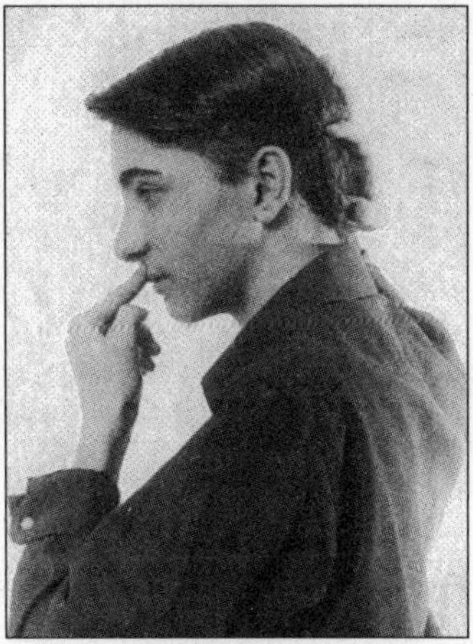

Schritt 1

LG 26 zusammen mit LG 16 drücken: Bei beginnendem Nasenbluten sofort LG 26 (unterhalb der Nasenspitze) kräftig in Richtung des Zahnfleisches drücken. Mit der anderen Hand LG 16 in der großen Vertiefung unterhalb der Mitte der Schädelbasis eine Minute lang drücken und dabei tief atmen.

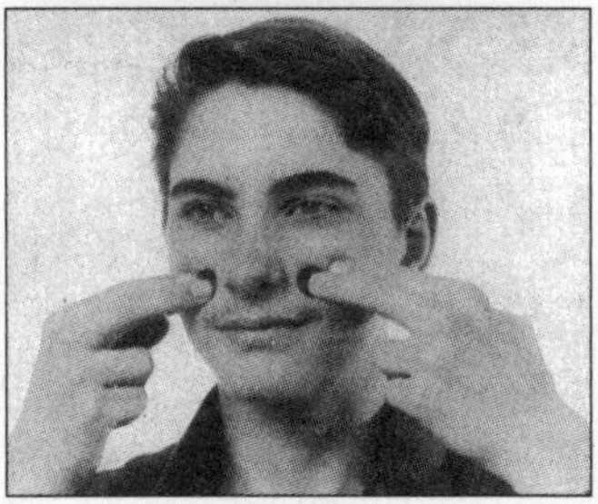

Schritt 2

Beide Punkte Ma 3 halten: Eine weitere Minute mit den Zeigefingern leicht nach oben in eine kleine Vertiefung unterhalb des Backenknochens drücken und sich mit jedem tiefem Atemzug entspannen.

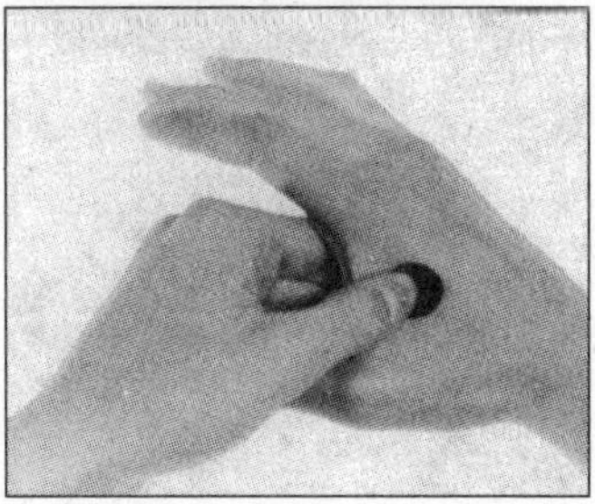

Schritt 3

Di 4 fassen: Daumen und Zeige-

finger auseinanderspreizen und eine Minute lang in den Muskel der Hautfalte drücken.
Anschließend die Hautfalte an der anderen Hand ebenfalls eine Minute lang drücken.

Weitere Punkte bei Nasenbluten

Darstellungen weiterer Punkte für Nasenbluten siehe in Kapitel 28, »Nebenhöhlenbeschwerden und Heuschnupfen«.

28 Nebenhöhlenbeschwerden und Heuschnupfen

Akupressurtechniken können bei Nebenhöhlenproblemen helfen, doch ist es wichtig, nicht nur die Symptome zu behandeln, sondern auch die Ursachen des Problems festzustellen und zu beseitigen.

Bei chronischen Nebenhöhlenbeschwerden sollte man immer zum Arzt gehen. In vielen Fällen können Nebenhöhlenbeschwerden auch die Folge starker Emotionen wie Kummer oder von Schuldgefühlen sein. Wenn diese Empfindungen nicht aufgelöst werden, führen sie oft zu Muskelverspannungen in der Brust, wodurch oft auch die Nebenhöhlen verschlossen werden. Akupressur kann diese Spannungen beheben, so daß vielfach auch die Nebenhöhlen wieder frei werden.

Verstopfung, schlechte Ernährung oder mangelnde Bewegung können ebenfalls zu Nebenhöhlenproblemen führen. Um zu prüfen, ob die Ernährung Auswirkungen auf die Nebenhöhlen hat, könnte man – falls der Arzt nicht davon abrät – versuchen, zwei Wochen lang auf alle Molkereiprodukte zu verzichten; dann müßte sich zeigen, ob sich der Zustand der Nebenhöhlen gebessert hat.

Dennis, ein ehemaliger Klient, benutzte die Akupressurpunkte neben der Nase, um sich von der chronischen Nasenverstopfung zu befreien und die Geruchsempfindung wiederherzustellen. Nachdem er diese Punkte mehrmals täglich zwei Wochen lang bearbeitet hatte, stellte er fest, daß sich auch sein Geschmackssinn verbessert hatte.

Strukturell sind die Nebenhöhlen Taschen oder Vertiefungen. Der Akupressurpunkt, der traditionell für die Behandlung von Heuschnupfen und Nebenhöhlenproblemen empfohlen wird, ist Di 4, Verbindung mit dem Tal

(Hoku). Als Fernpunkt für allgemeines Stauungsgefühl und Schmerzen hilft Di 4, die Nebenhöhlen zu öffnen und frei zu machen. B 2 an der Nasenwurzel hilft bei Stirnkopfschmerz und Nebenhöhlenbeschwerden. Auf dem Schädel werden die Punkte LG 20 und B 7 ebenfalls traditionell für das Freimachen des Nasenraums benutzt. Di 20 und Ma 3 auf dem Gesicht sind die wichtigsten Punkte für die Oberkieferhöhlen. Diese Punkte kann man ohne weiteres auch Kindern beibringen.

Energiepunkte bei Nebenhöhlenbeschwerden und Heuschnupfen

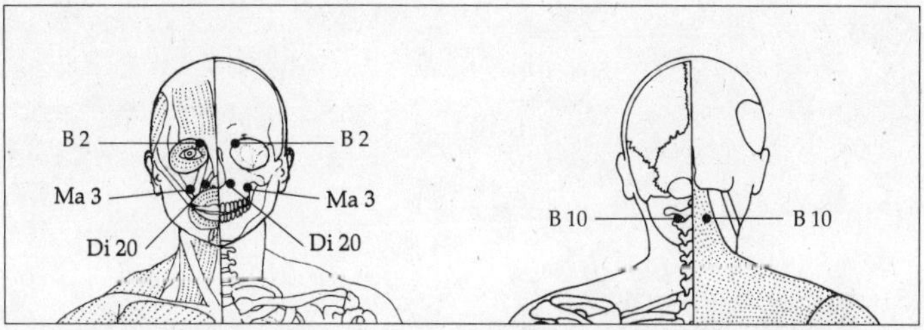

Bambusbohren (B 2)
Lage: In den Vertiefungen der Augenhöhlen zu beiden Seiten der Stelle, an der der Nasenrücken in die Nasenwurzel übergeht.
Anwendungsgebiete: Bei Nebenhöhlenschmerzen, Kopfschmerzen, undeutlichem Sehen, geröteten und tränenden Augen, Heuschnupfen und Überanstrengung der Augen.

Himmlische Säule (B 10)
Lage: Einen Fingerbreit unterhalb der Schädelbasis auf den Muskelsträngen 1 cm zu beiden Seiten der Wirbelsäule.
Anwendungsgebiete: Bei Druckgefühl im Kopf, Heuschnupfen, Streß, Erschöpfung, steifem Nacken, geschwollenen Augen und Halsschmerzen.

Den Himmel durchdringen (B 7)
Lage: Oben auf dem Schädel in einer Linie von der Rückseite der Ohren nach oben einen Daumenbreit neben der Mitte.
Anwendungsgebiete: Bei Kopfschmerzen, verstopfter Nase, Druckgefühl in Nebenhöhlen und Stirn und Störungen des Geruchssinns.

Willkommensduft (Di 20)
Lage: Neben dem Nasenloch.
Anwendungsgebiete: Bei Nebenhöhlenschmerzen, verstopfter Nase, Gesichtslähmung und Schwellung im Gesicht.

Schönheit des Antlitzes (Ma 3)
Lage: Am unteren Rand des

Backenknochens genau unterhalb der Pupille.
Anwendungsgebiete: Bei verstopfter Nase, Druckgefühl im Kopf, brennenden Augen, Zahnschmerzen und überanstrengten Augen.

Hundert Übereinstimmungen (LG 20)
Lage: Auf dem Scheitel zwischen den Schädelknochen. Zum Auffinden des Punkts hinter den Ohren nach oben zum Kopf gehen.
Anwendungsgebiete: Bei Druckgefühl in den Nebenhöhlen, Konzentrations- und Gedächtnisschwäche und Kopfschmerzen.

Punkt des Dritten Auges (LG 24.5)
Lage: Genau zwischen den Augenbrauen in der Vertiefung zwischen der Nasenwurzel und der Mitte der Stirn.
Anwendungsgebiete: Bei Heuschnupfen, Druckgefühl in den Nebenhöhlen, Kopfschmerzen und überanstrengten Augen.

Mitte eines Menschen (LG 26)
Lage: Zwei Drittel der Strecke von der Oberlippe bis zur Nase.

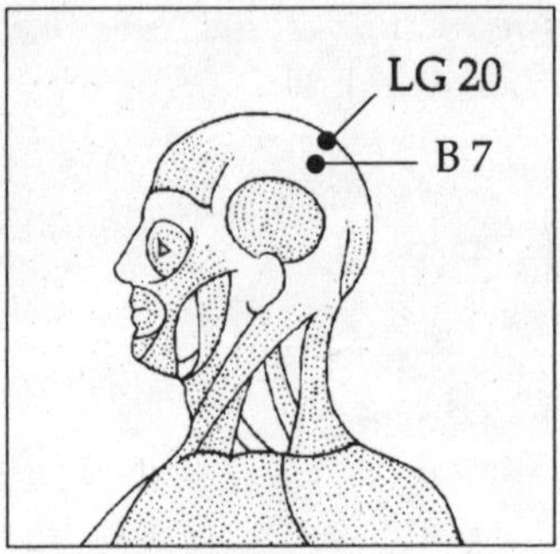

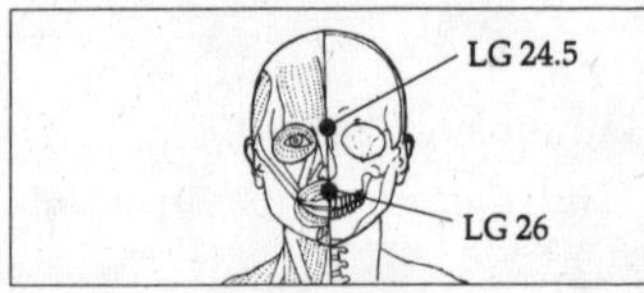

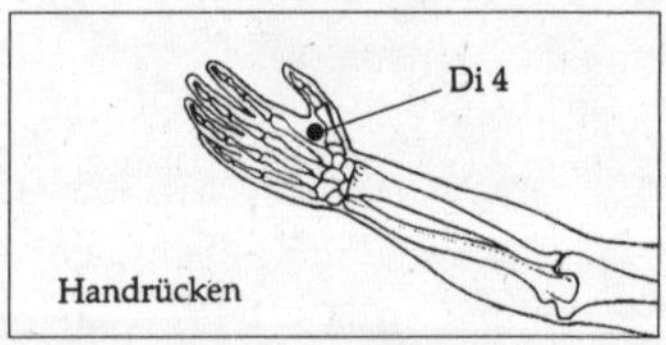

Anwendungsgebiete: Bei Heuschnupfen, Niesen, Ohnmacht und Schwindel.

Verbindung mit dem Tal (Hoku) (Di 4)
Achtung: Diesen Punkt nicht bei Schwangeren anwenden, da die Stimulierung eine vorzeitige Wehentätigkeit auslösen kann.
Lage: In der Hautfalte zwischen Daumen und Zeigefinger am

Handrücken an der höchsten Stelle des Muskels, wenn Daumen und Zeigefinger zusammengepreßt werden.

Anwendungsgebiete: Bei Kopfschmerzen, Nebenhöhlenschmerzen und Schnupfen sowie Druckgefühl im Kopf.

Es müssen nicht alle diese Punkte bearbeitet werden. Es genügt oft schon, wenn man nur einen oder zwei der Punkte drückt.

Übungen

Die Anwendung des folgenden Programms zur Behandlung oder Vorbeugung kann im Liegen oder bequem sitzend erfolgen.

Schritt 1

B 2 zusammen mit B 10 kräftig drücken: Die linke Hand auf beide Punkte B 2 in der Nähe der Nasenwurzel legen, so daß der Daumen links und der Zeigefinger rechts liegt. Nach oben in die leichten Vertiefungen in den Augenhöhlen drücken. Mit der rechten Hand in den Nacken fassen, so daß die Fingerkuppen links und der Handballen rechts liegt, und die Nackenmuskeln kräftig drücken. Die Augen schließen, tief atmen und diese Punkte mindestens eine Minute lang halten.

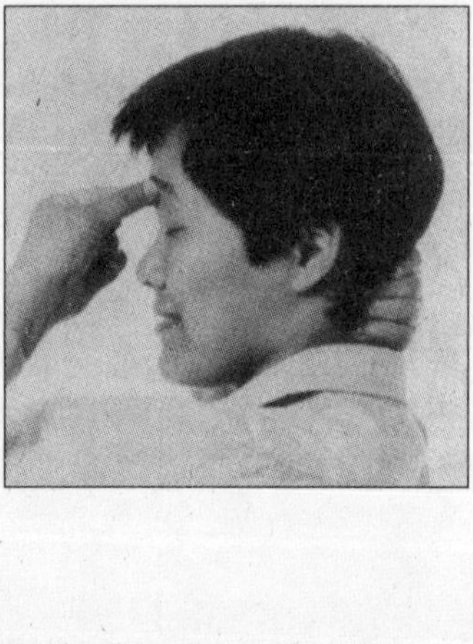

Schritt 2

B 7 halten: Zum Auffinden dieses Punkts legt man die Fingerkuppen beider Hände hinter die Ohren; dann nach oben zum Kopf gehen. Die Punkte befinden sich in den Vertiefungen oben am Kopf und sind etwa 3 cm voneinander entfernt. Tief atmen und diese Punkte eine Minute lang mit den Fingerkuppen halten.

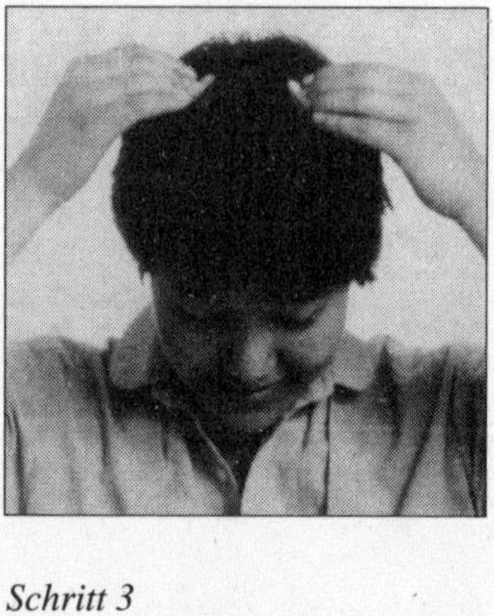

Schritt 3

Di 20 zusammen mit Ma 3 leicht drücken: Unterhalb der Backenknochen neben der Nase weich nach oben drücken. Beim Halten dieser Punkte tief atmen.

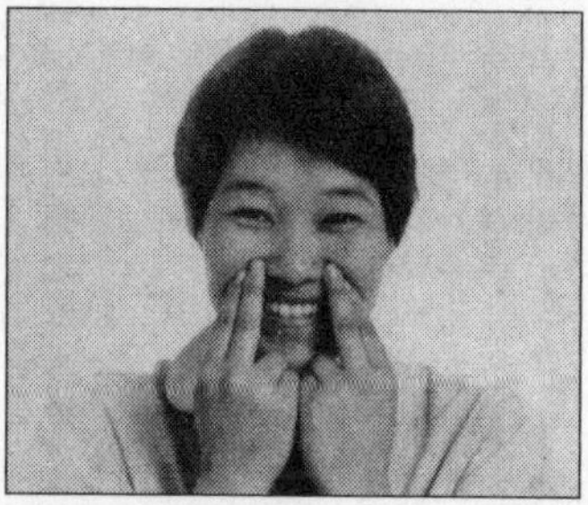

Schritt 4

LG 20 zusammen mit LG 24.5 halten: Die Fingerkuppen der rechten Hand auf LG 20 in einer Vertiefung oben in der Mitte des Kopfs legen (die weiche Stelle beim Baby). Die Kuppe des Mittelfingers der linken Hand leicht auf die Nasenwurzel legen. Eine Minute lang tief atmen.

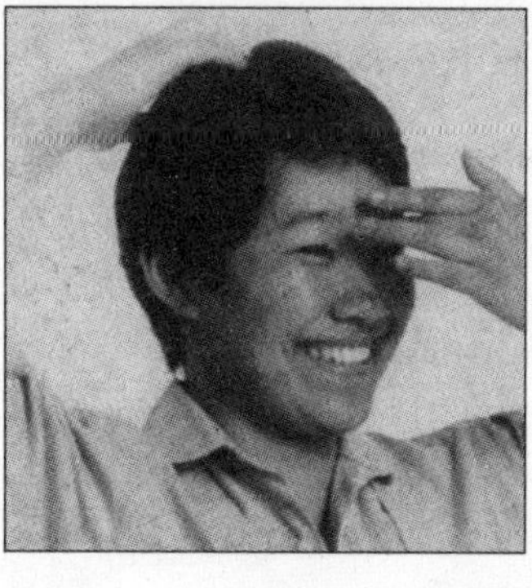

Schritt 5

LG 20 zusammen mit LG 26 drücken: Unter weiterem Drücken auf LG 20 oben am Kopf vom Punkt des Dritten Auges zu LG 26 auf der Oberlippe gehen. Tief atmen und diese wichtigen Energiepunkte eine Minute lang kräftig drücken, um den Heuschnupfen und die Nebenhöhlenbeschwerden zu beseitigen.

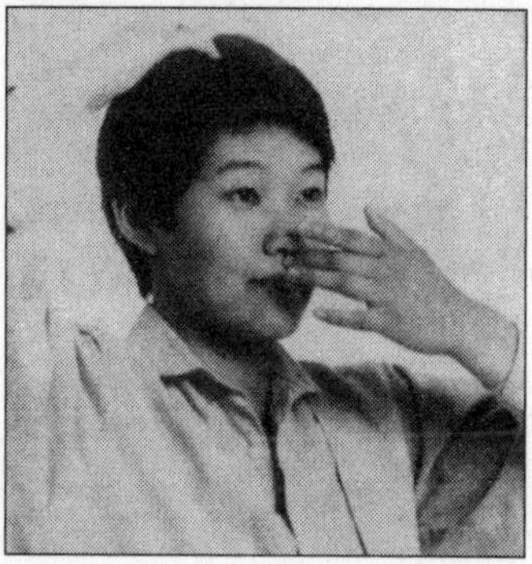

Schritt 6

Di 4 kräftig fassen: Den rechten Daumen in die Vertiefung am linken Handrücken legen, so daß die Finger auf der Handfläche direkt hinter dem Daumen liegen. Daumen und Zeigefinger zusammenpressen und kräftig in die Hautfalte drücken. Den Druck zum Knochen richten, der

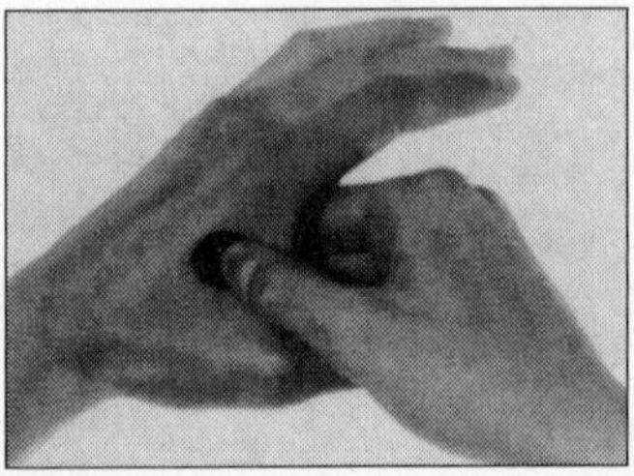

mit dem linken Zeigefinger verbunden ist. Langsam und tief atmen und diesen Punkt dreißig Sekunden lang drücken. Dann denselben Punkt an der anderen Seite weitere dreißig Sekunden halten. Dieser stauungslösende Fernpunkt kann jederzeit für sich allein angewandt werden, um Nebenhöhlenschmerzen und Heuschnupfen zu lindern.

Zusätzliche Punkte für die Beseitigung von Nebenhöhlenbeschwerden und Heuschnupfen

Darstellungen weiterer Punkte für die Beseitigung von Nebenhöhlenproblemen und Heuschnupfen siehe in Kapitel 13, »Erkältungen und Grippe«, Kapitel 22, »Kopfschmerzen und Migräne«, und Kapitel 27, »Nasenbluten«.

29 Ohnmacht

Die Akupressurpunkte für die Wiederbelebung bei einer Ohnmacht regen die Körpersysteme an, den Körper zu harmonisieren und zu verjüngen. Einer der berühmtesten Wiederbelebungspunkte ist LG 26 auf der Oberlippe. Man kann diesen Punkt

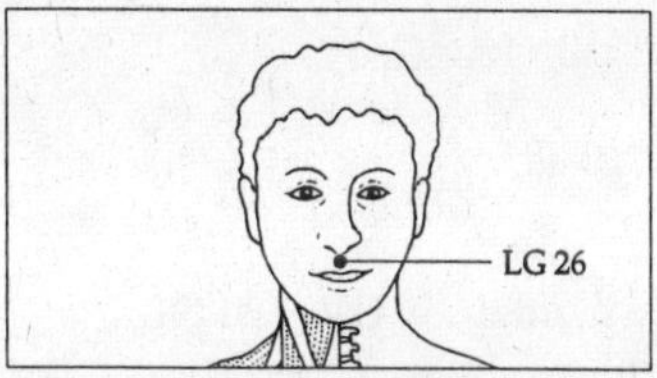

allein oder zusammen mit einer Reihe anderer Punkte anwenden, um sofort Gegenmaßnahmen zu ergreifen, wenn man das Gefühl hat, ohnmächtig zu werden. Diese Punkte wirken auch auf die natürlichen Harmonisierungsmechanismen des Körpers zur Wiederherstellung der Gesundheit.

Ich war auf der Verlobungsparty eines Freundes, als Frank, ein junger Gast, plötzlich in Ohnmacht fiel. Er hatte offenbar Sekt auf nüchternen Magen getrunken. Zum Glück fiel er auf eine Couch und brach sich nichts. Bevor jemand einen Arzt erreichen konnte, drückte ich den Akupressurpunkt in der Mitte seiner Oberlippe direkt unterhalb der Nase und brachte ihn wieder zu Bewußtsein. Franks Angehörige waren ebenso dankbar wie beeindruckt von der Wirksamkeit der Akupressur.

Wenn Sie infolge einer allgemeinen Schwäche zu Ohnmachtsanfällen neigen, arbeiten Sie dreimal täglich mit den nachfolgenden Punkten, um ihr Nervensystem zu kräftigen.

Wenn jedoch wiederkehrende Ohnmachtsanfälle oder Konvulsionen auftreten, sollte man immer einen Arzt zu Rate ziehen.

Energiepunkte bei Ohnmacht und Schwäche

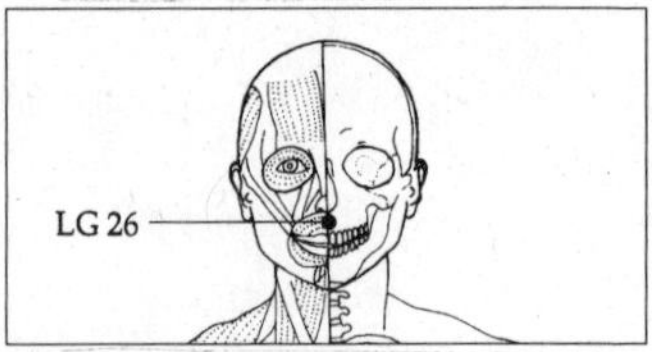

Mitte eines Menschen
(LG 26)
Lage: Zwei Drittel der Strecke von der Oberlippe bis zur Nase.
Anwendungsgebiete: Dieser Erste-Hilfe-Punkt wird traditionell bei Krämpfen, Ohnmacht, Schwindelgefühl, Epilepsie, Wirbelsäulenschmerzen und starker Erregung angewandt.

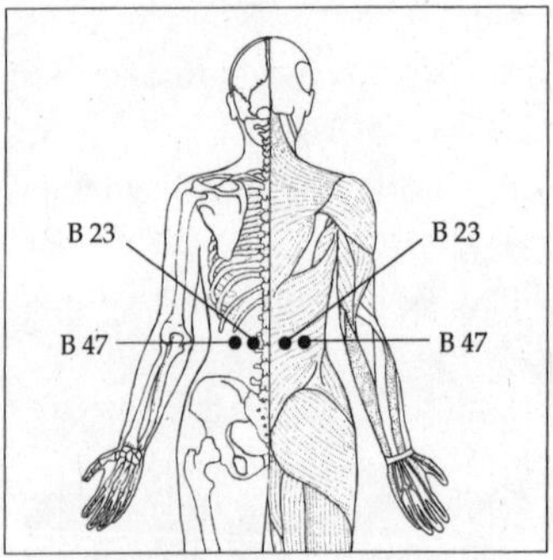

Meer der Vitalität (B 23 und B 47)
Achtung: Nicht auf schwache Bandscheiben oder gebrochene Knochen drücken. Wenn man einen schwachen Rücken hat, können einige Minuten gleichbleibender, leichter Berührung anstelle von Druck sehr heilend sein. Wenn man Fragen hat oder Rat braucht, sollte man zuerst zum Arzt gehen.
Lage: Im Kreuzbereich zwei bzw. vier Fingerbreit zu beiden Seiten der Wirbelsäule in Höhe der Taille.
Anwendungsgebiete: Bei Ohnmachtsanfällen, Schwindel, Ermüdung, extremer Schwäche und Labilität.

Sprudelnde Quellen (N 1)
Lage: An der Unterseite des Fußes zwischen den beiden Ballen.
Anwendungsgebiete: Erste-Hilfe-Punkt bei Ohnmacht, Schock und Krämpfen.

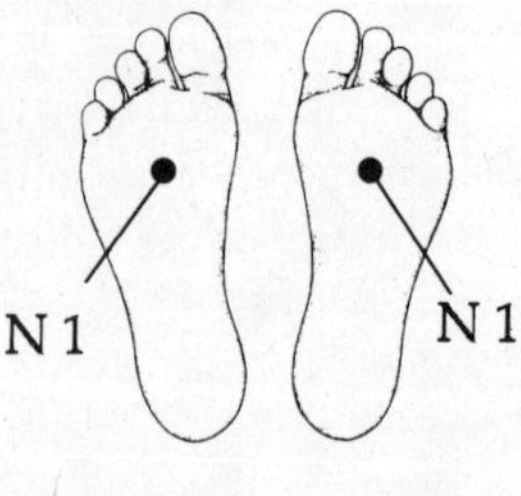

Dreimeilenpunkt (Ma 36)
Lage: Vier Fingerbreit unterhalb der Kniescheibe einen Fingerbreit außerhalb des Schienbeins. Wenn man an der richtigen Stelle ist, tritt ein Muskel hervor, sobald man mit dem Fuß wippt.
Anwendungsgebiete: Kräftigt den ganzen Körper, tonisiert die Muskeln und stabilisiert bei Schwäche, Müdigkeit, Schwindel oder Ohnmacht.

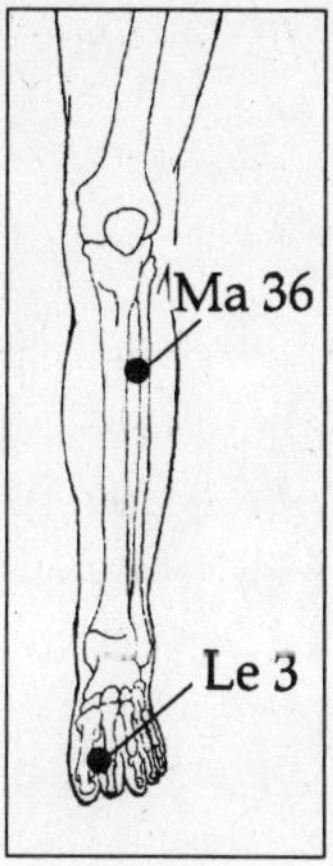

Höchste Flut (Le 3)
Lage: Am Fußrücken in der Senke zwischen der großen und der zweiten Zehe.
Anwendungsgebiete: Bei Ohnmacht, Schwindel, Erschöpfung, Kopfschmerzen, kleineren nervösen Störungen und Kater.

Es müssen nicht alle diese Punkte bearbeitet werden. Es genügt oft schon, wenn man nur einen oder zwei der Punkte drückt.

Übungen

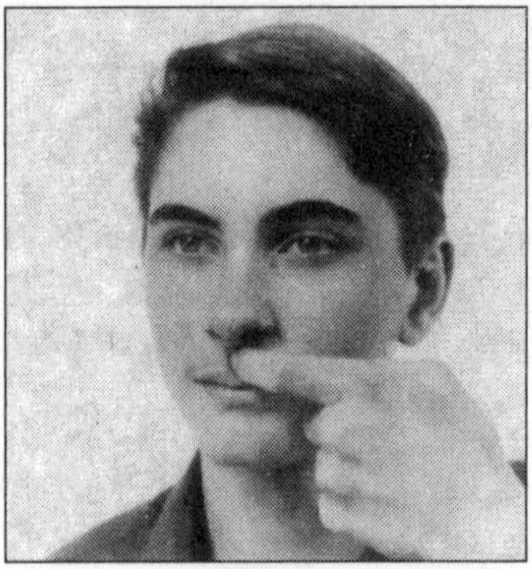

In einer bequemen Position sitzen.

Schritt 1
LG 26 kräftig drücken: Mit dem Zeigefinger zwischen der Basis der Nase und der Oberlippe drücken. Finger kräftig einsetzen und eine Minute in die Mitte des oberen Zahnfleisches drücken.

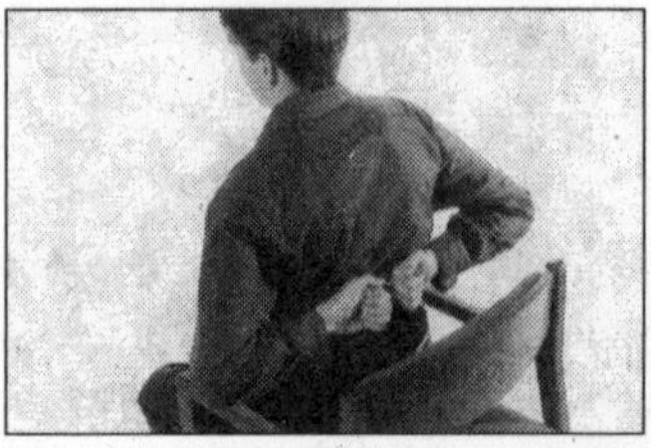

Schritt 2
B 23 und B 47 drücken: Fäuste machen und die Knöchel in die Kreuzgegend legen. Eine Minute lang schnell auf- und abwärts reiben, um diese Vitalitätspunkte zu stimulieren.

Zum Abschluß dieses Programms die Schuhe ausziehen.

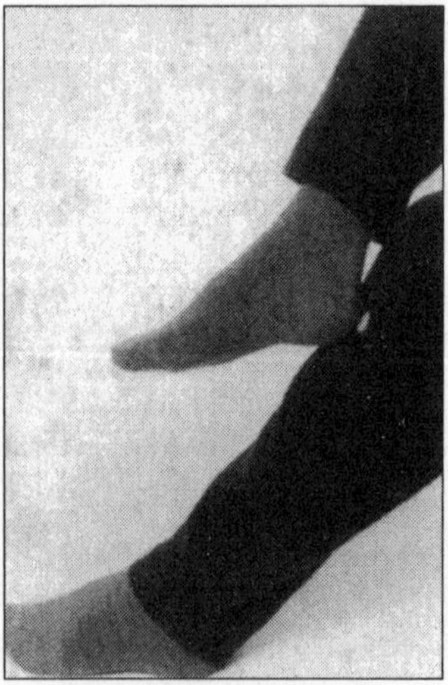

Schritt 3
Ma 36 kräftig reiben: Die rechte Ferse auf Ma 36 des linken Beins legen und eine Minute lang kräftig reiben. Am anderen Bein ebenso verfahren. Dies wirkt belebend und kräftigt alle Körpersysteme.

Schritt 4

Le 3 reiben: Beide Mittel- und Zeigefinger am Fußrücken zwischen die große und die zweite Zehe legen. In der Vertiefung zwischen den beiden Knochen oberhalb dieser Zehen dreißig Sekunden kräftig reiben.

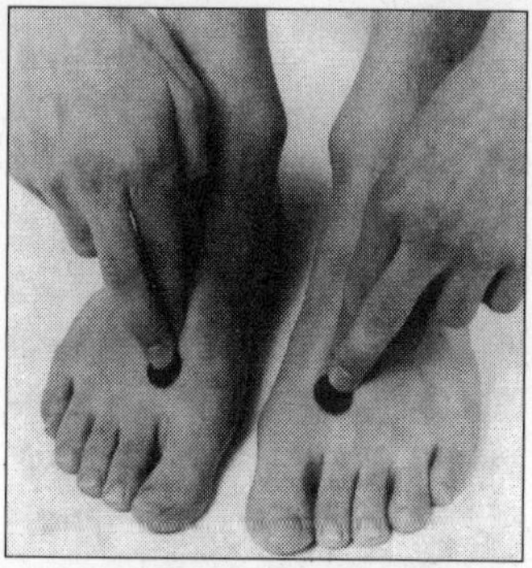

Schritt 5

N 1 drücken oder reiben: Eine Faust machen und die Fußsohle dreißig Sekunden lang reiben. Dann mit der anderen Hand die Sohle des gegenüberliegenden Fußes reiben. Man kann aber auch N 1 einfach mit Daumen oder Fingerkuppen halten. Dieser Erste-Hilfe-Punkt bietet eine einfache Möglichkeit, schnell wieder zu Kräften zu kommen, wenn man sich erschöpft oder schwach fühlt.

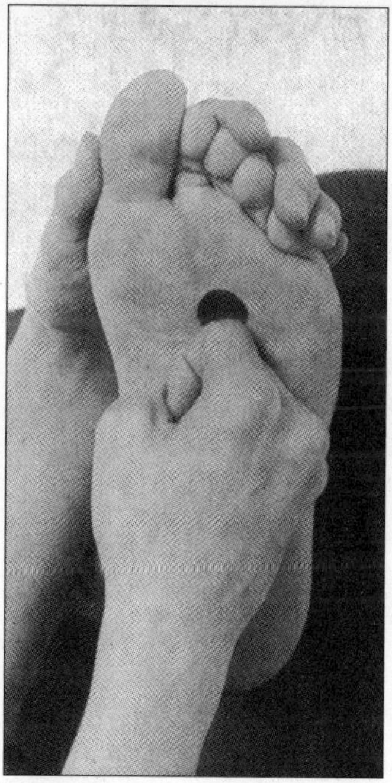

Weitere Punkte bei Ohnmacht und Schwäche

Darstellungen weiterer Punkte bei Ohnmacht und Schwäche siehe in Kapitel 10, »Chronisches Ermüdungssyndrom«, Kapitel 17, »Immunsystemkräftigung«, und Kapitel 14, »Gedächtnis und Konzentration«.

30 Ohrenschmerzen

Nie werde ich das Erlebnis vergessen, wie ich einmal im Flugzeug einer reizenden Neunjährigen namens Julie zeigte, wie sie sich von ihren Ohrenschmerzen befreien könnte. Wir waren im Anflug auf San Francisco. Während das Flugzeug rasch sank, hielt sich Julie plötzlich ihre Ohren und begann zu weinen. Ihre Mutter warf mir einen bekümmerten Blick zu und schüttelte hilflos ihren Kopf: »Es ist immer dasselbe, wenn wir fliegen.« Ohne Julie überhaupt zu berühren, zeigte ich ihr, wie sie die Akupressurpunkte unterhalb ihres Ohrläppchens drücken müsse, um die Schmerzen und den Druck zu beseitigen. Sie befolgte meine Anweisungen, und nach wenigen Minuten waren ihre Ohrenschmerzen völlig verschwunden, und sie lächelte wieder. Ihre Mutter war völlig verdutzt – und dankbar. Es war das erste Mal, daß ihre Tochter ohne Ohrenschmerzen und Tränen landete!

Akupressur hilft Ohrenschmerzen beseitigen und wirkt gegen Entzündungen. Bei Verdacht auf einen Infekt ist allerdings Akupressur als Behandlung nicht die erste Wahl, und man sollte immer zum Arzt gehen. Wenn dagegen die Ohren einfach gegen Kälte oder Druckwechsel in Luft oder Wasser empfindlich sind, kann Akupressur das richtige Mittel sein.

Die nachfolgenden Akupressurpunkte helfen auch gegen den Druck, den Wasser im Ohr verursachen kann. Sie können von Kindern ebenso wie von Erwachsenen angewandt werden.

Energiepunkte bei Ohrenschmerzen

Ohrenpforte (DW 21)
Ort des Zuhörens (Dü 19)
Vereinigung des Hörens (GB 2)

Lage: Dü 19 befindet sich unmittelbar vor dem Gehörgang in einer Vertiefung, die tiefer wird, wenn man den Mund öffnet. DW 21 befindet sich 1 cm über diesem Punkt, GB 2 1 cm darunter.

Anwendungsgebiete: Bei Ohrenschmerzen und Hörproblemen, Druckgefühl im Ohr, Kiefergelenkprobleme, Zahnschmerzen und Kopfschmerzen.

Windschutz (DW 17)

Lage: In der Vertiefung hinter dem Ohrläppchen.

Anwendungsgebiete: Bei Ohrenschmerzen, Krämpfe der Gesichtsmuskulatur, Kieferschmerzen, juckende Ohren, geschwollener Hals und Mumps sowie Zahnschmerzen.

Größerer Bach (N 3)

Dieser Punkt hilft besonders gut bei Weisheitszahnschmerzen.

Achtung: Dieser Punkt darf nach dem dritten Schwangerschaftsmonat nicht mehr kräftig stimuliert werden.

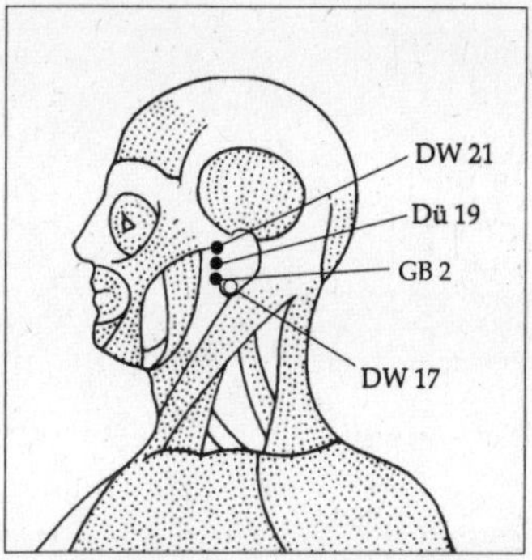

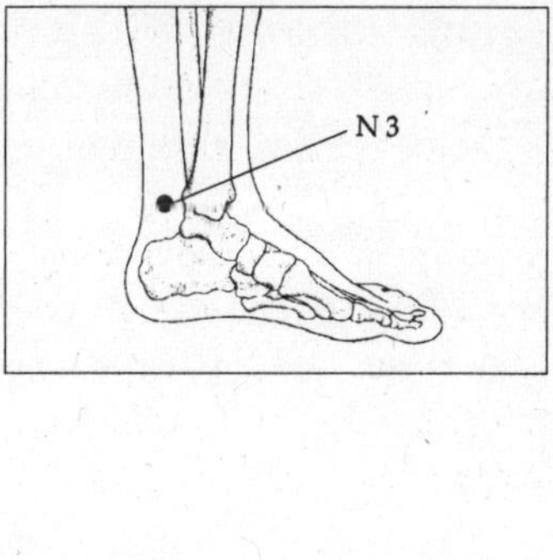

Lage: In der Vertiefung in der Mitte zwischen dem inneren Knöchel und der Achillessehne hinter dem Knöchel.

Anwendungsgebiete: Bei Ohrenschmerzen und Ohrensausen.

Es müssen nicht alle diese Punkte bearbeitet werden. Es genügt oft schon, wenn man nur einen oder zwei der Punkte drückt.

Übungen

Sich hinlegen oder bequem hinsetzen.

Schritt 1

DW 21, Dü 19 und GB 2 drükken: Mit den Kuppen der Mittelfinger den mittleren Punkt Dü 19 in der Vertiefung aufsuchen, die tiefer wird, wenn man den Mund öffnet. Dann den Ringfinger unmittelbar darüber auf DW 21 und den Zeigefinger darunter auf GB 2 legen. Alle drei Punkte

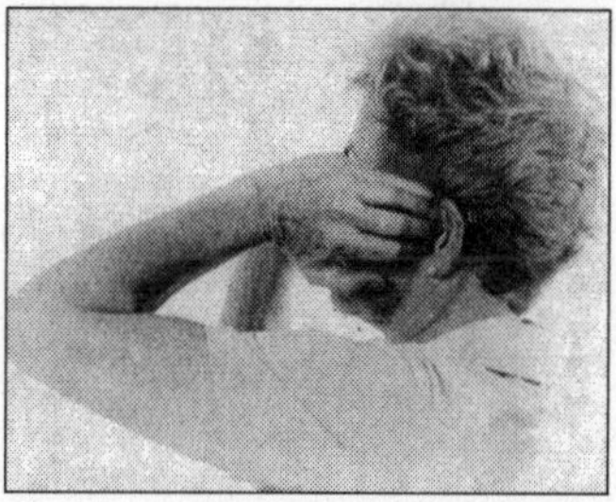

drei Minuten gleichzeitig auf beiden Seiten des Gesichts mit teilweise geöffnetem Mund und geschlossenen Augen halten und sich dabei auf eine tiefe Atmung konzentrieren.

Wenn einer dieser Punkte speziell mit den Ohrenschmerzen zu tun zu haben scheint, diesen bis zu zehn Minuten halten, bis der Schmerz und der Druck weichen.

Schritt 2

DW 17 leicht drücken: Mittelfinger in die Vertiefungen hinter den Ohrläppchen einsetzen. Diese Punkte sind oft sehr empfindlich. Die Punkte leicht drükken, dabei zwei Minuten tief einatmen.

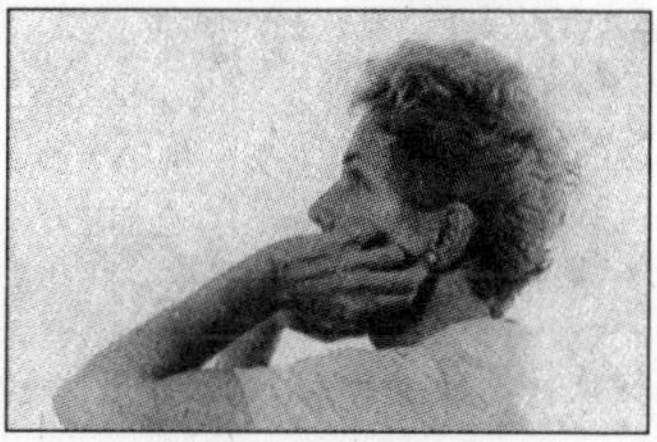

Schritt 3

Zu DW 21, Dü 19 und GB 2 zurückkehren: Diese Punkte vor dem Ohr erneut drücken und weitere zwei Minuten halten, dabei langsam und tief atmen.

Schritt 4

N 3 drücken: Das Programm mit einem Fernpunkt gegen Oh-

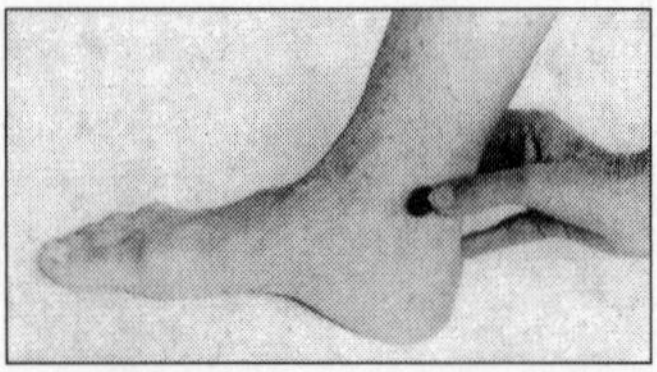

renschmerzen abschließen. N 3 befindet sich zwischen der Innenseite des Knöchels und der Achillessehne hinten am Knöchel. Mit dem Daumen den Punkt am rechten Knöchel und mit der linken Hand am linken Knöchel drücken. An beiden Seiten eine Minute kräftig drükken.

Dieses Programm dreimal täglich durchführen. Zum Arzt gehen, wenn die Ohrenschmerzen nicht nach einigen Tagen verschwunden sind.

31 Reisekrankheit, morgendliches Erbrechen und Übelkeit

In Seminaren und Vorträgen habe ich Hunderten von Menschen gezeigt, wie sie mit Hilfe von Selbstakupressur etwas gegen Übelkeit, Reisekrankheit, Luftkrankheit und sogar Seekrankheit unternehmen können: beide Seiten des Fernpunkts P 6 drücken (im folgenden beschrieben). Dies wirkt innerhalb weniger Minuten.

Meine Schwester wandte diesen Punkt während ihrer Schwangerschaft an, um sich von ihrer morgendlichen Übelkeit zu befreien.

Übelkeit kann verursacht sein durch Nervosität, Verdauungsstörungen, Störungen im Unterleibsbereich und Verschlucken von Chemikalien oder Giften einschließlich bestimmter Arzneimittel und Alkohol. Erkrankungen wie Magenkrebs, Gastritis, Magengeschwüre, Meningitis und Diabetes können neben vielen anderen ebenfalls Übelkeit auslösen, weshalb man zum Arzt gehen sollte, wenn die Übelkeit sehr stark oder anhaltend ist.

Akupressur kann bei Übelkeit helfen, insbesondere dann, wenn diese durch körperliche oder seelische Störungen verursacht ist oder verschlimmert wird. Wenn sich Spannungen im Bauchbereich konzentrieren, behindert dies die Durchblutung des Unterleibs, belastet den Verdauungstrakt und führt dazu, daß man sich unwohl fühlt. Sanfte Akupressur, die man lokal an der Basis des Brustkorbs sowie an zwei Fernpunkten innen am Handgelenk anwendet, beseitigt die Übelkeit. Man kann diese Punkte auch seinem Kind bei Reisekrankheit oder einer Magengrippe zeigen, und dieselben Punkte sind bei morgendlichem Erbrechen wirksam.

Energiepunkte bei Reisekrankheit, morgendlichem Erbrechen und Übelkeit

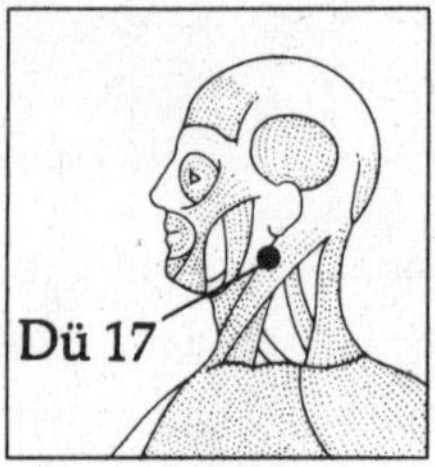

Himmlische Erscheinung
(Dü 17)
Lage: In der Vertiefung zwischen dem Ohrläppchen und der Spitze des Kieferknochens.
Anwendungsgebiete: Bei Übelkeit, Ohrenschmerzen, Gesichtslähmung oder -spasmen, Kieferschmerzen, Juckreiz in den Ohren und geschwollenem Hals.

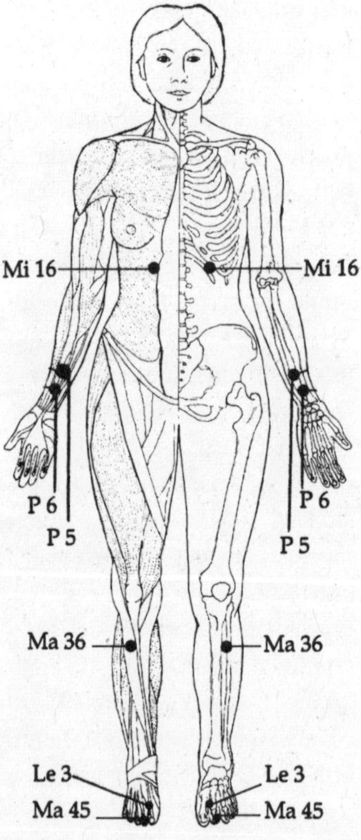

Mittler (P 5)
Lage: Vier Fingerbreit über der Mitte der inneren Handgelenkfalte zwischen den Sehnen.
Anwendungsgebiete: Bei verdorbenem Magen, Übelkeit und Erbrechen.

Innere Pforte (P 6)
Lage: In der Mitte der Innenseite des Unterarms zweieinhalb Fingerbreit von der Handgelenkfalte entfernt.
Anwendungsgebiete: Bei Übelkeit, Verdauungsstörungen, Magenschmerzen und Handgelenkschmerzen.

Unterleibskummer (Mi 16)
Lage: Am unteren Rand des Brustkorbs (am Übergang vom neunten Rippenknorpel zur achten Rippe) 1 cm innerhalb der Linie durch das Ohrläppchen.
Anwendungsgebiete: Bei Verdauungsstörungen, unregelmäßigem Appetit, Unterleibskrämpfen und Schluckauf.

Dreimeilenpunkt (Ma 36)
Lage: Vier Fingerbreit unterhalb der Kniescheibe einen Fingerbreit außerhalb des Schienbeins. Wenn man an der richtigen Stelle ist, tritt ein Muskel hervor, sobald man mit dem Fuß wippt.
Anwendungsgebiete: Unterstützt die Verdauung und hilft bei Übelkeit, Magenbeschwerden und Ermüdung.

Höchste Flut (Le 3)
Lage: Am Fußrücken in der Senke zwischen dem großen und der zweiten Zehe.
Anwendungsgebiete: Bei Übelkeit und Krämpfen.

Strenger Mund (Ma 45)
Lage: Außen am Nagelbett der zweiten Zehe.
Anwendungsgebiete: Bei Übelkeit, Verdauungstörungen, Lebensmittelvergiftung, Zahnschmerzen und Unterleibsbeschwerden.

Es müssen nicht alle diese Punkte bearbeitet werden. Es genügt oft schon, wenn man nur einen oder zwei der Punkte drückt.

Übungen

Das folgende Programm kann man jederzeit in einer bequemen Sitzhaltung durchführen.

Schritt 1

Dü 17 leicht drücken: Die Kuppen von Mittel- und Zeigefinger unter das Ohrläppchen legen. Eine Minute lang tief atmen und weich einsetzend leichten Druck anwenden. Dieser Punkt ist in der Regel gegen Fingerdruck überaus empfindlich. Vorsichtig arbeiten, Fingerdruck sehr langsam und sanft einsetzen.

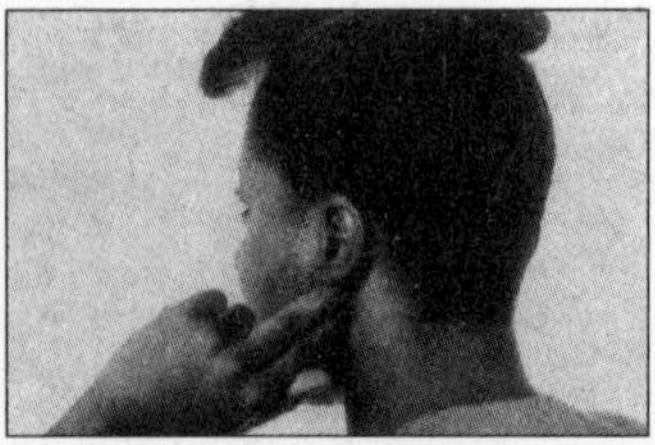

Schritt 2

P 5 und P 6 kräftig drücken: Den rechten Daumen drei Fingerbreit von der Mitte der Handgelenkfalte auf die Innenseite des linken Unterarms legen. Mit den Fingerkuppen ein Widerlager bilden und eine Minute lang kräftig drücken, dabei mehrmals langsam und tief atmen. Dann den Daumen zwei Fingerbreit von der Handgelenkfalte einsetzen und eine weitere Minute Druck anwenden. Diese Punkte am anderen Handgelenk ebenfalls jeweils eine Minute lang kräftig drücken, dabei tief atmen.

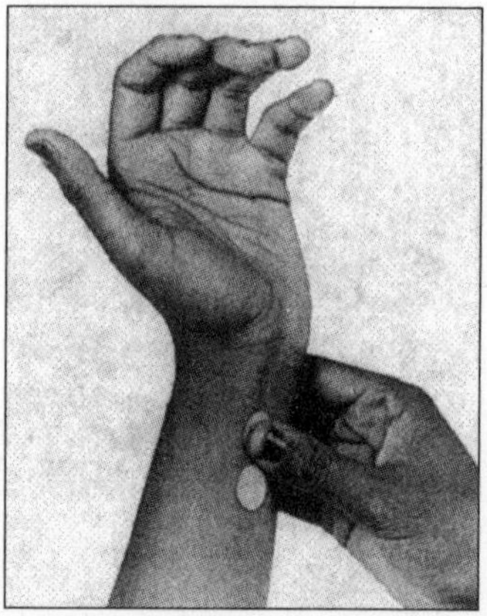

Schritt 3

Mi 16 halten: Die Finger krümmen und unten am Brustkorb direkt unterhalb der Brustwarze einsetzen. Diese Punkte eine Minute lang fest gedrückt halten; dabei mit geschlossenen Augen langsam und tief atmen.

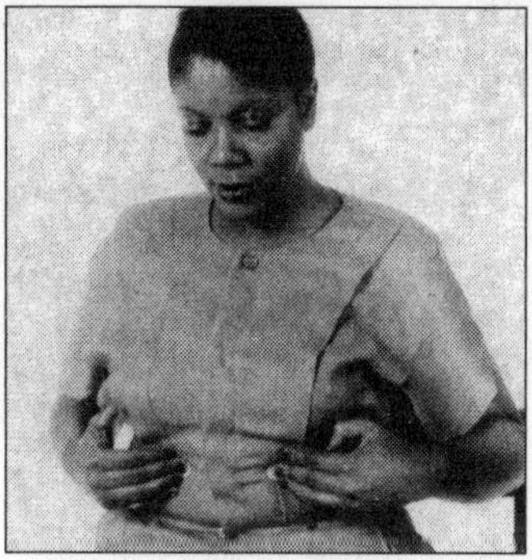

Die Schuhe ausziehen und die nächsten drei Schritte durchführen, wenn die Übelkeit noch anhält.

Schritt 4
Ma 36 stimulieren: Die rechte Faust außen auf das rechte Bein,

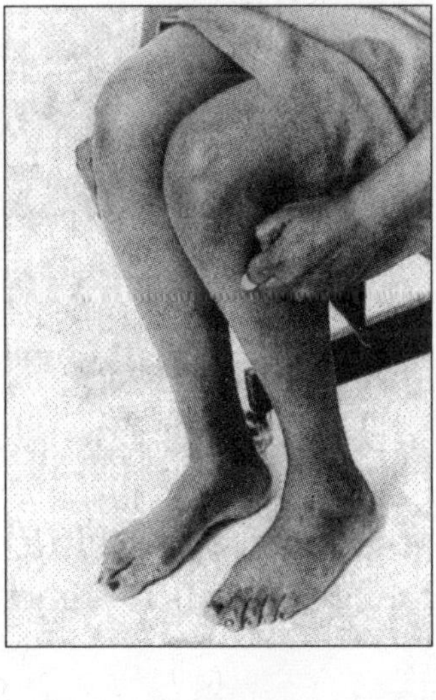

die linke Faust außen auf das linke Bein legen. Dreißig Sekunden lang neben dem Schienbein auf- und abwärts reiben.

Schritt 5
Le 3 reiben: Die rechte Ferse oben auf den linken Fuß zwischen die Knochen legen, die mit der großen und der zweiten Zehe verbunden sind. Mit der Ferse diesen Punkt dreißig Sekunden lang kräftig reiben. Am anderen Fuß ebenso verfahren.

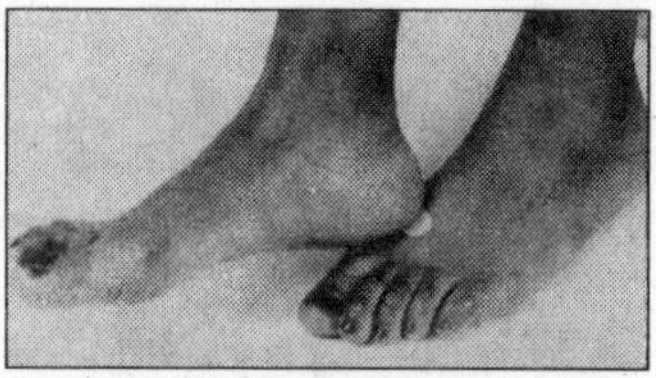

Schritt 6
Ma 45 drücken: Mit Daumen und Mittelfinger beide Seiten des Nagelbetts der zweiten Zehe drücken. Auf beiden Füßen dreißig Sekunden lang halten.

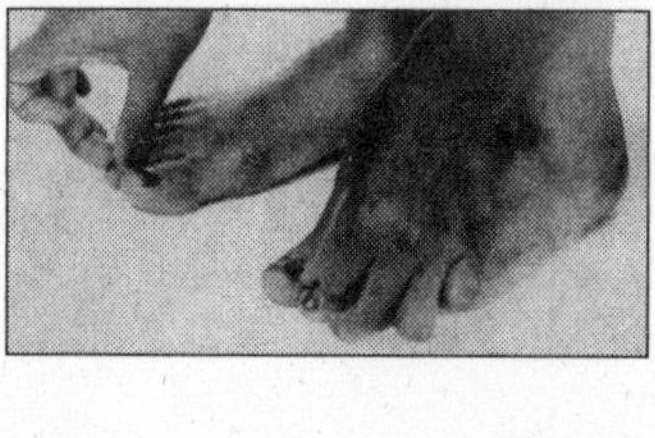

Wenn die Übelkeit noch immer anhält, kann ein kurzer Spaziergang, bei dem man die Hände locker seitlich schwingt, für eine Beruhigung des Magens sorgen. Sich nicht hinlegen – dies verschlimmert alles nur. Bewegung in kühler, frischer Luft ist das beste.

Weitere Punkte gegen Übelkeit

Darstellungen weiterer Punkte gegen Reisekrankheit, morgendliches Erbrechen und Übelkeit siehe in Kapitel 24, »Magenschmerzen, Verdauungsstörungen und Sodbrennen«.

32 Reizbarkeit, Frustration und Bewältigung von Veränderungen

Alles geht seinen eigenen Gang. Jede Blume und jeder Baum reift in seinem eigenen Rhythmus. Auch die Menschen haben unterschiedliche Rhythmen der Veränderung und Entwicklung. Wenn wir aber gereizt und frustriert sind, stehen wir nicht mehr im Strom desjenigen, was in unserem Leben geschieht, sondern forcieren etwas oder sperren uns gegen etwas. Der Schlüssel zur Beseitigung von Frustrationen liegt darin, unsere Perspektiven zu erweitern und zu akzeptieren, daß wir nicht uneingeschränkt Herr einer Situation sein können.

»Wenn man sich einem Hemmnis gegenüber sieht ... dürfen wir nicht blindlings nach vorwärts streben, das führt nur zu Verwicklungen. Sondern es ist richtig, sich zunächst zurückzuziehen, nicht um den Kampf aufzugeben, sondern um den richtigen Augenblick für das Handeln abzuwarten.« Normalerweise ist es am besten, daß man »das Hemmnis ... umgeht und auf der Linie des geringsten Widerstands zu überwinden sucht.«[1]

Wenn Sie wieder einmal frustriert sind, betrachten Sie Ihre Situation einmal einen Augenblick aus der Distanz, und prüfen Sie, was eigentlich vorgeht. Worin besteht das Hindernis? Prüfen Sie, was es für Sie bedeutet und ob sich in ihm vielleicht eine Selbstbehinderung ausdrückt (»Ich kann nicht«, »Ich will nicht«, »Ich bin nicht gut, clever, begabt oder reich genug«, »Es ist zu schwierig«, usw.).

Versuchen Sie, das Hindernis als nur einen Aspekt Ihres Lebens wahrzunehmen. Versuchen Sie, es als Ihre eigene Wahl zu verstehen, als Ihren eigenen Ent-

1 *I Ging*. Übersetzt von Richard Wilhelm (München: Diederichs, 1990), 151.

schluß, sich damit auseinanderzusetzen, statt sich als Opfer einer Situation zu sehen und sich von der eigenen Frustration überwältigen zu lassen. Wenn man einer Situation ohne Zorn oder Widerwillen begegnet, können sich neue Möglichkeiten zeigen.

Manchmal ist es gut, das Hindernis einfach zu akzeptieren und es vorübergehend auf sich beruhen zu lassen; ein andernmal ist es besser, es aufzuarbeiten. Folgen Sie Ihrer Intuition, und tun Sie dasjenige, was Ihnen ein gutes Gefühl gibt.

Linda, die ich schon sehr lange kenne, hatte Probleme mit ihrem halbwüchsigen Sohn Danny. Seit kurzem trieb er sich mit Burschen herum, die dem Alkohol verfallen waren. Sie machte sich nicht nur Sorgen um das Wohlergehen ihres Sohnes, sondern ärgerte sich auch darüber, daß sein mangelndes Verantwortungsgefühl ihre eigenen Pläne durcheinanderbrachte.

Danny, der an diesem Nachmittag zu Hause sein wollte, kam über eine dreiviertel Stunde zu spät, und Linda wollte eine Reise antreten. Statt sich nun nervös machen zu lassen, führte Linda eine halbe Stunde lang die in diesem Kapitel beschriebenen Akupressur- und Tiefatemübungen durch. Als Danny nach Hause kam und sich mit dem Verkehrsgewühl entschuldigte, hatte Linda eine klarere Perspektive bezüglich der Situation gewonnen und konnte mit ihrem Sohn zu einer konkreten Abmachung kommen, die es ihr erlaubte, ruhig und gelassen wegzufahren.

Wir werden ständig auf die Probe gestellt. Wenn man eine frustrierende Erfahrung als etwas wahrnehmen kann, das man aus freiem Willen annimmt, kann man sie in eine Chance des Wachstums verwandeln.

Bereiche verspannter Muskulatur

Frustrationen und Ärger »sammeln sich« hauptsächlich in Schultern, Nacken, Sonnengeflecht und Hüften. Akupressur in diesen Bereichen kann helfen, diese schädlichen Emotionen zu beseitigen und gesundheitsschädliche Impulse wie Rauchen, Trinken und überreichliches Essen zu vermeiden, die oft auf ein emotionelles Ungleichgewicht zurückgehen (die nachfolgenden Punkte sind weiter unten in diesem Kapitel ausführlicher beschrieben).

• *Schultern:* Der Energiepunkt GB 21 beseitigt Verspannungen in den Schultern und hilft, mit Reizbarkeit umzugehen.

• *Sonnengeflecht:* Dieser Bereich hat mit der persönlichen Kraft und dem Selbstbild zu tun. Spannungen in diesem Bereich können aus einer Unsicherheit gegenüber sich selbst und den eigenen Fähigkeiten oder umgekehrt aus einer Angst vor der eigenen Kraft hervorgehen, die die Neider und Widersacher auf den Plan rufen könnte – einer Angst vor dem Erfolg. Der Energiepunkt EG 12 in der Magengrube hilft tiefsitzende Frustrationen beseitigen, die mit einem Aspekt Ihres eigenen Lebens oder von Ihnen selbst zu tun haben, den Sie unterdrücken oder einschränken.

• *Nacken:* Verspannungen im Nacken haben oft mit Ärger zu tun. Frustrationen können buchstäblich Nackenschmerzen bereiten. Unterdrückter Ärger, den man »schluckt« statt zu sagen, was man sagen möchte, führt zu Nackenverspannungen. Der Energiepunkt GB 20 unterhalb der Schädelbasis hilft, sich von Nackenschmerzen und Verspannungen zu befreien.

• *Hüften:* Auch die Hüften stehen in einem Zusammenhang mit Frustrationen und Reizbarkeit. Menschen, die beim Stehen die Hände in die Hüfte stemmen, sind oft frustriert oder gereizt. Es ist kein Zufall, daß sie dabei instinktiv auch Akupressurpunkte halten, die gegen diese Frustration helfen können. Die Energiepunkte GB 30 und B 48 im Beckenbereich helfen Muskelspannungen im Kern der Irritationen und aufgestaute Frustrationen beseitigen.

Das Gegenteil von Frustration und Ärger ist Wohlbefinden, das Gefühl, »im Strom« der Dinge zu stehen, eine Empfindung der Harmonie und Lebendigkeit. Die in diesem Kapitel beschriebenen Akupressurpunkte wirken auf die Bereiche, in denen sich häufig Spannungen im Zusammenhang mit Reizbarkeit und Frustration ansammeln. Der

Punkt des Dritten Auges (EG 24.5) und das Meer der Ruhe (EG 17), die den Geist beruhigen und entspannen, erlauben es uns auch, neue Erkenntnisse ins Auge zu fassen. Man kann diese Punkte seinen Kindern beibringen, um ihnen zu helfen, mit Frustration und Reizbarkeit umzugehen.

Ich selbst arbeite täglich mit diesen Punkten. Ich halte EG 17 in der Mitte meines Brustbeins, wenn ich mich frustriert, gereizt oder angespannt fühle. Dieser Punkt löst die Spannung in meiner Brust und läßt mich tief atmen, was sofort beruhigend wirkt. Weiterhin benutze ich den Punkt des Dritten Auges in vielfältiger Weise, um mehr von meinem Leben zu haben. Man kann seine Gedanken sammeln und sich revitalisieren, indem man die Augen schließt und sie nach oben dreht, während man gleichzeitig die Augenbrauen hochzieht und den Punkt zwischen den Brauen leicht berührt. Ein paarmal atmen und die ganze Aufmerksamkeit auf diesen Punkt richten. Diese Konzentration auf den eigenen Geist und Körper kann die kurze Entspannung und den Freiraum verschaffen, den man braucht, um neue Energie für die Bewältigung von Veränderungenzu schöpfen.

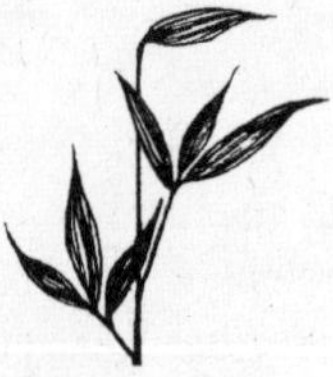

Energiepunkte bei Frustration und Reizbarkeit

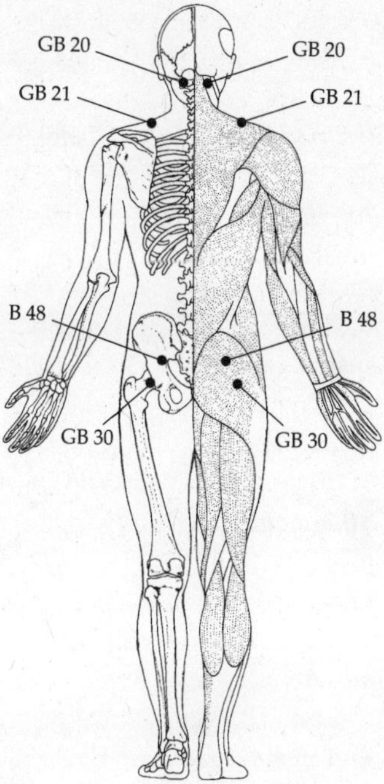

Schulterquelle

(GB 21)

Achtung: Schwangere dürfen diesen Punkt nur leicht drükken.

Lage: Am höchsten Punkt des Schultermuskels in der Mitte zwischen der äußeren Schulterspitze und der Wirbelsäule.

Anwendungsgebiete: Bei Frustration, Reizbarkeit, Ermüdung, verspannten Schultern und Nervosität.

Zentrum der Macht

(EG 12)

Achtung: Diesen Punkt bei schweren Erkrankungen nicht tief drücken. Siehe Warnhinweis auf Seite 27. Aber auch wenn keine Krankheit vorliegt, sollte man diesen Punkt nicht länger als zwei Minuten halten und ihn nur bei relativ leerem Magen anwenden.

Lage: Auf der Mittellinie des Körpers in der Mitte zwischen der Basis des Brustbeins und dem Nabel.

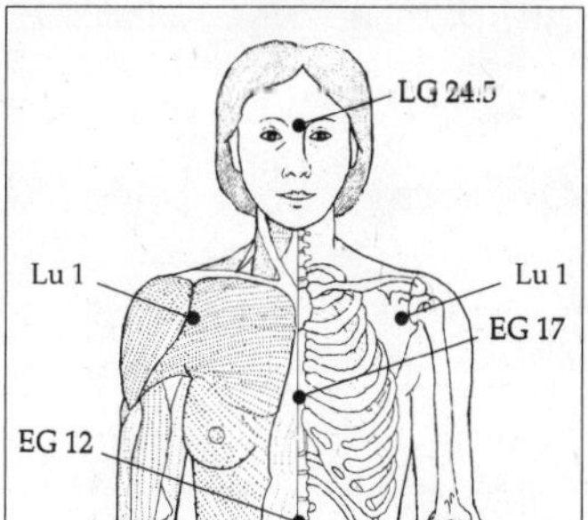

Anwendungsgebiete: Bei Frustrationen, Magenschmerzen,

Unterleibskrämpfen, Verdauungsstörungen, emotionellem Streß und Kopfschmerzen.

Genitalienpunkt
(B 48)
Lage: Zwei Fingerbreit außerhalb der breitesten Stelle des Kreuzbeins in Höhe des Hüftbeins.
Anwendungsgebiete: Bei Frustrationen, Irritationen, Verspannungen des Beckens, Ischias, Kreuzschmerzen und Rükkenschmerzen.

Springender Kreis
(GB 30)
Lage: In der Mitte einer jeden Gesäßbacke hinter dem am weitesten vorspringenden Teil des Oberschenkelknochens.
Anwendungsgebiete: Bei Frustrationen, Ärger, Hüftschmerzen, Ischias, Kreuzschmerzen und Rheuma.

Loslassen
(Lu 1)
Lage: Im äußeren oberen Brustbereich vier Fingerbreit oberhalb der Achselfalte und einen Fingerbreit nach innen.
Anwendungsgebiete: Bei Atembeschwerden, Beklemmung und Druckgefühl in der Brust, emotionellen Belastungen, Husten, Asthma und Hautproblemen.

Tore des Bewußtseins
(GB 20)
Lage: Unterhalb der Schädelbasis in den je nach Größe des Kopfes 5 bis 8 cm voneinander entfernten Vertiefungen zwischen den beiden großen senkrechten Nackenmuskeln.
Anwendungsgebiete: Bei Reizbarkeit, Kopfschmerzen, Schwindel, Arthritis, Nackenschmerzen, Verletzungen, Trauma, Schock und hohem Blutdruck.

Punkt des Dritten Auges
(LG 24.5)
Lage: Genau zwischen den Augenbrauen in der Vertiefung zwischen der Nasenwurzel und der Mitte der Stirn.
Anwendungsgebiete: Hilft bei geistigem und seelischem Ungleichgewicht, Heuschnupfen, Kopfschmerzen, Verdauungsstörungen, Magengeschwürschmerz und überanstrengten Augen.

Meer der Ruhe
(EG 17)
Lage: In der Mitte des Brustbeins drei Daumenbreit oberhalb der Basis des Knochens.
Anwendungsgebiete: Bei Nervosität, Ängstlichkeit, Frustration, Reizbarkeit, Stauungen in der Brust, Schlaflosigkeit und Depressionen.

Es müssen nicht alle Punkte bearbeitet werden. Es genügt oft, wenn man nur einen oder zwei der Punkte drückt.

Übungen

Sich bequem hinsetzen und tief atmen, während man die nachfolgenden Punkte hält.

Schritt 1

GB 21 kräftig drücken: Die Fingerkuppen oben auf die Schultern legen, die Finger krümmen und direkt in die Schulterspannung drücken. Den Kopf beim Einatmen nach oben und hinten führen; ausatmen, wenn man den Kopf wieder senkt. Diese Schulterpunkte eine Minute lang halten und mit dieser weichen Kopfbewegung fortfahren, während man tief atmet.

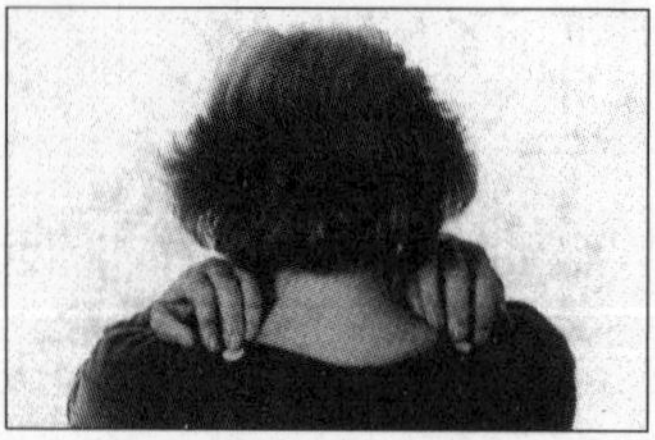

Schritt 2

EG 12 drücken: Die Fingerkuppen beider Hände zwischen Nabel und Basis des Brustbeins legen. Weich nach innen und oben drücken und den Oberkörper nach vorne neigen; tief in die Magengrube drücken und dabei eine Minute lang tief atmen.

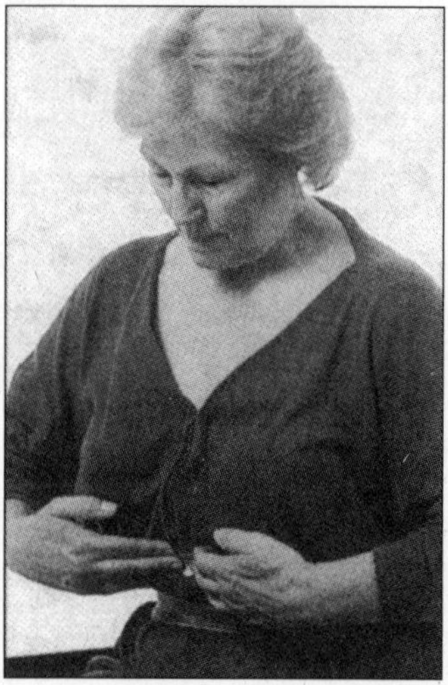

Für die nächsten beiden Punkte sich nach vorn zur Stuhlkante neigen oder im Stehen arbeiten. Wenn man noch mindestens zehn Minuten Zeit hat und sich bequem auf einen Teppichboden legen kann, statt Schritt 3 die Frustrationsübung durchführen, die nach diesen Energiepunktübungen folgt. Diese Übung wird es Ihnen ermöglichen, die Punkte mit größerer Kraft und Tiefe zu stimulieren.

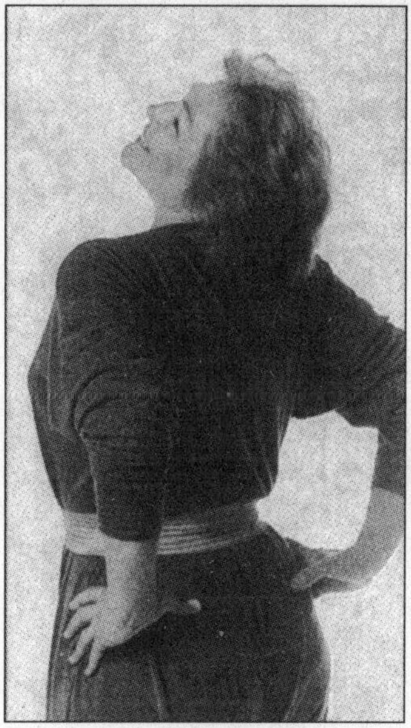

Schritt 3

B 48 und GB 30 drücken: Die Daumen in die Muskeln der Gesäßbacken drücken und B 48 unmittelbar unterhalb des Kreuzbereichs drücken. Mehrmals langsam und tief atmen, während man eine Minute lang kräftig nach innen (in Richtung des Beckens) drückt.
Anschließend Fäuste machen und 2 cm nach unten und 2 cm nach außen schieben; an dieser Stelle GB 30 eine weitere Minute drücken.

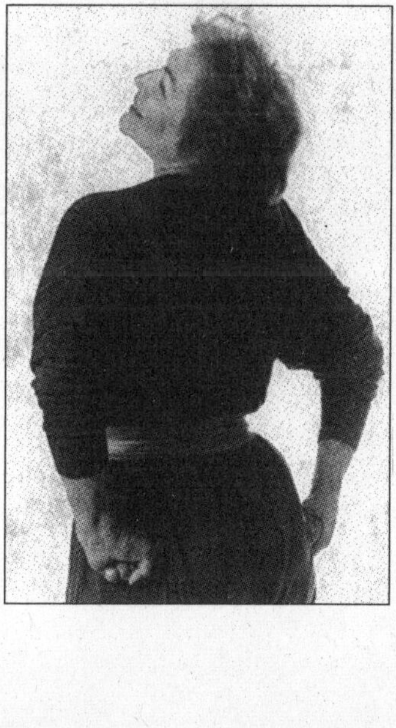

Diese Selbstakupressurbehandlung bequem im Sitzen abschließen.

Schritt 4

Lu 1 drücken: Die Daumen auf den oberen äußeren Brustbereich legen und dort nach Spannungen tasten. Kräftigen Kontakt mit den Muskeln herstellen, die vier Fingerbreit oberhalb und einen Fingerbreit innerhalb der Achselhöhle liegen. Die Augen schließen und sich auf tiefes

Atmen konzentrieren, während man diese Punkte eine Minute lang hält, um Gereiztheit oder Frustration zu beseitigen.

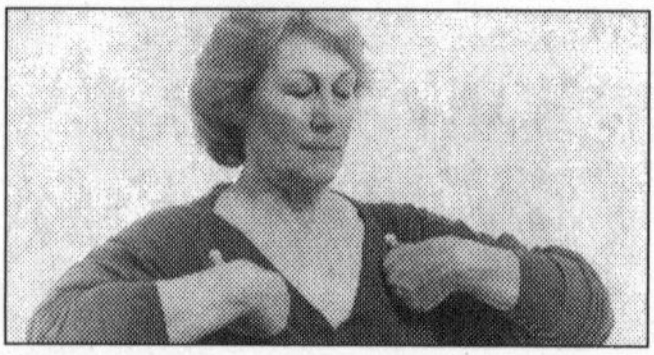

Schritt 5

Kräftig nach oben in GB 20 drücken: Die Daumen unterhalb der Schädelbasis in die Vertiefungen legen, die 5 bis 8 cm voneinander entfernt liegen. Langsam den Kopf nach hinten legen und dabei nach oben unter den Schädel drücken. Eine Mi-

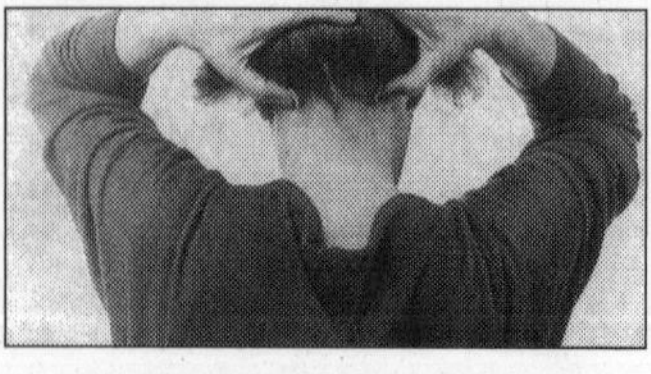

nute lang konzentriert tief atmen, bis man auf beiden Seiten ein gleichmäßiges Pulsieren verspürt. Dann den Druck ganz langsam verringern.

Schritt 6

LG 24.5 mit LG 17 halten: Die Kuppe des rechten Mittelfingers zwischen den Augenbrauen in der leichten Vertiefung genau oberhalb der Nasenwurzel auf LG 24.5 legen. Mit den Fingerkuppen der linken Hand LG 17 in den Vertiefungen in der Mitte des Brustbeins halten. Die Augen schließen und mindestens eine Minute lang tief in diese Punkte atmen.

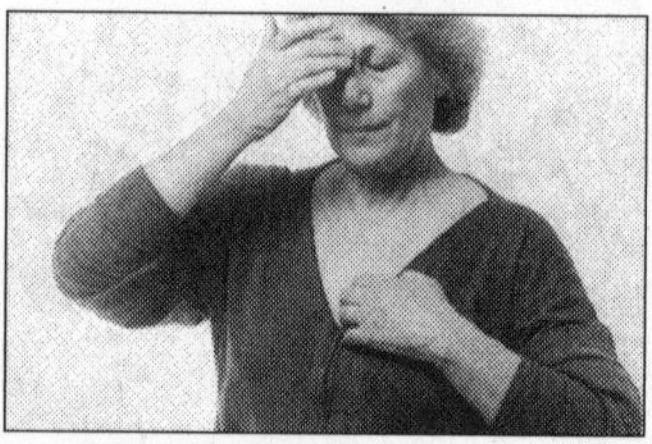

Übung zur Frustrationsbewältigung

Sich bequem auf den Rücken legen.

1. Die Hände oder Fäuste mit den Handflächen nach unten unter das Gesäß legen.

2. Die Knie beugen und die Füße locker nebeneinander auf den Boden stellen.

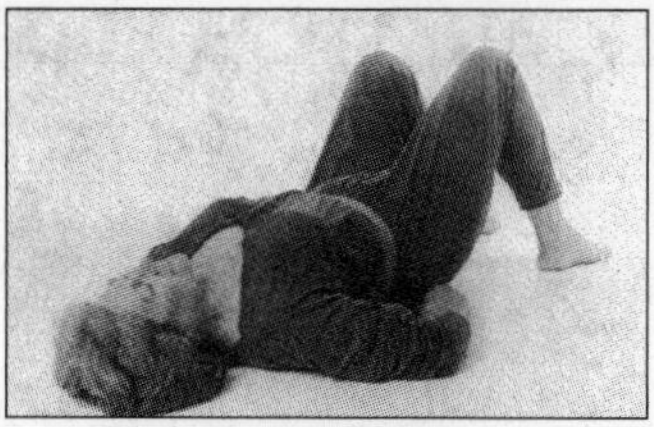

3. Die Knie von einer Seite zur anderen führen; die Fingerknöchel drücken dabei in die Gesäßmuskeln.

4. Einatmen, wenn die Knie zur Mitte gehen.

5. Eine bis zwei Minuten lang von einer Seite zur anderen gehen.

6. Auf dem Rücken liegend mit geschlossenen Augen entspannen und dabei langsam tief atmen.

Weitere Punkte bei Reizbarkeit und Frustration

Darstellungen weiterer Punkte bei Reizbarkeit und Frustration siehe in Kapitel 5, »Angst und Nervosität«, und Kapitel 11, »Depressionen und emotionelle Harmonisierung«.

33 Rückenschmerzen und Ischias

Ginger, eine meiner Patientinnen, Leiterin eines Einzelhandelsgeschäfts, litt an starken Kreuzschmerzen. Sie klagte über Müdigkeit und Übergewicht. Ich drückte Punkte an ihren Beinen und Füßen, die auf den Kreuzbereich wirkten. Nach der Akupressursitzung stand Ginger langsam auf, und wir hörten ihren Rücken knacken – wenn sich die Rückenmuskeln entspannen, rutschen die Wirbel oft von selbst wieder an ihren Platz. Nach dieser einzigen Akupressursitzung fühlte sie sich schon viel entspannter, und der Schmerz in ihrem Kreuzbereich war fast völlig verschwunden.

Rückenprobleme zählen zu den häufigsten Beschwerden in unserer Gesellschaft. Vier von fünf Menschen haben mindestens einmal im Leben starke Kreuzschmerzen.[1] Die Mehrzahl der Ischias- und Kreuzschmerzen sind auf Streß, Haltungsfehler, Unfälle oder schwache Unterleibsmuskulatur zurückzuführen. Zerrungen der Rückenmuskeln oder Bänder zählen ebenfalls zu den möglichen Ursachen, weshalb es sehr wichtig ist, die Wirbelsäulen- und Rükkenmuskulatur kräftig und elastisch zu halten. Akupressur ist ein sehr wirksames Verfahren zur Beseitigung von Muskelverspannungen im Zusammenhang mit Kreuzschmerzen und Ischias.

Wenn die Hüfte weh tut oder der Kreuzbereich schmerzt, gleicht der Körper diese Schwäche normalerweise automatisch dadurch aus, daß er den Druck auf diesen Bereich in einen anderen verlagert. Dies führt allerdings zu einer zusätzlichen Belastung

1 Michael Reed Gach, *The Bum Back Book* (Berkeley: Celestial Arts, 1985), 5.

eines anderen Rückenbereichs, wodurch das Problem verschärft wird.

Nach der traditionellen chinesischen Medizin können zu hohe Zufuhr von Salz, zuviel Trinken, Genuß zu kalter Speisen, Erkältungen sowie übertriebener Sport, Angst oder Wahnvorstellungen Probleme im Kreuzbereich schaffen. Die Wirksamkeit der Akupressur kann durch gesunde Ernährung und geeignete Anwendung von Wärme gesteigert werden. In meiner achtzehnjährigen Erfahrung mit der Akupressur hat sich dieser Rat immer wieder bewährt. Ich würde auch empfehlen, regelmäßig leichte Rückengymastik zu machen, um Rückenproblemen vorzubeugen.

Ein Heizkissen, eine Wärmflasche oder ein warmes Bad (sofern keine Entzündung vorliegt) können ebenfalls hilfreich sein, weil Wärme Steifigkeit und Schmerzen *vorübergehend* lindert. Wenn man jedoch bei einem Muskelproblem Wärme in Verbindung mit Akupressur anwendet, hält die Schmerz- und Spannungsfreiheit oft länger an.

Achtung: Nicht auf schwache Bandscheiben oder gebrochene Knochen drücken. Bei schweren Kreuz- oder Ischiasschmerzen muß immer erst ein Arzt, Orthopäde, Chiropraktiker oder Heilgymnast befragt werden.

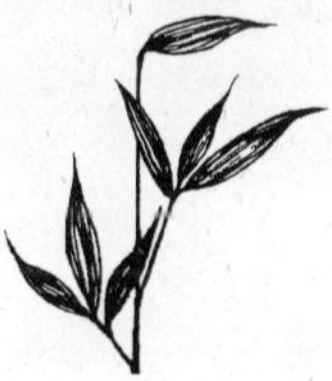

Energiepunkte bei Kreuzschmerzen und Ischias

Die folgenden Energiepunkte stimulieren das Kreuz, kräftigen und heilen es. Der Punkt hinter dem Knie (B 54) ist ein spezieller auslösender Punkt für die Linderung von Kreuzschmerzen. Die Punkte »Meer der Vitalität« (B 23 und B 47) im Kreuzbereich und der Punkt »Meer der Energie« (EG 6) im Unterleibsbereich helfen, Rückenschmerzen zu beseitigen, und wirken insbesondere auf die Nieren und das Urogenitalsystem. Der Genitalienpunkt (B 48) am Gesäß ist ein wirksamer Punkt für Kreuz- und Ischiasschmerzen. Man kann diese Punkte einzeln, aber auch gemeinsam in einem Programm für eine vollständigere Behandlung von Ischias- und Kreuzschmerzen anwenden.

Meer der Vitalität (B 23 und B 47)

Achtung: Wenn man einen schwachen Rücken hat, können die Punkte Meer der Vitalität sehr empfindlich sein. In diesem Fall können einige Minuten gleichbleibender, leichter Berührung anstelle von Druck sehr heilend wirken. Wenn man Fragen hat oder Rat braucht, sollte man zuerst zum Arzt gehen.

Lage: Im Kreuzbereich (zwischen dem zweiten und dritten Lendenwirbel) zwei bzw. vier

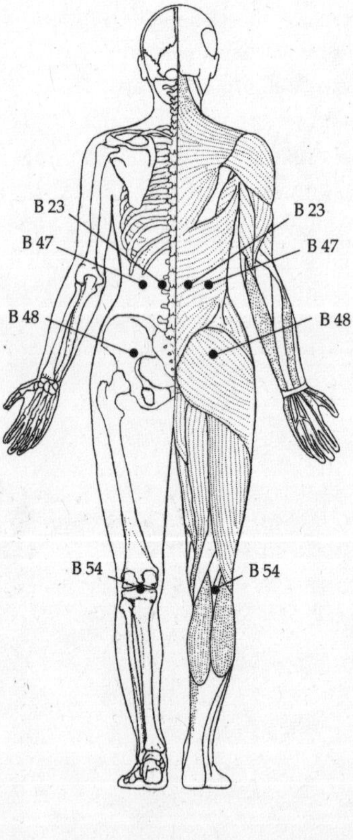

Fingerbreit zu beiden Seiten der Wirbelsäule in Höhe der Taille.
Anwendungsgebiete: Kreuzschmerzen, Ischias und die oft mit dem Schmerz einhergehende Mattigkeit.

Genitalienpunkt (B 48)
Lage: Einen bis zwei Fingerbreit außerhalb des Kreuzbeins (der Knochenverband am unteren Ende der Wirbelsäule) und in der Mitte zwischen der Oberseite des Hüftbeins (Darmbeinkamm) und der Basis des Gesäßes.
Anwendungsgebiete: Bei Kreuzschmerzen, Ischias, Spannungen im Beckenbereich, Hüftschmerz und Verspanntheit.

Meer der Energie (EG 6)
Lage: Zwei Fingerbreit unterhalb des Nabels.
Anwendungsgebiete: Bei Kreuzschwäche, tonisiert schwache Unterleibsmuskeln und beugt einer Vielzahl von Kreuzproblemen vor.

Befehlende Mitte (B 54)
Lage: In der Mitte der Kniekehle in der Kniegelenkfalte.
Anwendungsgebiete: Rückenschmerzen, Ischias, Knieschmerzen, Kreuzschmerzen, Arthritis in Knien, Kreuz und Hüften.

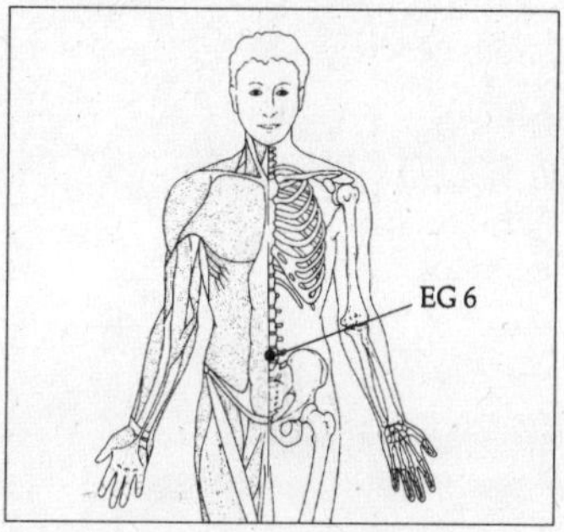

Übungen

Dieses Programm im Sitzen beginnen und sich anschließend wie angegeben auf einen Teppichboden legen.

Schritt 1

B 23 und B 47 reiben und anschließend halten: Zuerst die Knöchel beider Hände so zum Kreuz einsetzen, daß die Handflächen nach außen weisen. Kreuzbereich kräftig mit den Knöcheln reiben, so daß Wärme entsteht. Dabei eine Minute lang tief atmen.

Dann die Hände so an die Taille legen, daß die Daumen an den Muskelsträngen an der Wirbelsäule liegen und die Finger die Hüfte umschließen. Mit den Daumen kräftigen, stetigen Druck an der Außenseite dieser Muskelstränge in Richtung der Wirbelsäule anwenden, wobei die Daumen etwa 10 cm voneinander entfernt sind. Dieser nach innen gerichtete Druck stimuliert B 47. Man kann auch den inneren Punkt B 23 stimulieren, indem man oben auf die großen

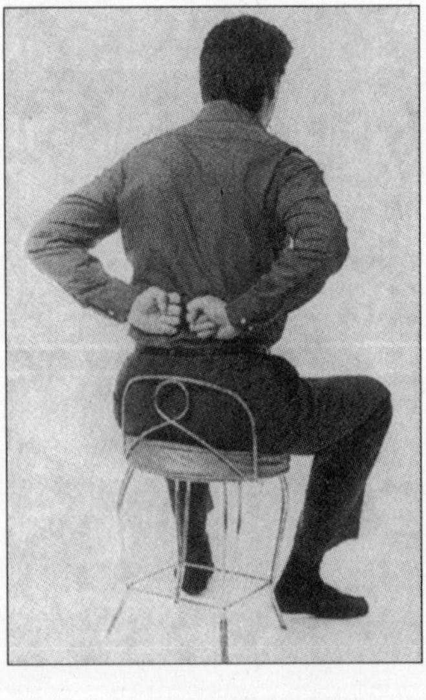

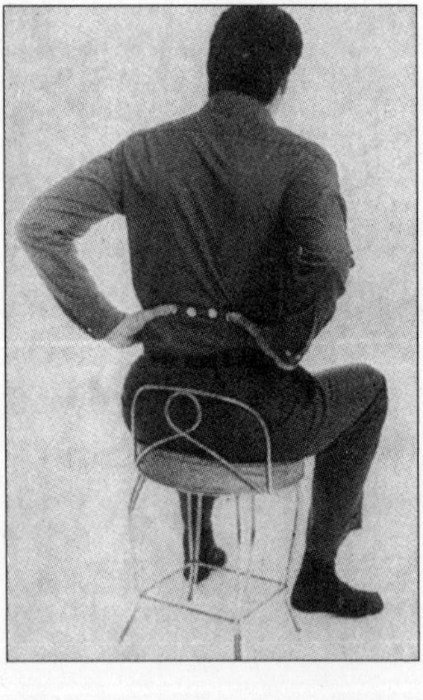

senkrechten Muskeln drückt, die etwa zwei Fingerbreit von der Wirbelsäule entfernt liegen. Mit Daumen oder Fingern jeweils eine Seite oder beide Seiten gleichzeitig stimulieren und den Druck mindestens eine Minute halten. So stark drücken, wie es ohne Schmerzempfindung möglich ist.

Schritt 2

Knie zur Brust ziehen: Auf dem Rücken liegend einatmen. Mit Unterstützung der Arme Knie zur Brust ziehen und mit den Armen festhalten, dabei langsam ausatmen. Wieder einatmen und die Knie von der Brust wegführen. Diese Bewegung zwei Minuten lang wiederholen und dabei tief in das Zwerchfell atmen. Wenn man die Knie mit den Armmuskeln zur Brust zieht und ausatmet, muß sich das Kreuz strecken und flach am Boden aufliegen.

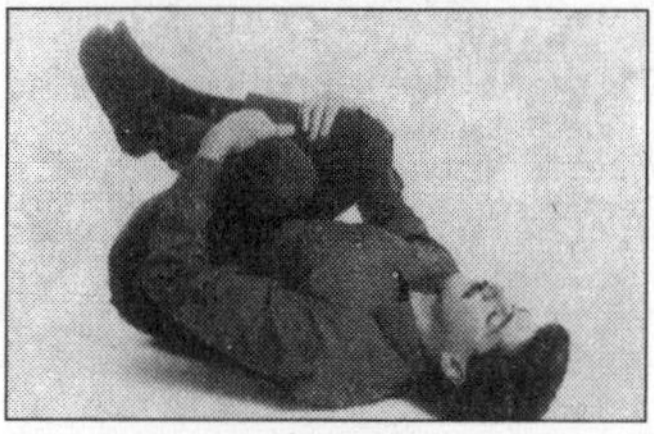

Nach dieser Übung mit abgewinkelten Knien, Füße flach am Boden, mit geschlossenen Augen mindestens drei Minuten entspannen. Diese Übung zweimal täglich durchführen.

Schritt 3

EG 6 kräftig drücken: Fingerkuppen im Unterleibsbereich zwischen Nabel und Schambein einsetzen. Langsam etwa 3 bis 5 cm tief in den Unterleib drücken; dabei eine Minute lang tief atmen.

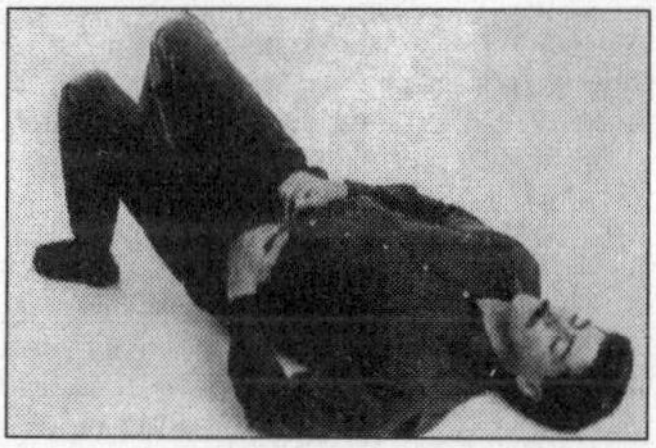

Schritt 4

Über den Bereich B 48 rollen: Hände mit nach unten gekehrten Handflächen neben der Basis der Wirbelsäule unter das Gesäß schieben. Die Augen schließen und langsam und tief atmen; dann die Knie zwei Minuten lang von einer Stelle zur anderen bewegen. Lage der Hände zur

Entlastung und damit verschiedene Bereiche der Gesäßmuskeln gedrückt werden, mehrmals verändern. Versuchen Sie auch, die Beine mit angezogenen Knien von einer Seite zur anderen zu schwenken, wobei die Füße nicht den Boden berühren dürfen.

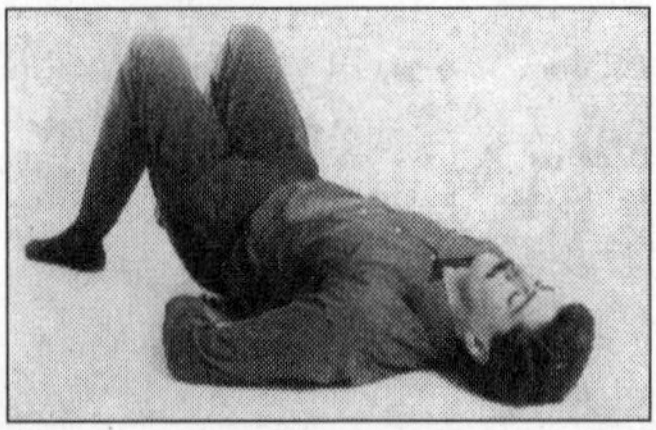

Schritt 5

B 54 drücken: Die Fingerkuppen in die Mitte der Kniegelenkfalte einsetzen. Die Finger krümmen und unter Einsatz der Armmuskeln die Beine eine Minute lang rhythmisch nach oben und unten bewegen, dabei tief atmen. Anschließend die Füße

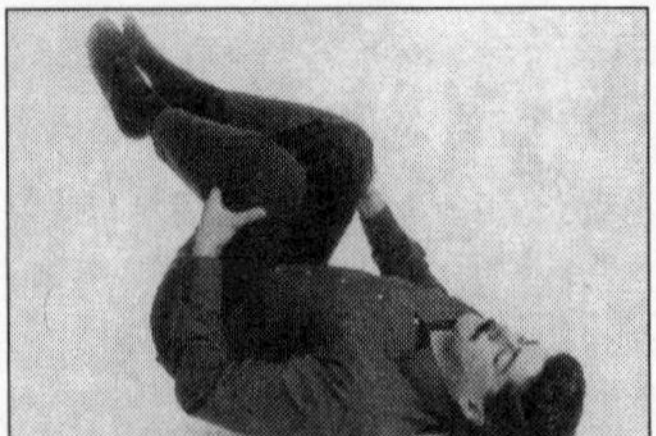

mit angezogenen Knien flach auf den Boden legen und sich entspannen.

Schritt 6

B 23 und B 47 nochmals drükken: Eine Faust machen und die Hände auf das Kreuz legen. Die Fäuste mit nach unten gekehrten Handflächen so hinlegen, daß die Knöchel zwischen der Wirbelsäule und den Kreuzmuskeln zu liegen kommen. Augen schließen und eine Minute lang tief atmen. Anschließend langsam in eine bequeme »Fötusposition« zur Seite rollen, wobei ein Arm unter dem Kopf als Kissen wirkt. Augen schließen und mindestens fünf Minuten tief entspannen.

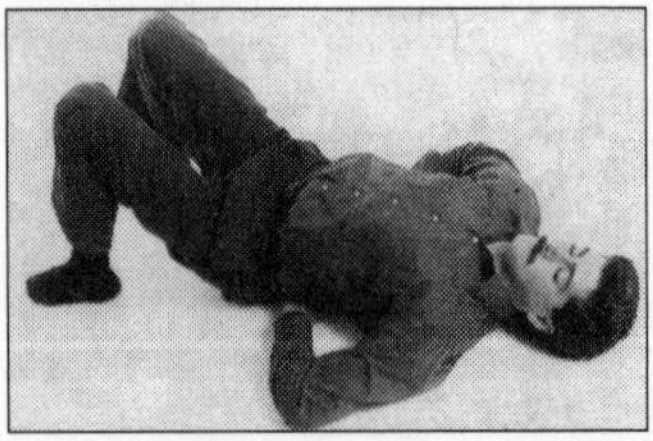

Tennisballmassage

Tennisbälle leisten gute Dienste für eine Akupressur im Kreuzbereich. Zwei Bälle dicht nebeneinander in ein großes, dickes Handtuch oder eine Socke einwickeln und auf einen Teppichboden legen. Sich so absetzen, daß man die Bälle hinter sich hat, Knie gebeugt und Füße flach auf dem Boden. Sich auf die Ellbogen zurücklehnen und sich langsam so auf den Boden legen, daß die Bälle unter dem Kreuz zu liegen kommen.

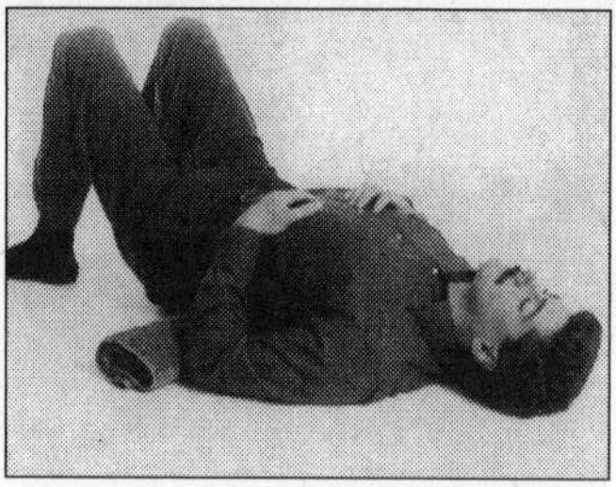

Mehrmals langsam und tief atmen. Nach einer Minute die Bälle allmählich in einen anderen verspannten Bereich rollen. Eine weitere Minute in dieser Position bleiben und mit geschlossenen Augen wiederum mehrmals tief atmen. Dann zu einem anderen verspannten Bereich gehen.

Nachdem man in dieser Weise Verspannungen im Kreuzbereich weitgehend gelöst hat, die Bälle herausziehen und sich auf den Rücken legen. Schritt 2 mit geschlossenen Augen eine Minute lang wiederholen. Anschließend sich fünf Minuten vollständig entspannen und weiterhin tief atmen.

Weitere Punkte bei Kreuzschmerzen und Ischias

Darstellungen weiterer Punkte bei Kreuzschmerzen und Ischias siehe in Kapitel 26, »Nackenschmerzen und steifer Nacken«, und Kapitel 36, »Schmerzen«.

34 Schlaflosigkeit

Von Schlaflosigkeit spricht man bei Menschen, die unfähig sind, vier bis acht Stunden lang ruhig und ohne Unterbrechung zu schlafen. Wenn der Schlaf vorzeitig beendet oder unterbrochen wird, führt dies oft zu Reizbarkeit und schließlich zu Gesundheitsbeschwerden. Dr. Keith Kenyon zufolge leidet jeder einmal an Schlaflosigkeit. Weil dies sehr belastend sein kann und Schlaftabletten ungesund sind, da sie die Schlafproblematik nur verschärfen, kann Akupressur eine wichtige Hilfe sein.[1]

Streß, Schmerzen, Kummer und Ängstlichkeit können Schlafstörungen verschlimmern. Geistesruhe ist für das Einschlafen unerläßlich. Wenn Schmerzen die Ursache für die Schlaflosigkeit sind, muß man zuerst den Schmerz beseitigen, um zu einem entspannten, wohltuenden Schlaf zu finden.

Der traditionellen chinesischen Medizin zufolge kann auch eine ungleiche Energieverteilung zu Schlaflosigkeit führen. In solchen Fällen sind bestimmte Meridiane (die Energiebahnen, die Akupressurpunkte miteinander verbinden) überlastet, während andere blockiert sind. Solche Ungleichgewichte kann man durch Drücken bestimmter Punkte korrigieren. Eine Lebensweise, die Akupressur, eine geeignete Ernährung und die nachfolgenden Entspannungstechniken einschließt, kann Schlaflosigkeit sehr wirksam beseitigen.

Viele meiner Akupressurschüler haben ihren Ehegatten oder Kindern sehr erfolgreich geholfen,

1 Keith Kenyon, M. D., *Do-It-Yourself Acupuncture Without Needles* (New York: Arco Publishing, 1977), 92.

ihre Schlaflosigkeit zu überwinden. Immer wieder berichten sie, daß ihre Klienten sich während einer einstündigen Sitzung so tief entspannen, daß sie beim Drücken ihrer Punkte in Schlaf fallen. Diese Entspannung tritt zwar spontan ein, doch sind in der Regel einige Monate regelmäßiger Selbstakupressur notwendig, um das Schlafverhalten durchgreifend zu ändern.

Grundsätzlich werden drei Gruppen von Punkten verwendet: die Punkte unterhalb der Schädelbasis, diejenigen zwischen den Schulterblättern und die Punkte an den Knöcheln. Nach einer Behandlung berichten die Menschen immer wieder, daß sie nicht nur tief und ohne Aufwachen schlafen, sondern sich auch am nächsten Tag frischer und spannkräftiger fühlen.

Nancy, eine meiner Klientinnen, die seit kurzem geschieden war und zwei minderjährige Kinder zu versorgen hatte, litt an Schlaflosigkeit. Sie hatte seit drei Monaten nicht mehr richtig geschlafen und war erschöpft. Ich zeigte ihr, wie sie an Nacken, Brust und Knöcheln arbeiten sollte. Ich sagte ihr auch, daß sie frischen Ingwertee mit ein wenig Honig statt der drei Tassen Kaffee trinken sollte, die sie täglich zu sich nahm. Als ich Nancy nach zehn Tagen anrief, sagte sie mir, daß sich ihre geistige Verfassung gebessert hätte und sie gut schliefe.

Ernährung

Speisen, die reich an gesättigten Fettsäuren und Cholesterin sind, lassen den Cholesterinspiegel des Bluts ansteigen. Das Blut muß diese Fettstoffe transportieren, die sich an den Wänden der Blutgefäße ablagern und die Blutbahnen verengen. Das Herz muß daher schwerer arbeiten, um das Blut durch die engeren Gefäße zu pumpen. Übermäßiger Genuß von Fett und Cholesterin ist mit ein Hauptfaktor von Koronarerkrankungen und bestimmten Arten von Krebs. Der traditionellen chinesischen Medizin zufolge beeinflußt das Herz auch die Schlaffähigkeit.

Natürliche schlaffördernde Verfahren

- *Dehnen:* Sich strecken und einige Male übertrieben gähnen, damit sich der Körper entspannt und für den Schlaf vorbereitet.
- *Augenübungen:* Im Bett sitzend oder liegend, so weit wie möglich nach oben blicken und dann die Augen langsam im Kreis um den Sichtbereich herumwandern lassen. Diese Augenrotation dreimal in jeweils entgegengesetzter Richtung wiederholen.
- *Tiefatmung:* Konzentriert tief in den Bauch atmen, wenn man im Bett liegt und einschlafen möchte. Dies kann Spannungen im Körper verringern. Spannungen und Streß sind wichtige Faktoren für die Unfähigkeit, einzuschlafen und durchzuschlafen.
- *Tiefentspannung:* Mit geschlossenen Augen auf den Rücken legen. Mit den Zehen beginnend, jedem Teil des Körpers den Befehl zur Entspannung geben, dabei langsam und tief atmen.

Energiepunkte bei Schlaflosigkeit

Die Akupressurpunkte an der Ferse werden traditionell zur Beseitigung und Vorbeugung gegen Schlaflosigkeit benutzt. Der Punkt am inneren Knöchel heißt Fröhlicher Schlaf (bzw. Beleuchtetes Meer); derjenige am äußeren Knöchel Ruhiger Schlaf. Gemeinsames Massieren und Drücken dieser Punkte an beiden Seiten der Ferse ermöglicht es dem Körper, sich tief zu entspannen, und fördert den Schlaf. Dies ist eine Technik, die man auch einem Kind lehren kann.

Nach der chinesischen Medizin hat Schlaflosigkeit auch mit den Herz- und Perikardmeridianen zu tun. Wenn in einem dieser Meridiane eine Blockierung vorliegt, behindert dies möglicherweise den Schlaf. Traditionell werden die Punkte Tor des Geistes (an der Innenseite des Handgelenks unterhalb des kleinen Fingers) und Innere Pforte (in der Mitte des inneren Handgelenks zwei Fingerbreit oberhalb der Handgelenkfalte) bei Schlaflosigkeit angewandt. Diese Punkte helfen, das Herz ins Gleichgewicht zu bringen; sie beruhigen, lindern Ängste und ermöglichen einen gesunden Schlaf.

Vitales Zwerchfell (B 38)
Lage: Zwischen dem Schulterblatt und der Wirbelsäule in Höhe des Herzens.
Anwendungsgebiete: Dieser Punkt am oberen Rücken hilft bei Schlaflosigkeit und beruhigt Emotionen wie Ängstlichkeit, die den Schlaf behindern.

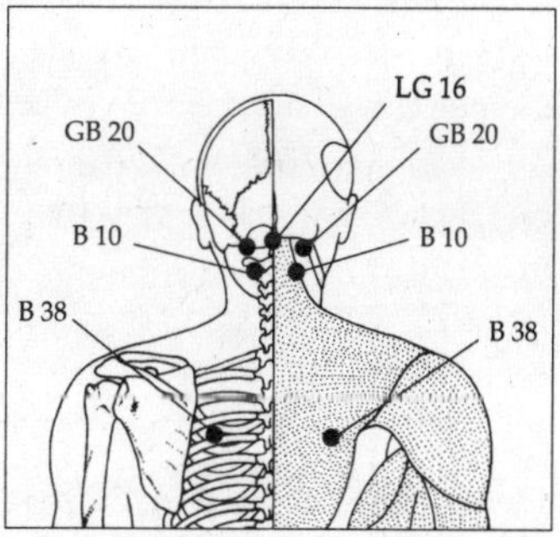

Innere Pforte (P 6)
Lage: In der Mitte der Innenseite des Unterarms zweieinhalb Fingerbreit von der Handgelenkfalte entfernt.

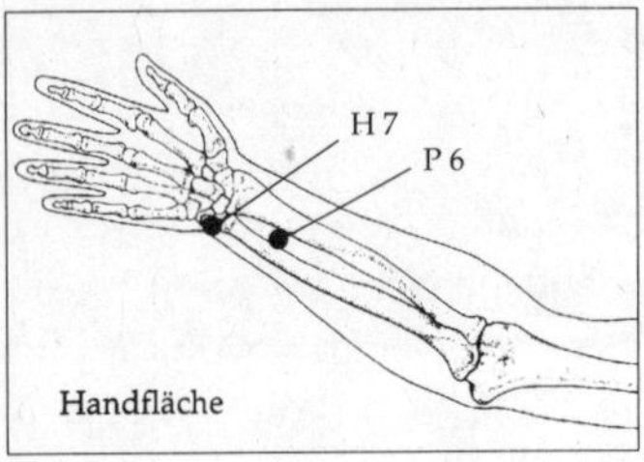

Anwendungsgebiete: Hilft bei Schlaflosigkeit und verschiedenen anderen Allgemeinbeschwerden, die den Schlaf behindern können, wie zum Beispiel Ängstlichkeit, Herzklopfen, Übelkeit und Verdauungsstörungen.

Tor des Geistes (H 7)
Lage: Innen an der Handgelenkfalte in der Verlängerung des kleinen Fingers.
Anwendungsgebiete: Ängstlichkeit, kalter Schweiß und Schlaflosigkeit durch Übererregung.

Himmlische Säule
(B 10)
Lage: 1 cm unterhalb der Schädelbasis auf den Muskelsträngen 1 cm zu beiden Seiten der Wirbelsäule.
Anwendungsgebiete: Schlaflosigkeit, Streß, Überanstrengung und Erschöpfung.

Windvilla (LG 16)
Lage: In der Mitte der Rückseite des Kopfes in der großen Vertiefung unter der Schädelbasis.
Anwendungsgebiete: Schlaflosigkeit und geistige Überlastung.

Tore des Bewußtseins (GB 20)
Lage: Unterhalb der Schädelbasis in den je nach Größe des Kopfes 5 bis 8 cm voneinander entfernten Vertiefungen zwischen den beiden großen senkrechten Nackenmuskeln.
Anwendungsgebiete: Bei Arthritis, Kopfschmerzen und Nakkenschmerzen, die Schlaflosigkeit verursachen.

Punkt des Dritten Auges
(LG 24.5)
Lage: Genau zwischen den Augenbrauen in der Vertiefung

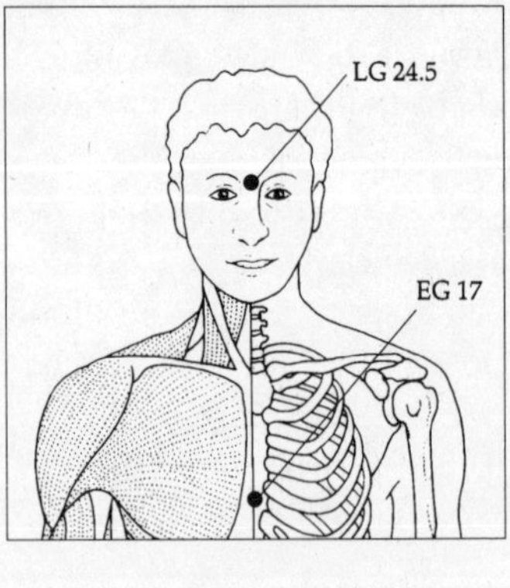

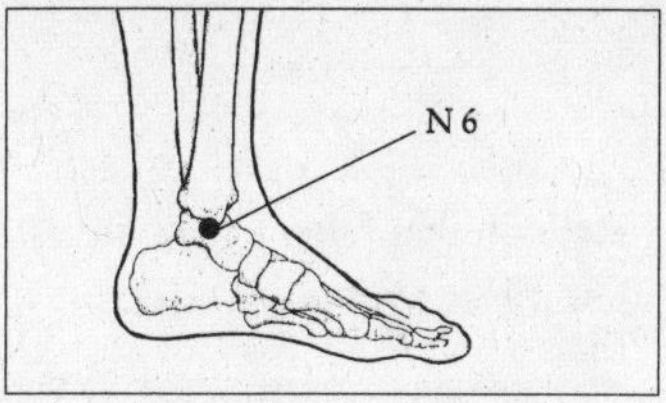

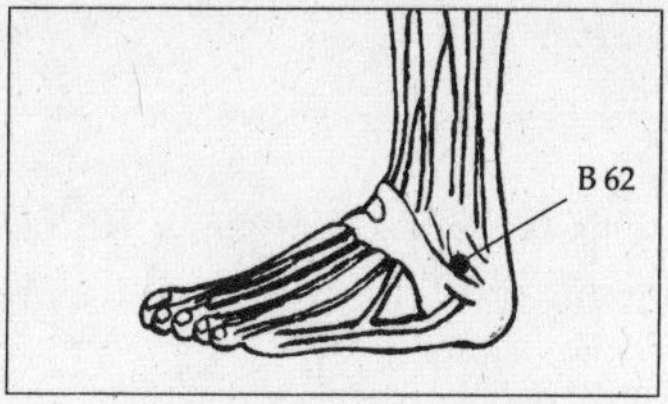

zwischen der Nasenwurzel und der Mitte der Stirn.
Anwendungsgebiete: Entspannt das Zentralnervensystem und wirkt dadurch Ängstlichkeit und Schlaflosigkeit entgegen.

Meer der Ruhe (EG 17)
Lage: In der Mitte des Brustbeins drei Daumenbreit oberhalb der Basis des Knochens.
Anwendungsgebiete: Hilft gegen Nervosität, Stauungen in der Brust und die Ängstlichkeit, die Schlaflosigkeit verursacht.

Fröhlicher Schlaf (N 6)
Lage: Direkt unterhalb des inneren Fußknöchels in einer kleinen Vertiefung.
Anwendungsgebiete: Bei Schlaflosigkeit, Fersen- und Knöchelschmerzen, Bluthochdruck und Angstzuständen.

Ruhiger Schlaf (B 62)
Lage: In der ersten Vertiefung unmittelbar unterhalb des äußeren Fußknöchels.
Anwendungsgebiete: Bei Schlaflosigkeit und Rückenschmerzen, die den Schlaf beeinträchtigen.

Es müssen nicht alle diese Punkte bearbeitet werden. Es genügt oft schon, wenn man nur einen oder zwei der Punkte drückt.

Übungen

Das folgende Programm ist liegend ausgeführt am wirksamsten. Man kann jedoch diese Akupressurtechniken (mit Ausnahme von Schritt 1) auch in einer bequemen Sitzhaltung ausführen.

Schritt 1

Mit Tennisbällen B 38 drücken: Sich auf zwei Tennisbälle zwischen den Schulterblättern legen. Die Augen schließen und eine Minute lang tief atmen.

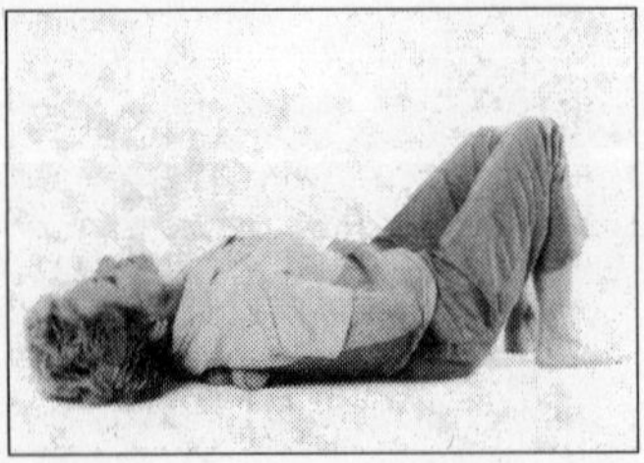

Schritt 2

P 6 drücken: Den rechten Daumen zweieinhalb Fingerbreit unterhalb der Handgelenkfalte auf die Innenseite des linken Handgelenks legen und mit den Fingern ein Widerlager bilden. Eine Minute lang kräftig drücken. Anschließend den Punkt am anderen Handgelenk drücken.

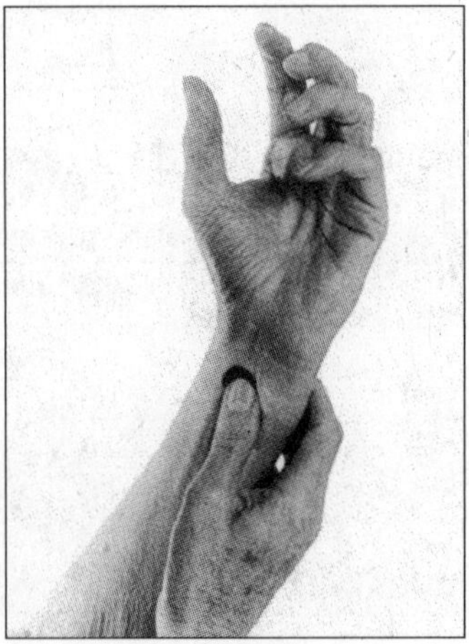

Schritt 3

H 7 halten: Den Daumen oder die Finger der rechten Hand auf die innere Handgelenkfalte der linken Hand legen. In den Punkt H 7 drücken, die Vertiefung in

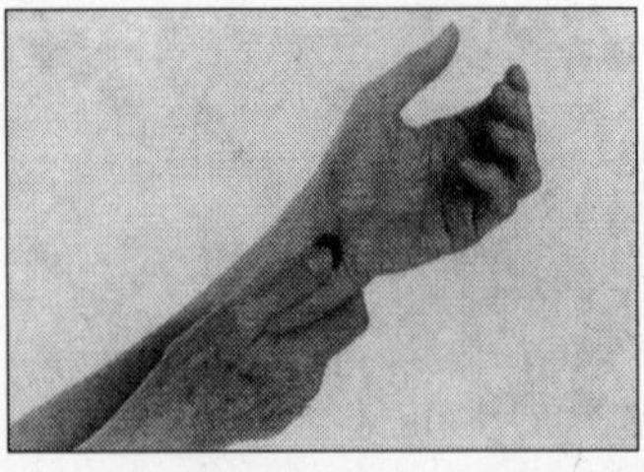

der Falte unmittelbar unter dem kleinen Finger. Eine Minute lang drücken, dann den Punkt am rechten Handgelenk halten und drücken.

Schritt 4

B 10 kräftig drücken: Die Finger krümmen und die Fingerkuppen auf die dicken, strangartigen Muskeln im Nacken legen. Kräftig drücken und eine Minute lang tief atmen.

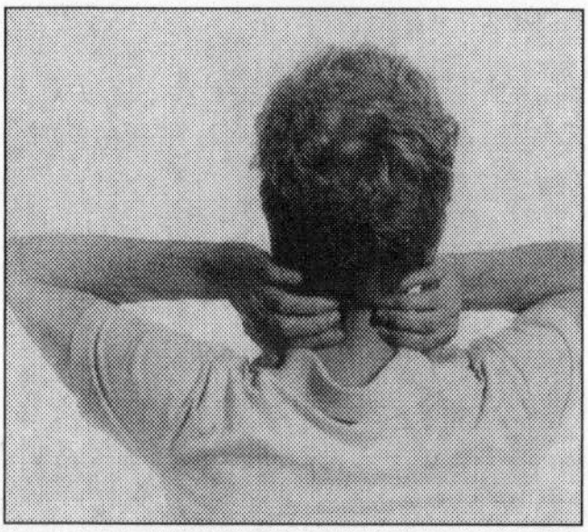

Schritt 5

LG 16 drücken: Die Mittelfinger in die große Vertiefung in der Mitte unter der Schädelbasis

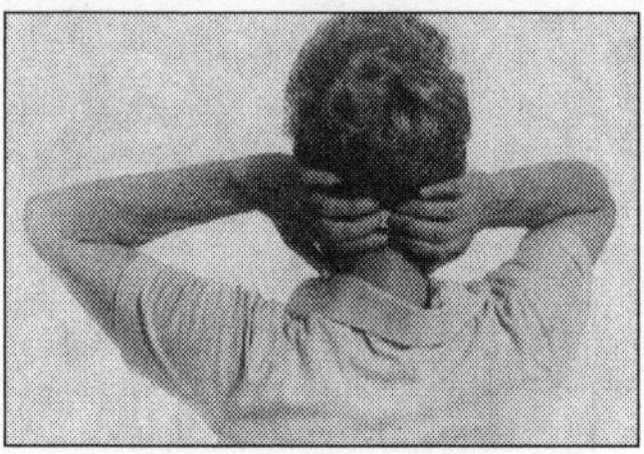

legen. Die Augen schließen, den Kopf langsam zurückneigen, tief atmen und eine bis zwei Minuten in diese Vertiefung drücken. Diesen Punkt halten und ein Gähnen herbeiführen, wenn man einschlafen möchte.

Schritt 6

Nach oben in GB 20 drücken: Mit den Daumen in einem Abstand von 4 bis 7 cm je nach Größe des Schädels weich unter die Schädelbasis drücken. Die Augen geschlossen halten, den Kopf langsam zurückneigen und mit den Daumen ein bis zwei Minuten lang oder bis auf beiden Seiten ein gleichmäßiges Pulsieren auftritt, nach oben unter den Schädel drücken.

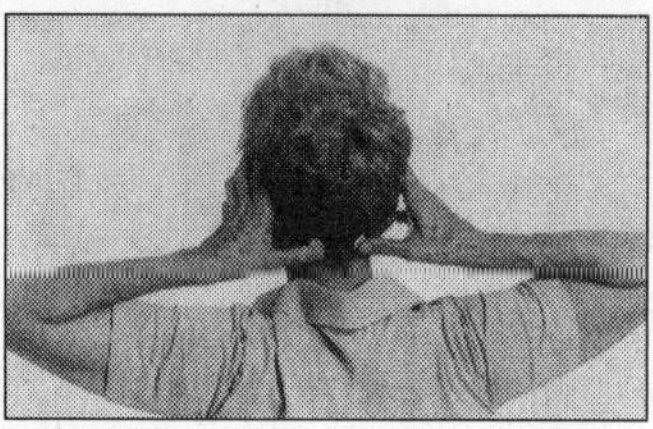

Schritt 7

LG 24.5 mit LG 17 halten: Die Kuppe des rechten Mittelfingers zwischen die Augenbrauen in die Vertiefung zwischen dem

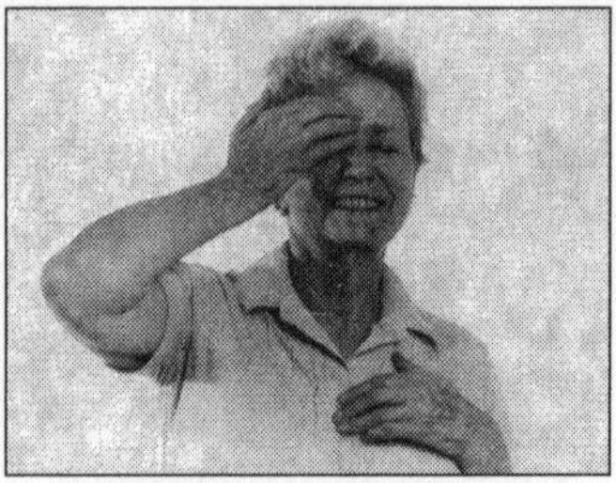

Nasenrücken und der Stirn legen. Die Fingerkuppen der linken Hand auf LG 17 in die Vertiefungen des Brustbeins in Höhe des Herzens legen. Die Augen schließen und eine Minute lang tief atmen.

Schritt 8

N 6 mit B 62 halten: Mit den Daumen die Punkte N 6 auf der Innenseite der Knöchel in einer Vertiefung unmittelbar unterhalb des inneren Knöchels halten. Mit den Fingerkuppen ein Widerlager bilden und B 62 drücken, der sich unmittelbar unterhalb des äußeren Knöchels befindet. Diese Punkte eine Minute lang halten und tief atmen, um die Schlaflosigkeit zu beheben.

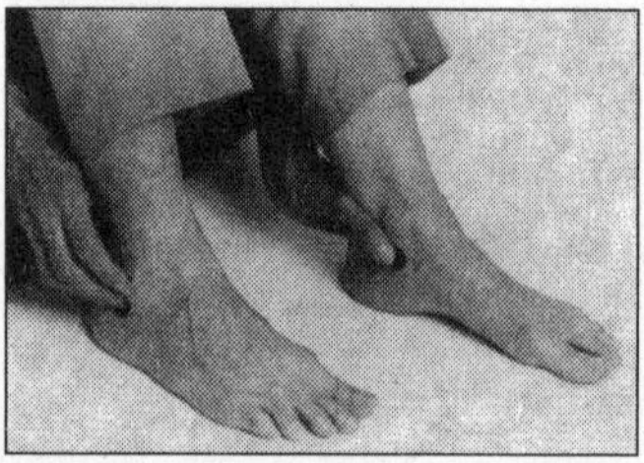

Weitere Punkte bei Schlaflosigkeit

Darstellungen weiterer Punkte bei Schlaflosigkeit siehe in Kapitel 5, »Angst und Nervosität«, Kapitel 7, »Asthma und Atembeschwerden«, und Kapitel 36, »Schmerzen«.

35 Schluckauf

Ich werde es nie vergessen, wie meine Mutter einmal von einem Schluckauf befallen wurde und ihn nicht mehr loswerden konnte. Sie war in der Küche mit meiner Schwester und probierte alle möglichen Mittel aus, doch war sie nach zehn oder fünfzehn Minuten am Ende ihrer Weisheit. Ich bat sie, einige Punkte an ihrer Rippenbasis halten zu dürfen, und nach wenigen Minuten war ihr Schluckauf verschwunden. So konnte ich noch verschiedenen andere Menschen von diesem lästigen Zustand befreien.

Beim Schluckauf handelt es sich um rhythmische Kontraktionen im Zwerchfell, Lunge und manchmal auch im Hals. Einige wenige Minuten Fingerdruck bewirken eine Entspannung im Hals, in der Lunge und im Zwerchfell.

Der Schlüssel zur Bekämpfung des Schluckaufs ist die Kombination von Bauchatmung mit Akupressur und Entspannung. Es ist daher wichtig, eine bequeme Stellung zu finden und tief zu atmen, während man die nachfolgend beschriebenen Akupressurpunkte hält.

Energiepunkte bei Schluckauf

Windschutz (DW 17)
Lage: In der Vertiefung hinter dem Ohrläppchen.

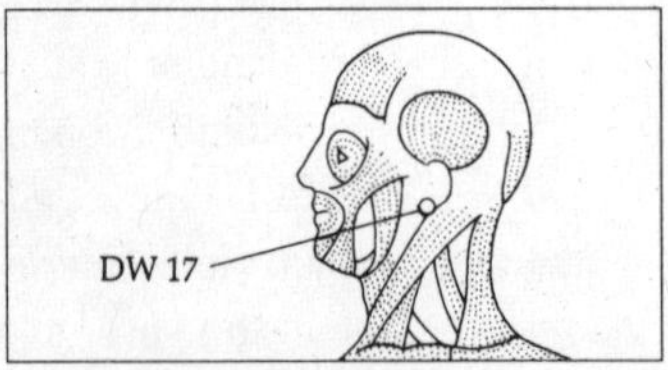

Anwendungsgebiete:
Bei Schluckauf, Ohrenschmerzen, Gesichtslähmung, Kieferschmerzen, feuchten und jukkenden Ohren, geschwollenem Hals, Mumps und Zahnschmerzen.
Diesen Punkt an beiden Seiten zu halten und langsam und tief zu atmen, ist eine der schnellsten Möglichkeiten, sich von Schluckauf zu befreien.

Unterleibskummer (Mi 16)
Lage: Am unteren Rand des Brustkorbs 1 cm innerhalb der Linie durch die Brustwarze.
Anwendungsgebiete: Schluckauf, Verdauungsstörungen, Appetitlosigkeit, Unterleibskrämpfe und Magengeschwürschmerz.

Herausstürmender Himmel (EG 22)
Lage: Unter der Kehle in der Mitte zwischen den Schlüsselbeinknochen.

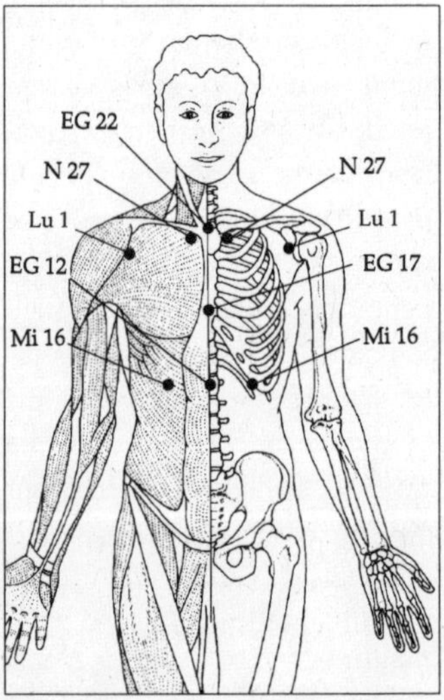

Anwendungsgebiete: Schluckauf, Bronchitis, Halskrämpfe, Halsentzündung, Beklemmung in der Brust und Sodbrennen.

Meer der Ruhe (EG 17)
Lage: In der Mitte des Brustbeins drei Daumenbreit oberhalb der Basis des Knochens.

Anwendungsgebiete: Bei Nervosität, Ängstlichkeit, Panikanfällen und Schluckauf.

Zentrum der Macht (EG 12)
Achtung: Diesen Punkt bei schweren Erkrankungen nicht tief drücken. Siehe Warnhinweis auf Seite 27. Aber auch wenn keine Krankheit vorliegt, sollte man diesen Punkt nicht länger als zwei Minuten halten und ihn nur bei relativ leerem Magen anwenden.
Lage: Auf der Mittellinie des Körpers drei Fingerbreit unterhalb der Basis des Brustbeins in der Magengrube.
Anwendungsgebiete: Schluckauf, Unterleibskrämpfe, Verdauungsstörungen, Sodbrennen, Verstopfung, emotionelle Belastungen und Kopfschmerzen.

Loslassen (Lu 1)
Lage: Im äußeren Brustbereich 5 cm oberhalb der Achselfalte und 2,5 cm nach innen. Wenn man den Arm an den Körper zieht, fühlt man einen Muskel hervortreten.
Anwendungsgebiete: Schluckauf, Atembeschwerden und Husten.

Elegante Villa (N 27)
Lage: In der Vertiefung zwischen der ersten Rippe und dem unteren Rand des Schlüsselbeins neben dem oberen Brustbein.
Anwendungsgebiete: Bei Beklemmung in der Brust, Atembeschwerden, Asthma, Husten, Schluckauf und Ängstlichkeit.

Es müssen nicht alle diese Punkte bearbeitet werden. Es genügt oft schon, wenn man nur einen oder zwei der Punkte drückt.

Übungen

Das nachfolgende Programm kann Schluckauf vorbeugen und beseitigen. In der Regel genügen schon die ersten drei Schritte, die drei bis vier Minuten in Anspruch nehmen, um den Schluckauf zu beenden. Sich hinlegen oder bequem hinsetzen und tief atmen, während man die nachfolgenden Punkte hält.

Schritt 1

DW 17 leicht drücken: Mittel- und Zeigefinger hinter die Ohrläppchen legen. Dieser Punkt ist gegen Fingerdruck außerordentlich empfindlich. Die Punkte jeweils eine Minute leicht halten.

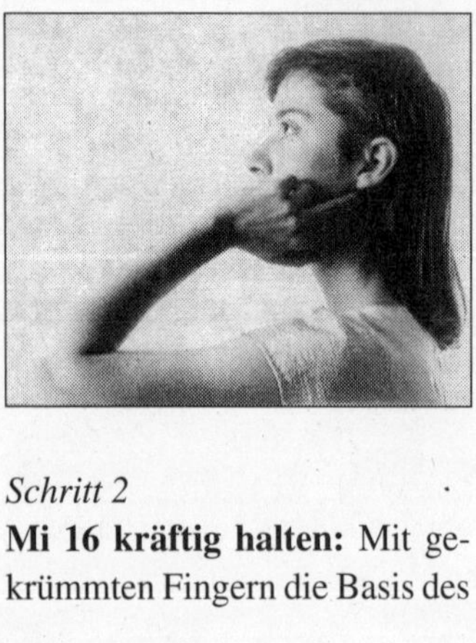

Schritt 2

Mi 16 kräftig halten: Mit gekrümmten Fingern die Basis des Brustkorbs genau unterhalb der Brustwarzen halten. Die Augen schließen und eine Minute lang tief atmen, während man sanft nach oben in die Vertiefungen an der Basis des Brustkorbs drückt.

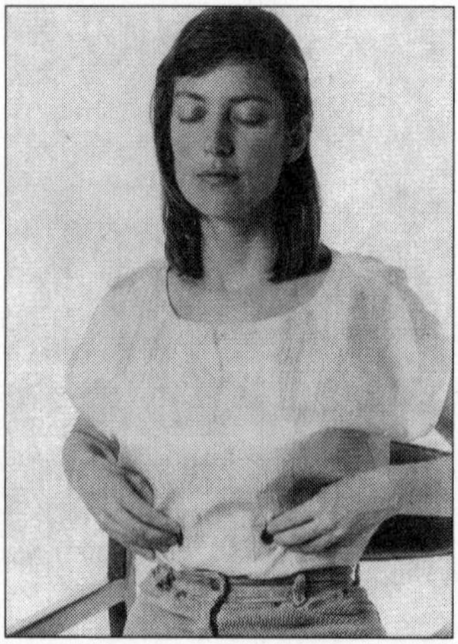

Schritt 3

EG 22 und EG 17 halten: Den rechten Mittelfinger in die Vertiefung unterhalb der Kehle legen und sanft nach unten drükken. Mit allen Fingern der linken Hand die Mitte des Brustbeins in den leichten Vertiefungen des

Brustbeins kräftig halten. Die Augen schließen und eine ganze Minute lang tief atmen.

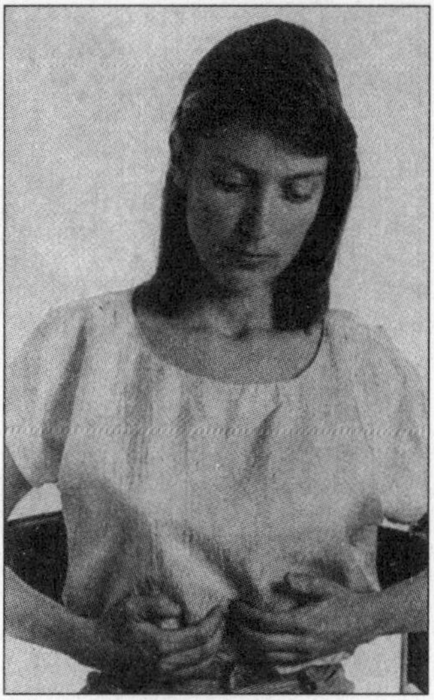

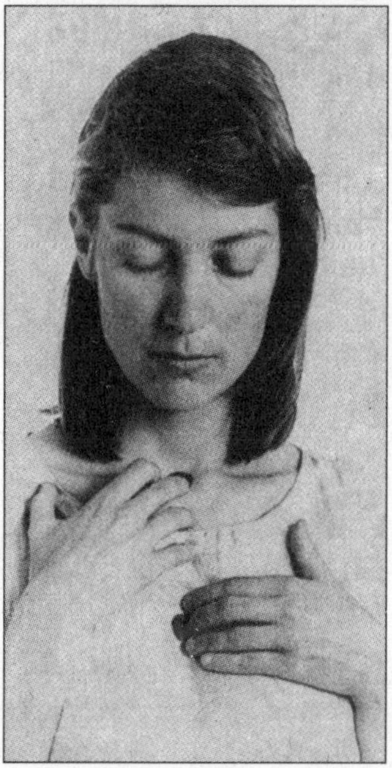

Schritt 4

EG 12 weich drücken: Alle Finger in die Mitte des Unterleibs zwischen den Nabel und die Basis des Brustbeins legen. Langsam Druck anwenden, der nach oben zur Mitte des Rükkens gerichtet ist. Eine Minute lang halten und tief atmen.

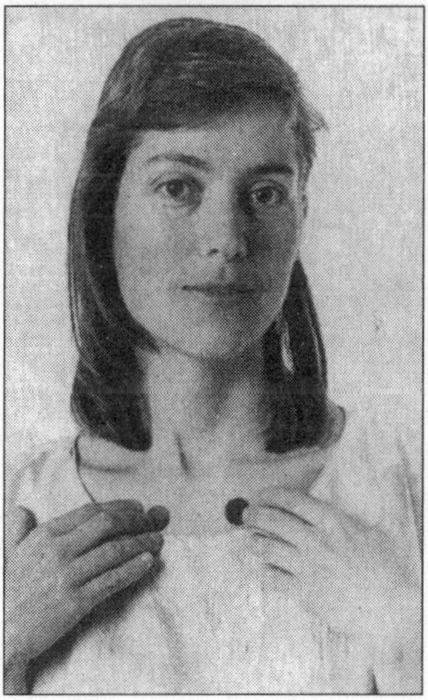

Schritt 5

N 27 kräftig drücken: Die Fingerkuppen in die Vertiefungen direkt unterhalb der Höcker des Schlüsselbeins legen. Dreißig Sekunden lang kräftig drücken und dabei langsam und tief atmen.

Schritt 6

Lu 1 kräftig drücken: Mit den Daumen Druck im oberen äußeren Teil der Brust anwenden und nach einem Spannungs»knoten« tasten. Diesen Punkt eine Minute lang halten und wiederum tief atmen.

Weitere Punkte bei Schluckauf

Darstellungen weiterer Punkte bei Schluckauf siehe in Kapitel 5, »Angst und Nervosität«, und Kapitel 7, »Asthma und Atembeschwerden«.

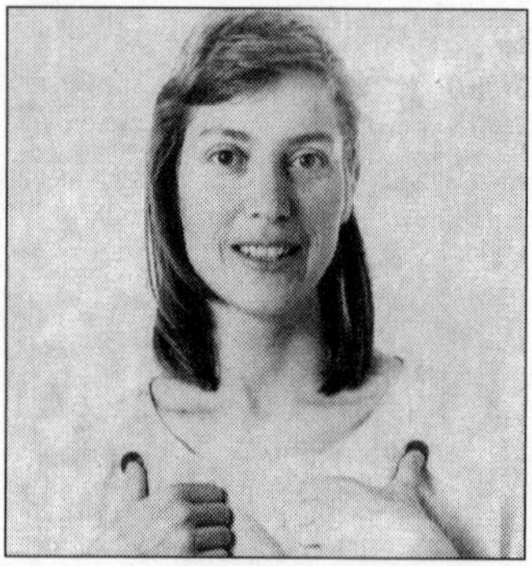

36 Schmerzen

Schmerz ist stets ein Warnsignal, mit dem der Körper Aufmerksamkeit fordert, und bei starken Schmerzen sollte man immer sofort zum Arzt gehen. Die Ursachen der Schmerzen können körperlicher, emotioneller oder geistiger Art sein. Immer aber wird Schmerz verschärft durch Anspannung, Erschöpfung und Ängstlichkeit. Je angespannter man ist, desto intensiver ist der empfundene Schmerz. Auch Streß kann zu einem neuromuskulären Ungleichgewicht führen, das so schmerzhafte Zustände wie Rückenschmerzen oder Kopfschmerzen auslöst. Akupressur baut Spannungen ab und verbessert die Durchblutung; dies bewirkt eine Verringerung oder sogar eine Vorbeugung gegen Schmerzen, während gleichzeitig die Entspannung und der Heilungsprozeß gefördert werden.

Akupressur kann auch die Übertragung von Schmerzimpulsen blockieren, indem die »Tore« des Reizleitungssystems des Körpers geschlossen und Endorphine ausgeschüttet werden, jene Eiweißstoffe, die den Schmerz in natürlicher Weise ohne die Nebenwirkungen von Medikamenten verringern.

Einer meiner Akupressurschüler, der früher von Beruf Anstreicher war, litt seit zwei Tagen an intensiven Nervenschmerzen im Kreuzbereich. Seit einem Arbeitsunfall, bei dem er in ein Dach eingebrochen war, hatte er ständig mit Kreuzschmerzen zu tun. Bei schwerer körperlicher Arbeit springt sein Hüftgelenk heraus, und der Schmerz strahlt bis in die Beine aus. Sechs Wochen davor war er zudem in einen kleineren Autounfall verwickelt gewesen, bei dem er ein leichteres Schleudertrauma davongetragen hatte. Ich zeigte ihm, welche Akupressurpunkte er für den allgemeinen Schmerz einsetzen konnte, und dies half ihm, sich völlig zu entspannen und Muskeln und Skelett etwas zu entlasten. Insbesondere verhalf ihm die Akupressur wieder zu gutem Schlaf.

Jerry, einer meiner Klienten, litt an fast ständigen Schmerzen in Hüfte und Rücken, die möglicherweise erste Anzeichen einer Arthritis waren. Vor über fünf Jahren war er vom Pferd gestürzt und hatte sich eine Wirbelsäulenverletzung zugezogen, die jedoch längst wieder geheilt war. Wegen dieser Schmerzen konnte Jerry nachts kaum schlafen. Er konnte nicht im Bett liegen und fand nur in einem Ruhesessel einen leichten Schlaf. Mit seinen tiefen Falten zwischen den Augenbrauen sah er zehn Jahre älter aus, als er war.

Ich massierte Jerrys Hände und Füße, weil es zwischen den Fingern und Zehen besonders wirksame Energiepunkte für Schmerzen im Oberkörper und Spannungen im Schulterbereich gibt. Dann zeigte ich ihm Punkte in seinem Schulterbereich, bearbeitete die Schulterblätter, dann die Arme und Hände und schließlich die schmerzlindernden Punkte in der Hautfalte zwischen Daumen und Zeigefinger. Weiterhin hielt ich Punkte im oberen Rückenbereich, an den Schultern und im Nacken.

In der darauffolgenden Woche kam Jerry mit erhobenem Kopf, entspannt und lächelnd in mein Büro. Er erzählte mir, daß er seit Jahren nicht mehr so gut auf seinem Rücken geschlafen hätte. Er berichtete, daß er durch Drücken des Akupressurpunkts Di 4 zwischen Daumen und Zeigefinger seine Schmerzen schlagartig lindern konnte.

Di 4, in Verbindung mit dem Tal (Hoku), ist der am häufigsten benutzte Punkt für die Linderung allgemeiner Schmerzen (dieser Punkt ist im folgenden ausführlich beschrieben und dargestellt). *Mit diesem einzigen Punkt kann man Gelenk- und Muskelschmerzen an jeder beliebigen Stelle des Körpers beseitigen!* Di 4 ist am wirksamsten in Verbindung mit Bewegung. Zuerst die empfindlichste Stelle im Hoku-Bereich aussuchen. Diese kräftig halten, bis ein leichter Schmerz entsteht.

Dann das Gelenk bewegen, das dem schmerzenden Körperbereich am nächsten liegt. Wenn man also zum Beispiel einen steifen Nacken hat, hebt und senkt man den Kopf, während man gleichzeitig Hoku kräftig drückt.

Nach einer oder zwei Minuten bearbeitet man den Hoku-Punkt an der anderen Seite. Wiederum das Gelenk bewegen, das dem Schmerz am nächsten liegt, und Di 4 der anderen Hand kräftig drücken. In dieser Weise kann nach wenigen Minuten der Schmerz größtenteils beseitigt sein.

Die nachfolgend beschriebenen Punkte haben in der östlichen Medizin einen besonderen Ruf als schmerzlindernde Punkte. Sie wirken jeweils speziell auf den oberen oder den unteren Bereich des Körpers. Wenn man allgemeine Schmerzen der Skelettmuskulatur im Brust- oder Schulterbereich hat, benutzt man die Schmerzpunkte für den Oberkörper. Bei Schmerzen in Unterleib, Genitalien oder Beinen benutzt man die Schmerzpunkte für die untere Körperhälfte. Bei Schmerzen im Kreuz- oder Unterleibsbereich sind die Schmerzpunkte für die untere und die obere Körperhälfte zu benutzen.

In der Akupunktur werden zur allgemeinen Schmerzbeseitigung in allen Körperbereichen häufig Nadeln eingesetzt.

Energiepunkte bei Schmerzen im Oberkörper

Verbindung mit dem Tal (Hoku) (Di 4)
Achtung: Diesen Punkt nicht bei Schwangeren anwenden, sofern nicht bereits die Wehen eingesetzt haben, da die Stimulierung eine vorzeitige Wehentätigkeit auslösen kann.
Lage: In der Hautfalte zwischen Daumen und Zeigefinger am Handrücken an der höchsten Stelle des Muskels, wenn Daumen und Zeigefinger zusammengepreßt werden.
Anwendungsgebiete: Bei Arthritis, Verstopfung, Kopfschmerzen, Zahnschmerzen und Schulterschmerzen.

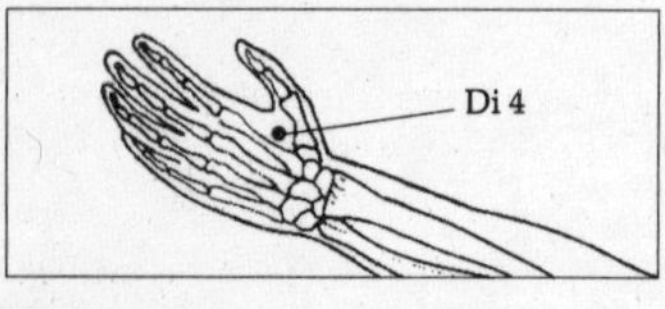

Handrücken

Punkt des Dritten Auges (LG 24.5)
Lage: Genau zwischen den Augenbrauen in der Vertiefung zwischen der Nasenwurzel und der Mitte der Stirn.
Anwendungsgebiete: Unterstützt die Drüsen, insbesondere die Hypophyse, und hilft bei Heuschnupfen, Kopfschmerzen und überanstrengten Augen.

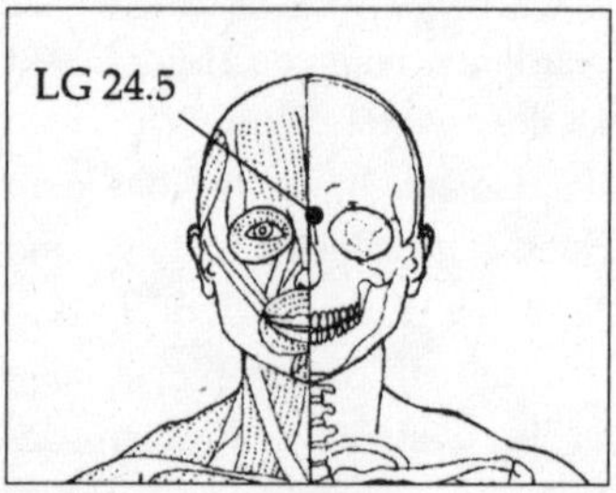

Tore des Bewußtseins (GB 20)
Lage: Unterhalb der Schädelbasis in den je nach Größe des Kopfes 5 bis 8 cm voneinander entfernten Vertiefungen zwischen den beiden großen senkrechten Nackenmuskeln.

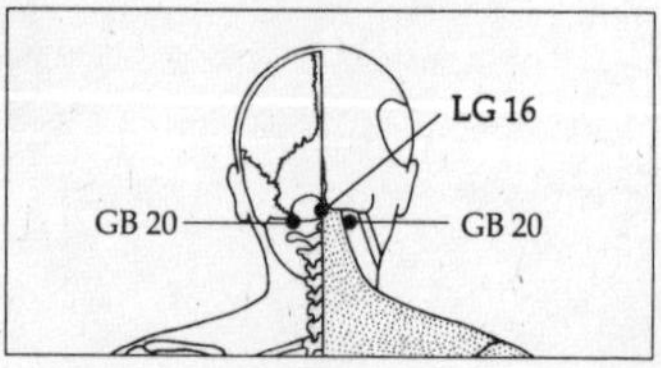

Anwendungsgebiete: Bei Arthritis, Kopfschmerzen, steifem

Nacken, Nackenschmerzen und Trauma.

Windvilla (LG 16)
Lage: In der Mitte der Rückseite des Kopfes in der großen Vertiefung unter der Schädelbasis.
Anwendungsgebiete: Hilft bei Schmerzen in Augen, Ohren, Nase und Hals. Wirkt auch bei Kopfschmerzen und steifem Nacken.

Es müssen nicht alle diese Punkte bearbeitet werden. Es genügt oft schon, wenn man nur einen oder zwei der Punkte drückt.

Übungen

Schritt 1

Di 4 pressen: Eine Minute lang kräftig in die Hautfalte zwischen Daumen und Zeigefinger drükken. Den Fingerdruck unter den Knochen richten, der mit dem Zeigefinger verbunden ist. Dann eine weitere Minute den Punkt Di 4 an der anderen Hand drükken.

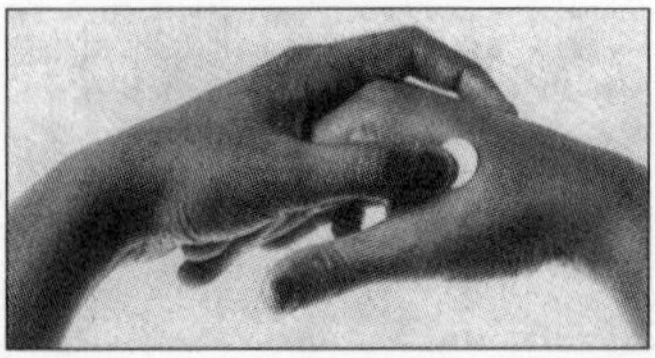

Schritt 2

GB 20 kräftig drücken: Die Daumen unterhalb der Schädelbasis in die Vertiefungen legen, die 5 bis 8 cm voneinander entfernt sind. Weich unter die Basis des Schädels drücken und den Kopf gegen diesen Druck nach hinten neigen. Eine ganze Minute lang oder bis man ein regelmäßiges, gleichmäßiges Pulsieren auf beiden Seiten verspürt, kräftigen Druck in Richtung der Mitte des Kopfs anwenden und dabei tief atmen.

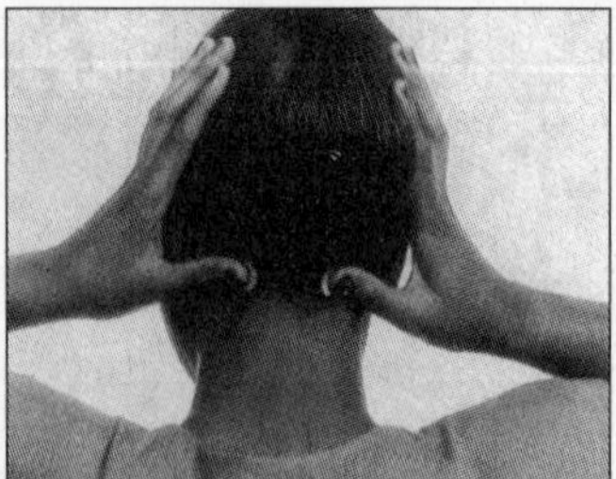

Schritt 3

LG 16 zusammen mit LG 24.5 drücken: Den Mittelfinger der linken Hand auf LG 16 in der Mitte der Schädelbasis legen. Mit dem Mittelfinger der rechten Hand in der Vertiefung zwischen den Augenbrauen leichten

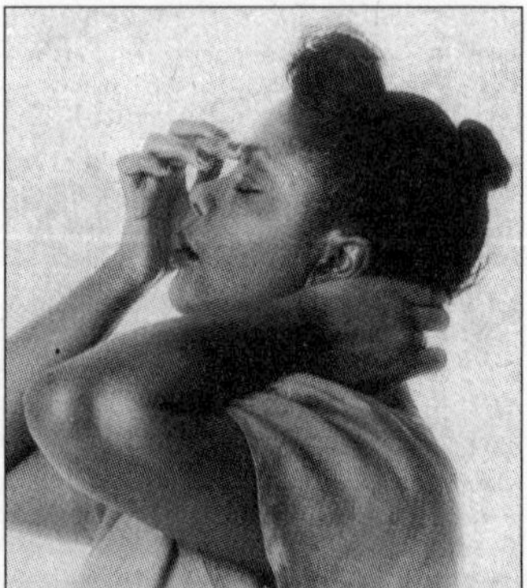

Druck an LG 24.5 anwenden. Die Augen schließen, den Kopf langsam zurückneigen und die Aufmerksamkeit auf diese Stelle richten; dabei eine ganze Minute lang tief atmen. Dies ist eine hervorragende Akupressurkombination, wenn man wegen Beschwerden oder Schmerzen nicht einschlafen kann.

Energiepunkte bei Schmerzen in der unteren Körperhälfte

Tore des Bewußtseins (GB 20)
Lage: Unterhalb der Schädelbasis in den je nach Größe des Kopfes 5 bis 8 cm voneinander entfernten Vertiefungen zwischen den beiden großen senkrechten Nackenmuskeln.

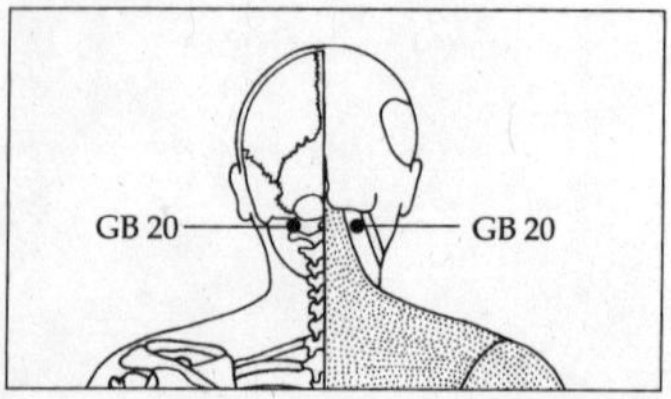

Anwendungsgebiete:
Bei Schmerzen in allen Körperbereichen, pochenden Kopfschmerzen, Schwindel, steifem Nacken, Koordinationsproblemen und Reizbarkeit.

Dreimeilenpunkt (Ma 36)
Lage: Vier Fingerbreit unterhalb der Kniescheibe einen Fingerbreit außerhalb des Schienbeins. Wenn man an der richtigen Stelle ist, tritt ein Muskel hervor, wenn man mit dem Fuß wippt.
Anwendungsgebiete: Kräftigt den ganzen Körper, tonisiert die Muskeln, unterstützt die Verdauung und hilft bei Magenbeschwerden, Knieschmerzen und Beinschienen.

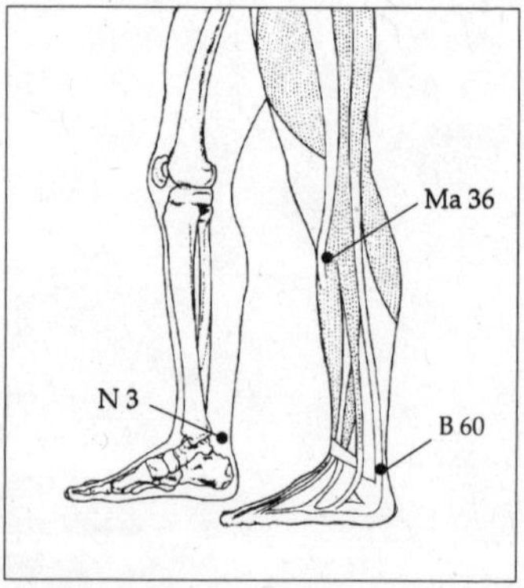

Größerer Bach (N 3)
Dieser Punkt ist gut bei Schmerzen an einem Weisheitszahn.
Achtung: Dieser Punkt darf nach dem dritten Schwangerschaftsmonat nicht mehr kräftig stimuliert werden.
Lage: In der Vertiefung in der Mitte zwischen dem inneren Knöchel und der Achillesferse hinter dem Knöchel.
Anwendungsgebiete: Bei geschwollenen Füßen, Knöchel-

schmerzen, Menstruationskrämpfen, Ohrenschmerzen, Ohrensausen und Rückenschmerzen.

Hohe Berge (B 60)
Lage: In der Mitte zwischen der Rückseite des äußeren Knöchels und der Achillesferse.
Anwendungsgebiete: Bei Ischias, Hüft-, Kopf- und Kreuzschmerzen und Rheumatismus.

Es müssen nicht alle diese Punkte bearbeitet werden. Es genügt oft schon, wenn man nur einen oder zwei der Punkte drückt.

Übungen

Schritt 1

GB 20 kräftig drücken: Die Daumen an der Schädelbasis in den Vertiefungen einsetzen, die je nach der Größe des Kopfes 5 bis 8 cm voneinander entfernt liegen. Den Druck weich unterhalb der Schädelbasis einsetzen und den Kopf langsam zurückneigen. Eine ganze Minute lang tief atmen und kräftigen Druck zur Mitte der Stirn richten.

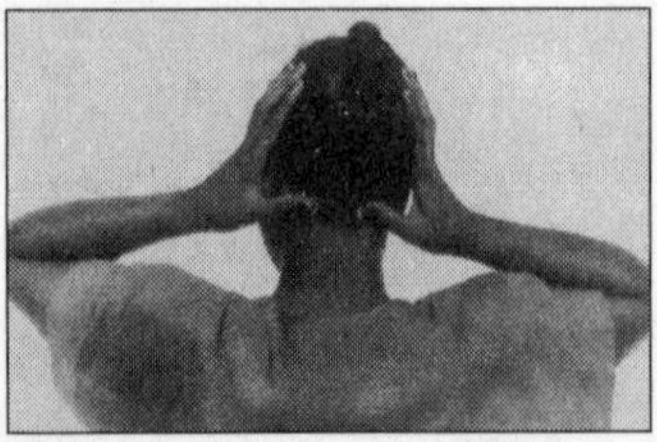

Schritt 2

Ma 36 kräftig reiben: Vier Fingerbreit unterhalb der Kniescheibe abmessen und die Fingerkuppen 1 cm außerhalb des Schienbeins legen. Wenn man an der richtigen Stelle ist, muß man fühlen, wie sich ein Muskel spannt, wenn man mit den Füßen wippt. Dann Fäuste machen und diese auf Ma 36 außen an beiden Beinen unterhalb der Knie legen. Mit den Fäusten außen an den Schienbeinen kräftig auf und ab massieren. Diesen Punkt eine Minute lang kräftig reiben und tief atmen.

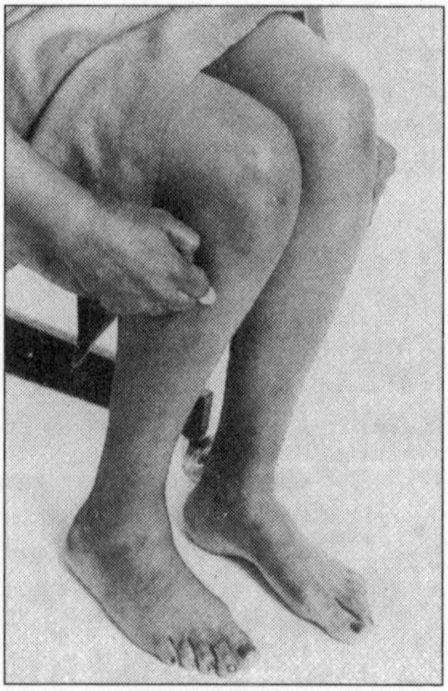

Schritt 3

N 3 und B 60 drücken: Den linken Fuß auf das rechte Knie legen. Mit dem rechten Daumen N 3 zwischen dem inneren Knöchel und der Achillesferse drücken. Mit Zeige- und Mittelfinger, die ein Widerlager zum

Daumen bilden, B 60 drücken. Diese Punkte mit beständigem, festem Druck etwa zwei Minuten halten. Dann das Ganze mit dem rechten Fuß wiederholen.

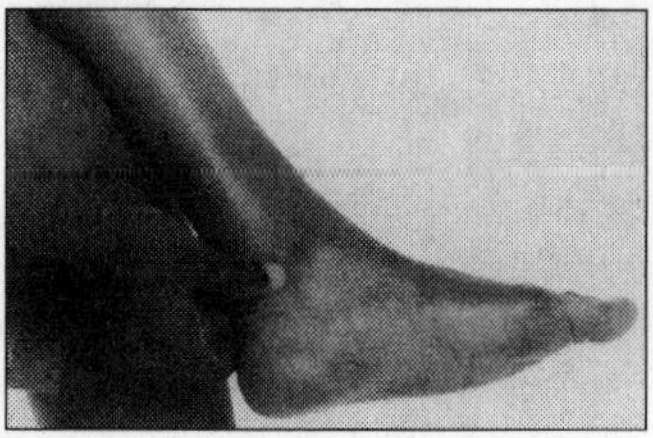

Weitere Punkte bei Schmerzen

Darstellungen weiterer Punkte bei allgemeinen Schmerzen siehe in Kapitel 21, »Knöchel und Füße«, Kapitel 5, »Angst und Nervosität«, Kapitel 33, »Rükkenschmerzen und Ischias«, Kapitel 20, »Knieschmerzen«, Kapitel 26, »Nackenschmerzen und steifer Nacken«, Kapitel 42, »Zahnschmerzen«, und Kapitel 15, »Handgelenkschmerzen«.

37 Schulterverspannungen

Sally, die beste Freundin meiner Mutter, litt an einer Schulterbursitis und Schmerzen im Oberarm. Auch ihr Rücken war sehr empfindlich. Ich gab ihr etwa eine halbe Stunde Akupressur an den Schultern und zeigte ihr, wie sie die Punkte selbst drücken könne. Zu unser beider Überraschung konnte Sally sofort danach ihren Oberarm ohne Beschwerden anheben. Später berichtete sie, daß die Schmerzen gelegentlich wiederkehrten, jedoch konnte sie sie ohne weiteres beseitigen, indem sie selbst die Punkte drückte.

Schmerzen oder Verspannungen im Schulterbereich haben oft mit unserer emotionellen und physischen Gesamtverfassung zu tun. Streß, emotionelle Belastungen, physische Verletzungen und Müdigkeit können für Verspannungen und Schmerzen in der Schulter mit verantwortlich sein.

Auch viele Berufe können Schulterverspannungen schaffen oder verschärfen. Tippen, Schreibtischarbeit oder Arbeiten an einer Maschine oder am Bildschirm können Schulterverspannungen auslösen. Wenn man in zusammengesunkener Haltung sitzt, wird die Atmung flach, und es entstehen Verspannungen. Lastwagenfahrer, die am Lenkrad ihre Schultern hochziehen, neigen zu solchen Verspannungen. Menschen, die sehr feine Arbeiten durchführen, zum Beispiel Elektroniker, Grafiker, Näherinnen oder Juweliere, können ähnliche Probleme bekommen. Auch Menschen in stark belastenden Wettbewerbssituationen, etwa Manager oder Studenten, können an Schulterverspannungen leiden.

Die Schultern sind der Bereich, an dem sich viele unserer Anspannungen und Belastungen niederschlagen. Schließlich wird diese Anspannung chronisch und führt zu einer Ermüdung, die sich wiederum auf andere Körperteile auswirkt. Chronische Schulterverspannung kann die Durchblutung der Extremitätem behindern, wodurch kalte Hände und Füße entstehen. Durch die Auflösung von Schulterverspannungen kann in Armen und Händen eine Welle der Wärme erzeugt werden; manche Menschen berichten auch von einer besseren Durchblutung ihrer Beine und Füße.

Akupressur hilft bei Schulter- und bei Nackenverspannungen. Wenn man sich selbst behandelt, sind meist mehrere Anwendungen (fünfzehn bis zwanzig Minuten) bei gleichzeitiger Tiefatmung notwendig, um Schulterschmerzen oder Nackensteifigkeit zu lindern. Bei vielen Menschen tritt jedesmal eine große Erleichterung auf, wenn sie Akupressur an sich selbst anwenden. Weil sich hinter Schulterbeschwerden jedoch oft eine Ansammlung verschiedener Spannungen oder Verletzungen über mehrere Monate (oder sogar Jahre) verbirgt, sind meist mehrere Akupressursitzungen notwendig, um sie völlig zu beseitigen.

In diesem Kapitel werden spezifische lokale Akupressurpunkte an den Schultern sowie weiter entfernt liegende Punkte behandelt, die trotzdem bei Schulterschmerzen und -steifigkeit wirken. Einige Minuten kräftigen Drucks auf den Punkt DW 15 (Himmlische Verjüngung) beseitigen Schulterschmerzen und -verspannungen sowie einen steifen Nacken. GB 21 ist ein weiterer wichtiger Punkt, an dem sich Schulterverspannungen konzentrieren. Er liegt oben auf dem Schultermuskel in der Nähe der Basis des Nackens. Di 14 (am Oberarm) und GB 20 (an der Schädelbasis) sind hervorragende Fernpunkte bei Schulterschmerzen und chronischer Verspannung. Alle hier beschriebenen Punkte kann man auch Kinder lehren.

Energiepunkte bei Schulterverspannungen

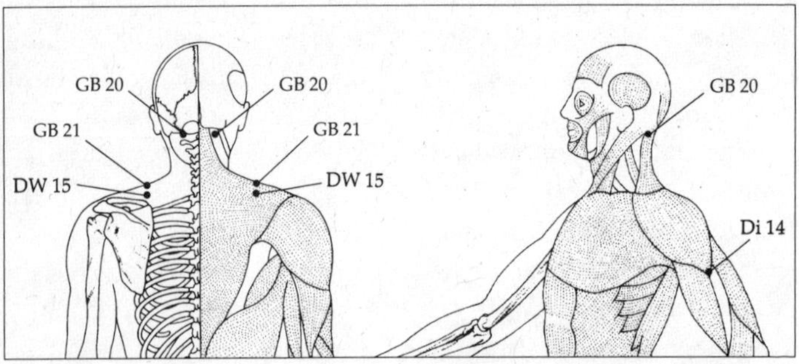

Himmlische Verjüngung (DW 15)
Lage: Auf den Schultern in der Mitte zwischen dem Halsansatz und der Außenseite der Schultern 1 cm unterhalb der Oberseite der Schultern.
Anwendungsgebiete: Bei Muskelverspannungen, steifem Nacken und Schulterschmerzen.

Schulterquelle (GB 21)
Achtung: Schwangere dürfen diesen Punkt nur leicht drücken.
Lage: Am höchsten Punkt des Schultermuskels 3 bis 5 cm seitlich des Nackens.
Anwendungsgebiete: Bei Schulterverspannungen, Nervosität, Reizbarkeit und Müdigkeit.

Äußerer Armknochen (Di 14)
Lage: An der Außenfläche des Oberarms auf einem Drittel der Strecke von der Schulter zum Ellbogen. Mit den Fingern über den Knochen außen am Arm reiben und nach einem drahtigen Muskelband suchen.
Anwendungsgebiete:
Bei Schmerzen im Arm, Schulterverspannungen und steifem Nacken.

Tore des Bewußtseins (GB 20)
Lage: Unterhalb der Schädelbasis in den je nach Größe des Kopfes 5 bis 8 cm voneinander entfernten Vertiefungen zwischen den beiden großen senkrechten Nackenmuskeln.

Anwendungsgebiete: Bei Arthritis in Schultern und Nacken, Kopfschmerzen und Nackensteifigkeit.

Es müssen nicht alle diese Punkte bearbeitet werden. Es genügt oft schon, wenn man nur einen oder zwei der Punkte drückt.

Übungen

Das nachfolgende Programm in bequemer Sitzhaltung durchführen.

Schritt 1

Leicht auf die Schultern klopfen: Die rechte Hand zur Faust schließen und locker aus dem Handgelenk die linke Schulter abklopfen; zur Seite des Halses gehen, über die Brust und zurück zur Schulter. Dann an der anderen Schulter in derselben Weise verfahren. Die Seite, die am stärksten verspannt ist, besonders aufmerksam und intensiv behandeln.

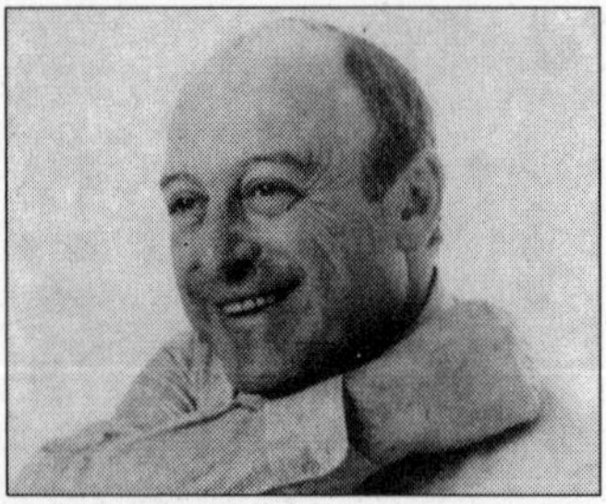

Schritt 2

Kräftig in DW 15 drücken: Die Finger beider Hände krümmen und oben über die Schultern legen, rechte Hand auf die rechte Schulter, linke Hand auf die linke Schulter. Nach einem Spannungsknoten direkt über dem Schulterblatt tasten. Die verspannteste Stelle an den Schultern mit Zeige-, Mittel- und Ringfinger drücken. Das Gewicht der Arme locker nach vorn fallen lassen, während die gekrümmten Finger in die Schulterverspannung drücken. Diesen Punkt eine Minute lang halten und dabei tief atmen.

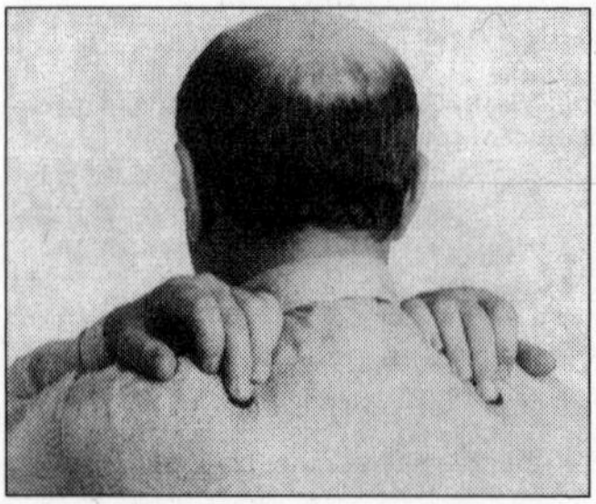

Schritt 3

GB 21 zusammen mit Di 14 halten: Die Kuppen von Zeige-, Mittel- und Ringfinger der rechten Hand auf die linke Schulter legen (GB 21), die Fingerkuppen der linken Hand auf den rechten Oberarm (Di 14) und beide Punkte drücken. Dies ist eine sehr wirksame Kombination bei chronischer Schulterverspannung. Diese Energiepunkte eine Minute lang halten und dabei langsam und tief atmen. Um so tiefer in den Schultermuskel drücken, je mehr er sich lockert. Dann auf der anderen Seite ebenso verfahren und dabei eine Minute lang tief atmen.

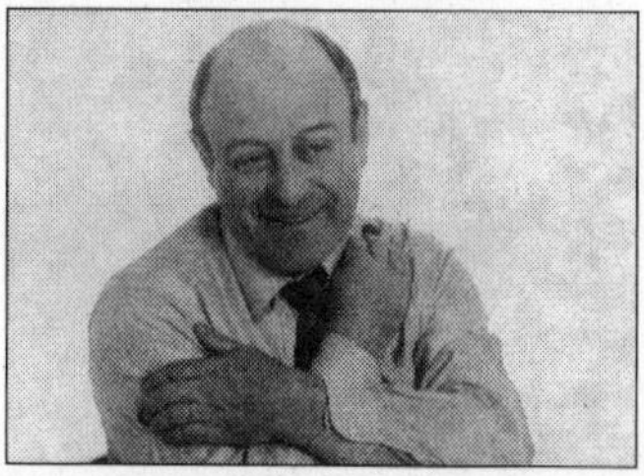

Schritt 4

GB 20 drücken: Die Daumen unter der Schädelbasis in den Vertiefungen einsetzen, die 5 bis 8 cm voneinander entfernt liegen. Den Kopf langsam nach hinten drücken, während man weich nach oben unter den Schädel drückt; die Augen sind dabei geschlossen. Langsam und tief atmen und den Druck kräftig nach innen unter den Schädel richten. Langsam und tief atmen und diesen Punkt eine Minute lang halten oder bis man auf beiden Seiten ein gleichmäßiges Pulsieren verspürt. Dann ganz allmählich loslassen.

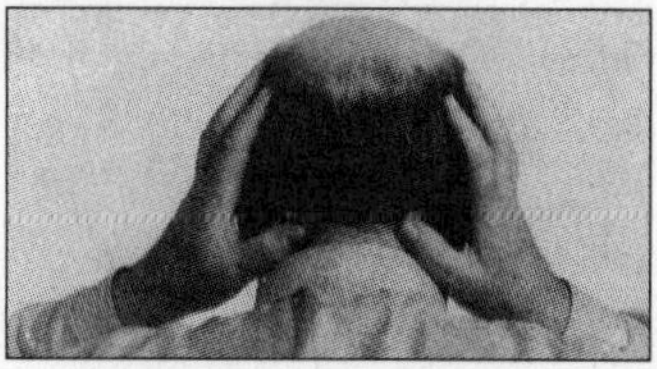

Schultermassageübung

Die Finger der rechten Hand über der linken Schulter krümmen und in den gespannten (Trapez-)Muskel einhaken. Einatmen und langsam kräftigen Druck mit den Fingern anwenden. Einige Sekunden halten und ausatmen; dabei die Finger harkend nach oben über die

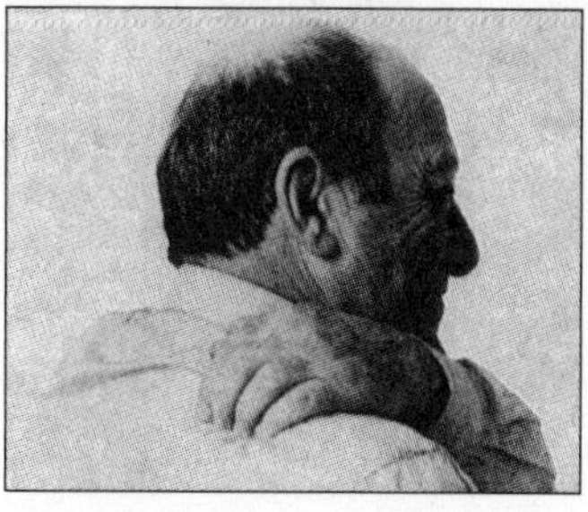

Schulter ziehen und den Muskel kräftig dehnen. Dann die rechte Hand in den Schoß sinken lassen. Anschließend die rechte Schulter bearbeiten. Mit der linken Hand die gekrümmten Finger kräftig in den Muskel auf der rechten Schulter einsetzen und die Bewegungen wiederholen. Tief einatmen und festen, stetigen Druck mit den Fingern anwenden. Halten, dann langsam ausatmen und die Finger harkend über die Schulter ziehen, so daß dieser Muskel kräftig gedehnt wird. Dann die linke Hand in den Schoß sinken lassen. Tief atmen und sich entspannen.

Aku-Yoga-Übung bei Schulterverspannungen

Bei der nachfolgenden Übung wird der Körper in eine Stellung gebracht, bei der das Körpergewicht auf die Muskeln und Punkte an den Schultern drückt, um dort vorhandene Spannungen zu beseitigen.
Diese Stellung ist am wirksamsten, wenn man dabei tief atmet. Sie eignet sich sehr gut zur Beseitigung von Schulterverspannungen, Frustrationen und Reizbarkeit.

1. Auf den Rücken legen.

2. Die Knie abwinkeln, so daß die Fußsohlen flach auf dem Boden liegen.

3. Die Arme über dem Kopf auf den Boden legen und entspannen.

4. Einatmen und das Becken anheben; einige Sekunden in dieser Stellung bleiben.

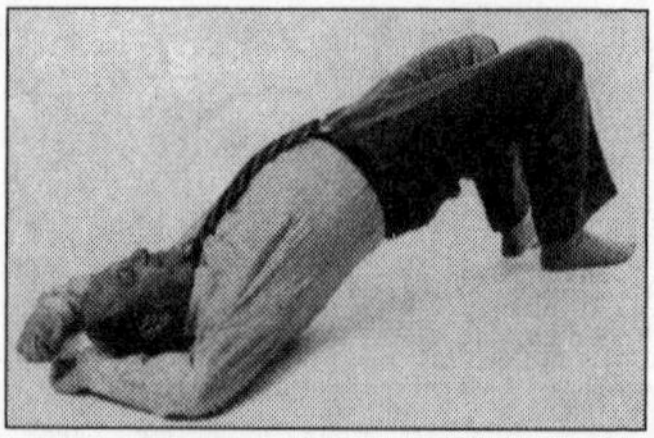

5. Ausatmen und das Becken langsam absenken; eine weitere Minute lang beim Hochschieben des Beckens einatmen und beim Absenken ausatmen.

6. Auf dem Rücken liegend, Arme an den Seiten, mit geschlossenen Augen einige Minuten entspannen und weiterhin tief atmen.

Weitere Punkte bei Schulterverspannungen

Weitere Punkte bei Schulterverspannungen siehe Kapitel 32, »Reizbarkeit, Frustration und Bewältigung von Veränderungen«, und Kapitel 26, »Nakkenschmerzen und steifer Nakken«.

38 Schwangerschaft und Unfruchtbarkeit

Zu den schönsten Erfahrungen in meiner Akupressurpraxis gehört die Arbeit mit Schwangeren. Ich habe vielen Frauen gezeigt, wie sie sich von den Kreuz-, Schulter- und Nackenschmerzen befreien konnten, die oft in der Schwangerschaft auftreten, und ich habe ihre Männer gelehrt, wie sie die Verspannungen und den Wehenschmerz ihrer Frauen lindern können.

Ich habe die Akupressur auch dafür eingesetzt, um Frauen, die keine Kinder bekommen konnten, zu Fruchtbarkeit zu verhelfen. Eine meiner Akupressurabsolventinnen behandelte eine Klientin, eine Rechtsanwältin, die seit zwei Jahren versuchte, schwanger zu werden. Die Frau und ihr Mann wünschten sich sehnlichst ein Kind. Sie erhielt wöchentliche Akupressurbehandlungen, deren Ziel es vor allem war, Spannungen im Nacken-, Brust-, Kreuz- und Hüftbereich zu beseitigen. Das Hara[1] (Meer der Energie [EG 6]), ein spezieller Punkt für die Tonisierung des Unterleibsbereichs und die Verbesserung der Fruchtbarkeit, wurde jede Woche behandelt.

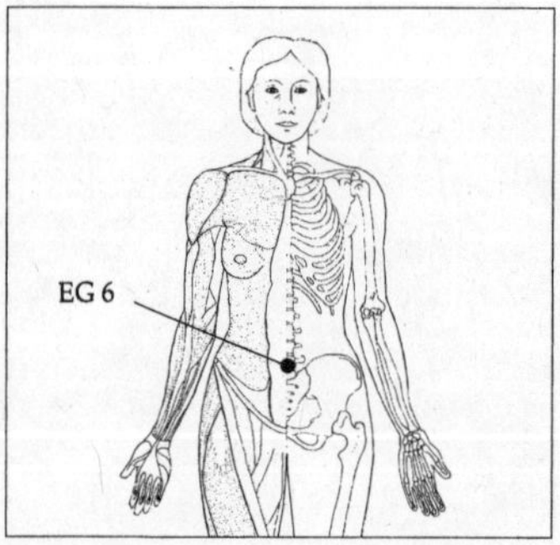

1 Hara = japanisch wörtlich »Unterleib, Bauch, Eingeweide«. Im Zen-Buddhismus hat der Begriff meist die Bedeutung »die (geistige) Mitte des Menschen« (nach *Lexikon der östlichen Weisheitslehren* [Bern, München, Wien: O. W. Barth/Scherz, [2]1986], 131).

Sie benutzte diesen Punkt (drei Fingerbreit unterhalb des Nabels) auch täglich im Rahmen der Selbstbehandlung. Nach drei Monaten berichtete sie ihrer Akupresseurin in überschwenglicher Freude, daß sie endlich schwanger geworden war.

Während der Schwangerschaft treten im Körper einer Frau viele physische Veränderungen auf. In jeder Schwangerschaftsphase kommt es aufgrund der Belastungen des Körpers zu spezifischen Symptomen. So drückt zum Beispiel der wachsende Fötus in zunehmendem Maße auf die Blase. Dies führt zu einem gesteigerten Harndrang. Solche einschneidenden physiologischen Veränderungen können durch die Stimulierung geeigneter Akupressurpunkte harmonisiert werden. Es gibt Punkte, die das weibliche Hormonsystem ins Gleichgewicht bringen, und Punkte gegen morgendliches Erbrechen, Kreuzschmerzen, geschwollene Knöchel und Erschöpfung.

Die häufigsten Beschwerden während der ersten drei Monate sind Empfindlichkeit der Brüste, Übelkeit und Müdigkeit. Weil die Akupressurpunkte gegen empfindliche Brüste dieselben sind, die man zur Unterstützung der Milchbildung anwendet, sollte man auch in Kapitel 41 nachschlagen.

Gegen die morgendliche Übelkeit drückt man die Innenseite des Handgelenks (P 6), wie es auf den folgenden Seiten beschrieben und dargestellt ist. Dieser Punkt wirkt überhaupt bei allen Arten von Übelkeit, vom morgendlichen Erbrechen der Schwangeren bis hin zur Reisekrankheit (siehe Kapitel 31).

Zur Bekämpfung der Müdigkeit stimuliert man die Punkte B 23 und B 47, Meer der Vitalität, im Kreuzbereich. Man kann entweder das Kreuz kräftig mit dem Handrücken reiben, bis eine Erwärmung auftritt, oder aber einige dicke Handtücher aufrollen, unter das Kreuz legen und sich langsam darauf legen, um Druck auf das Kreuz zu erzeugen. Diese Punkte wirken bei Erschöpfung und Verspannungen im Kreuzbereich während der Schwangerschaft.

Die Leistenpunkte helfen bei Unterleibsschmerzen, Verdauungsstörungen, Aufgedunsenheit und Atembeschwerden durch die Bewegungen des Fötus, der gegen das Sonnengeflecht der Mutter drückt. Diese Punkte (Mi 12 und Mi 13) liegen im Beckenbereich am Übergang zwischen Bein und Rumpf. Sie befinden sich in der Mitte zwischen der Basis des Hüftknochens und des Schambeins. Der Genitalienpunkt (siehe unten) hilft gegen Verspannungen in der Becken- und Kreuzgegend, Bereiche, die insbesondere während der Schwangerschaft, während der Wehen und im Wochenbett blockiert werden.

Achtung: Der Einsatz von Akupunkturnadeln ist traditionell während der Schwangerschaft verboten, weil eine starke Stimulierung dieser Punkte zu Uteruskontraktionen führt, das heißt, es bestünde die Gefahr einer Fehlgeburt. Akupressur gilt dagegen als ungefährlich, doch sollte der Fingerdruck auf jeden Punkt während der Schwangerschaft mild und zurückhaltend sein. Bevor man mit den nachfolgenden Übungen beginnt, sollte man mit seinem Arzt sprechen, ob keine Bedenken gegen die Anwendung dieser Punkte bestehen.

Punkt	*Keine starke Stimulierung nach dem*	*Dargestellt auf Seite*
Di 4[1]	1. Monat	312
N 3[2]	3. Monat	316
Mi 6[3]	7. Monat	235

1 Kann Wehen auslösen.

2 Beruhigt den Fötus.

3 Kann Wehen auslösen und beruhigt den Fötus.

Energiepunkte bei Beschwerden in der Schwangerschaft

Meer der Vitalität (B 23 und B 47)
Achtung: Nicht auf schwache Bandscheiben oder gebrochene Knochen drücken. Wenn man einen schwachen Rücken hat, können einige Minuten gleichbleibender, leichter Berührung anstelle von Druck sehr heilend sein. Wenn man Fragen hat oder Rat braucht, sollte man zuerst zum Arzt gehen.
Lage: Im Kreuzbereich zwei bzw. vier Fingerbreit zu beiden Seiten der Wirbelsäule in Höhe der Taille.
Anwendungsgebiete: Bei Beschwerden nach der Niederkunft, Kreuzschmerzen, Erschöpfung, Störungen im Genitalbereich, Ausfluß.

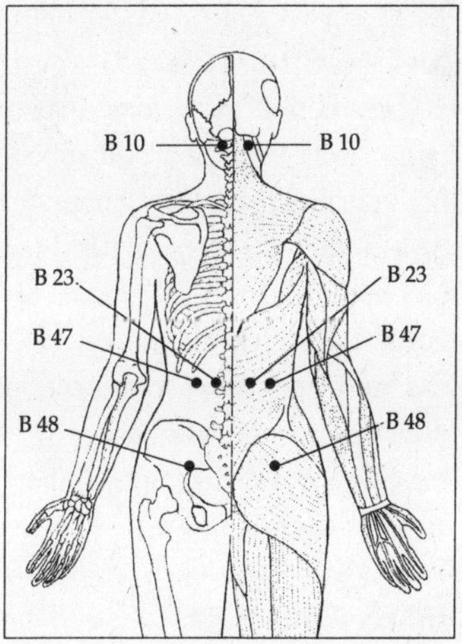

Genitalienpunkt (B 48)
Lage: Einen bis zwei Fingerbreit außerhalb des Kreuzbeins (der Knochenverband am unteren Ende der Wirbelsäule) und in der Mitte zwischen der Oberseite des Hüftbeins (Darmbeinkamm) und der Basis des Gesäßes.

Anwendungsgebiete: Bei Verspannungen im Beckenbereich sowie Verstopfung, Störungen im Harntrakt, Ischias, Kreuz- und Hüftschmerzen während der Schwangerschaft.

Himmlische Säule (B 10)
Lage: Einen Fingerbreit unterhalb der Schädelbasis auf den Muskelsträngen 1 cm zu beiden Seiten der Wirbelsäule.
Anwendungsgebiete: Hilft bei den folgenden häufigen Schwangerschaftsbeschwerden: Streß, Erschöpfung, Schlaflosigkeit,

Blutandrang zum Kopf, steifem Nacken und geschwollenen Augen.

Meer der Ruhe (EG 17)
Lage: In der Mitte des Brustbeins drei Daumenbreit oberhalb der Basis des Knochens.
Anwendungsgebiete: Hilft bei Nervosität, Druckgefühl in der Brust, Schlaflosigkeit, Ängstlichkeit, Niedergeschlagenheit und anderen emotionellen Störungen während der Schwangerschaft.

Innere Pforte (P 6)
Lage: In der Mitte der Innenseite des Unterarms zweieinhalb Fingerbreit von der Handgelenkfalte entfernt.
Anwendungsgebiete: Bei Beschwerden während der Schwangerschaft und nach der Niederkunft, Übelkeit, Schlaflosigkeit, Ängstlichkeit und Verdauungsstörungen.

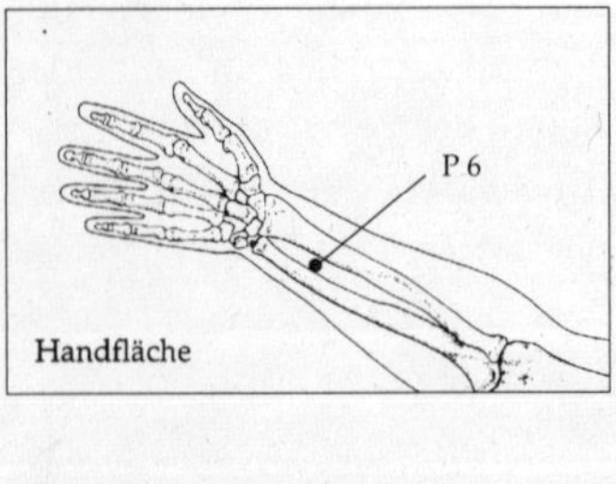

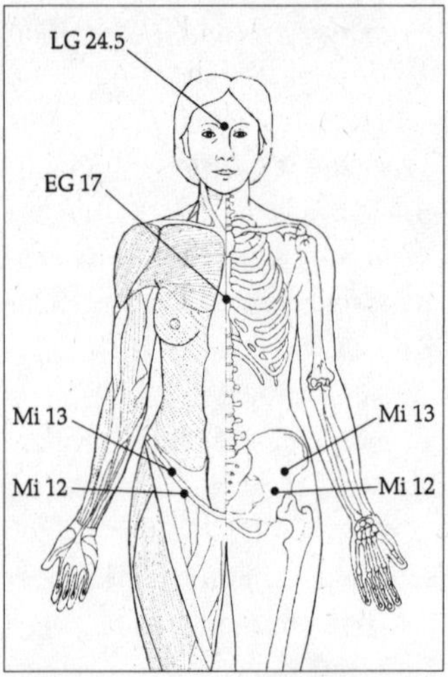

Punkt des Dritten Auges (LG 24.5)
Lage: Genau zwischen den Augenbrauen in der Vertiefung zwischen der Nasenwurzel und der Mitte der Stirn.
Anwendungsgebiete: Reguliert hormonelle Ungleichgewichte während der Schwangerschaft und hilft bei Heuschnupfen, Kopfschmerzen und Verdauungsstörungen.

Eilende Tür (Mi 12)
Hütte am Herrenhaus (Mi 13)
Diese beiden Punkte wirken besonders gut bei Unterleibsbeschwerden während der Schwangerschaft.

Lage: Die beiden Punkte liegen im Beckenbereich in der Mitte der Leistenbeuge.

Anwendungsgebiete: Diese Punkte helfen besonders gut bei fehlender Libido, Menstruationskrämpfen und Unterleibsbeschwerden.

Es müssen nicht alle diese Punkte bearbeitet werden. Es genügt oft schon, wenn man nur einen oder zwei der Punkte drückt.

Übungen

Die nachfolgenden Punkte können individuell in jeder Position benutzt werden, doch ist es am besten, das Programm bequem auf dem Rücken im Bett oder auf einem Teppich liegend durchzuführen.

Schritt 1

Bereich B 48 stimulieren: Mit angezogenen Knien und flach auf dem Boden aufgesetzten Füßen Hände mit den Handflächen nach unten unter die Gesäßbakken neben die Basis der Wirbelsäule schieben. Langsam und tief atmen und zwei Minuten lang die Knie von einer Seite zur anderen schwenken. Die Hände zur Entlastung an eine andere Stelle legen und andere Bereiche der Gesäßmuskulatur drücken.

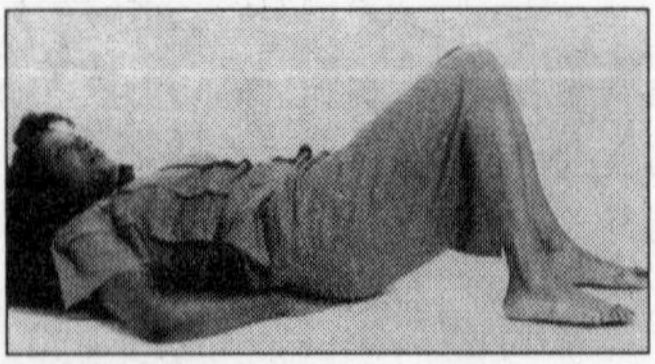

Schritt 2

B 23 und B 47 drücken: Ein Paar straff aufgerollter dicker Socken verwenden oder eine Faust machen, so daß die Knöchel nach oben weisen. Das Becken anheben und die Sokken bzw. die Knöchel der Faust 10 cm unterhalb des Kreuzes in Höhe der Taille ablegen. Das Gesäß langsam zum Boden absenken und eine Minute lang entspannt langsam und tief atmen. Dadurch entsteht Druck auf die Punkte im inneren und äußeren Kreuzbereich. Dann das Becken wieder anheben, die Socken bzw. die Hände herausziehen und die Hände entspannt seitlich ablegen. Jetzt das Bekken wieder absenken und sich völlig entspannen.

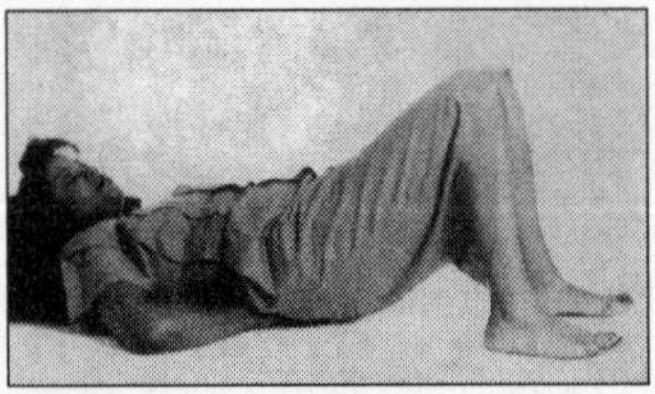

Schritt 3

B 10 kräftig drücken: Die Fingerkuppen beider Hände 1 cm links und rechts der Wirbelsäule in den Nacken legen. Mit allen Fingerkuppen die kräftigen Muskelstränge drücken, die parallel zur Wirbelsäule verlaufen. Mit dem Handrücken auf dem Boden und gekrümmten Fingern die Nackenmuskeln eine ganze Minute lang kräftig hochdrükken und dabei tief atmen.

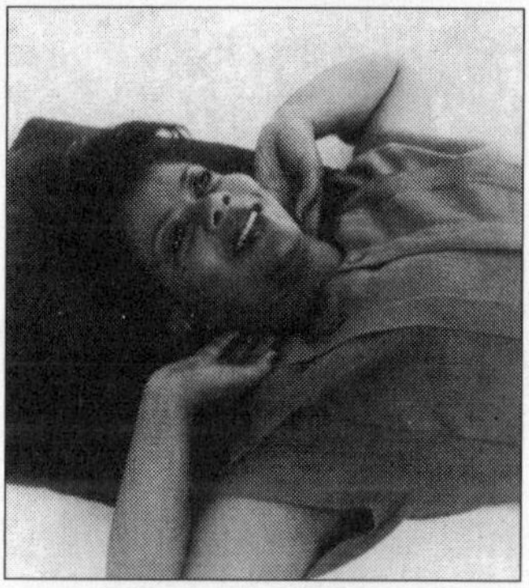

Schritt 4

P 6 drücken: Den rechten Daumen zweieinhalb Fingerbreit unterhalb der Mitte der Handgelenkfalte innen auf das linke Handgelenk legen. Kräftig drücken und den Druck dreißig Sekunden lang halten. Dann das rechte Handgelenk ebenfalls dreißig Sekunden lang halten.

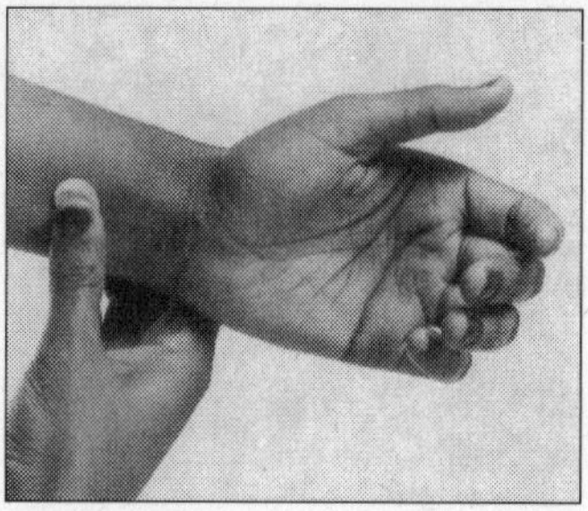

Schritt 5

LG 24.5 mit EG 17 halten: Den Mittelfinger der rechten Hand weich zwischen die Augenbrauen auf den Punkt des Dritten Auges legen. Mit den Fingerkuppen der linken Hand die Vertiefungen in der Mitte des Brustbeins halten. Diese beruhigende Punktekombination mindestens eine Minute halten, dabei tief atmen.

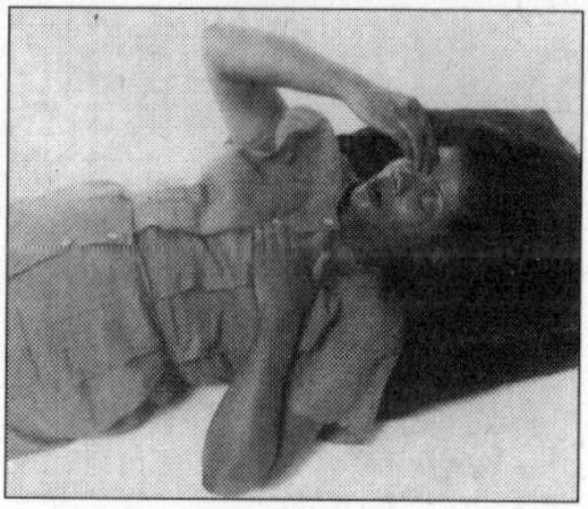

Entlastungsübung für das Kreuz während der Schwangerschaft

Zwei Handtücher übereinander auslegen. Die Ränder der Handtücher zur Mitte schlagen. Die Handtücher fest zusammenrollen und auf einen Teppich legen. Sich mit den Handtüchern unter der Wirbelsäule auf den Rücken legen. Die Beine können dabei angezogen oder gestreckt sein, wie man es als angenehm empfindet. Die Hände auf den Bauch legen, die Augen schließen und mindestens zwei Minuten lang tief atmen. Dann die Knie mit flach auf dem Boden aufliegenden Füßen anziehen, das Becken anheben und das Handtuch herausziehen. Das Gesäß wieder auf den Boden absenken und sich mit geschlossenen Augen mehrere Minuten lang völlig entspannen.

Beim Atmen in den Unterleib sich vorstellen, wie jeder Atemzug das Baby nährt. Lassen Sie alle Liebe Ihres Herzens in Ihren Schoß einströmen, und entspannen Sie sich vollkommen.

Weitere Punkte bei Schwangerschaft und Unfruchtbarkeit

Darstellungen weiterer Punkte für Beschwerden während der Schwangerschaft siehe in Kapitel 41, »Wehen, Geburt und Stillen«.

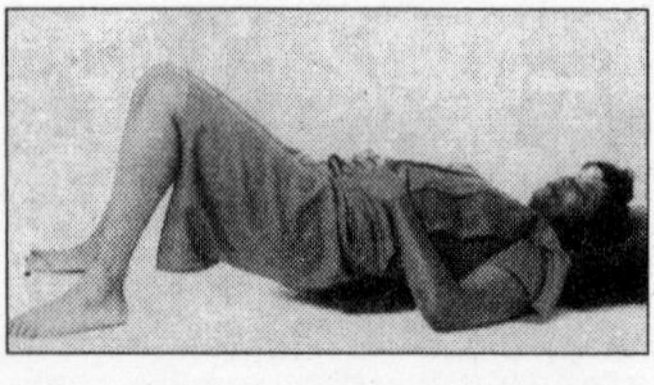

39 Sexualprobleme

Die Lebensgewohnheiten und Streßsituationen können sich auf unsere sexuelle Energie auswirken. Je nach unserer Lebensweise und unserer Reaktion auf Lebensumstände können wir unsere Energiereserven aufbauen oder erschöpfen, was direkten Einfluß auf unsere Libido hat. Emotionelle Disharmonien in den intimen Beziehungen wie auch in anderen Lebensumständen können sich auf die Libido auswirken.

Eine sexuelle Beziehung ist eine der intimsten Situationen und kann zu Verletzlichkeit führen. Für viele Menschen ist Sex Ausdruck der Liebe und Zärtlichkeit. Innere Zwänge wie Furcht, Unsicherheit und Erwartungsangst können zu Spannungen führen, die die Freude am Sex stören. Bei Männern kann oft vorzeitige Ejakulation die Folge einer Versagensangst sein. Bei Frauen können sich emotioneller Streß und Druck in Form von Vaginalinfekten, Menstruationskrämpfen, fehlendem sexuellem Interesse oder anderen Störungen im Genitalbereich äußern.

Bei vorliegender Impotenz sollte man zunächst zum Arzt gehen und prüfen lassen, ob ein organischer oder physischer Befund vorliegt. Mitverursachend für Impotenz können ebenso Alkohol- oder Drogenmißbrauch, Zucker oder Nervenschäden sein. Impotenz tritt häufig auch als Nebenwirkung bei manchen Arzneimitteln auf.

Nach der traditionellen chinesischen Medizin wird die Potenz und sexuelle Aktivität von den Nieren gesteuert. Eine Lebensweise und Ernährung, die die Nieren belastet und die Gesundheit insgesamt schwächt, kann durch Erschöpfung der Energie der Nieten auch zu Impotenz führen. Der Genuß von Alkohol,

Drogen, raffiniertem Zucker und einem Übermaß an Flüssigkeit, Kälteeinwirkung, allgemeine Erschöpfung und chronische Kreuzbeschwerden können sämtlich Impotenz begünstigen.

Möglichkeiten zur Stärkung der Potenz und Libido

Es gibt viele Möglichkeiten, die Nieren wieder mit Energie aufzuladen und das sexuelle Leben zu verbessern. Gefühlsäußerungen, die Offenheit, Vertrauen und Kommunikation fördern, und die Bereitschaft, auf Erwartungen und Bewertungen zu verzichten, können einen sehr positiven Einfluß auf zwischenmenschliche Störungen haben, die die Freude am Sex trüben.

Man kann die Potenz durch Verbesserung der körperlichen Gesundheit stärken, indem man sich zum Beispiel regelmäßig körperlich betätigt und sich gesund ernährt.

Ernährung

In der traditionellen östlichen Volksmedizin werden Bohnen zur Stärkung der Fortpflanzungsorgane eingesetzt. Azuki-Bohnen eignen sich hervorragend bei Nierenstörungen. Schwarze Bohnen sind gut für die Sexualorgane, zum Beispiel bei unregelmäßiger Menstruation, Unfruchtbarkeit und Störungen der Libido.[1]

Eine Mischung aus drei Teilen Getreide und einem Teil Bohnen versorgt den Körper nicht nur mit allen essentiellen Aminosäuren, sondern kräftigt auch die Geschlechtsorgane von Männern und Frauen. Der traditionellen chinesischen Medizin zufolge kann ein Überschuß von Zucker Milz, Bauchspeicheldrüse und Leber aus dem Gleichgewicht bringen, was die Nieren belastet. Zurückhaltung bei Zucker und eine Versorgung mit natürlichen, frischen Nahrungsmitteln (besonders gesund sind Äpfel) ermöglichen eine allge-

1 Noboru Muramoto, *Healing Ourselves* (New York: Avon Books, 1983), 72. Deutsch: *Heile Dich selbst durch bewußte Ernährung* (München: Hugendubel, ²1987).

mein gute Gesundheit und Spannkraft, beides wichtige Komponenten sexueller Potenz.

Energiepunkte für sexuelle Schwäche

Chronische Muskelverspannungen im Beckenbereich können für Impotenz, fehlende Libido, schwache Erektion, vorzeitigen Samenerguß, Scheideninfekte und Menstruationskrämpfe mit auslösend sein. Wenn die Muskeln im Beckenbereich chronisch angespannt sind, behindert dies die Blutversorgung der Genitalien. Faktoren wie beengende Kleidung, schlechte Haltung, mangelnde Bewegung, Verspannungen in Brust und Schulter, emotionelle Belastungen und Frustration sind oft mit ursächlich für Spannungen im Becken- und Unterleibsbereich. Für ein Höchstmaß an Potenz und Libido muß der Beckenbereich elastisch sein. Wenn die Spannungen beseitigt werden, kann dies zu einer größeren Intensität der Gefühle führen; wenn der Beckenbereich frei und gelöst ist, können sich die angenehmen Empfindungen und das Orgasmuserlebnis vertiefen.

Durch Drücken der Akupressurpunkte im Becken- und Unterleibsbereich kann man die Blutversorgung und den Strom der Sinnesimpulse durch die Fort-

Kreuzpunkte, Wirkungen und Anwendungsgebiete

B 27 und B 28	Bei Hüftschmerzen (insbesondere im Hüftgelenk), Störungen der Geschlechtsorgane und Harnverhaltung.
B 29 und B 30	Bei Impotenz, Hexenschuß, Kreuzschmerzen und Ischias.
B 31 und B 32	Bei Hexenschuß und Impotenz.
B 33 und B 34	Bei Sterilität, Ausfluß und Schmerzen der Genitalien.

pflanzungsorgane steigern. Außerdem gibt es Akupressurpunkte für die Nieren, die die sexuelle Kraft unterstützen. Weil die Akupressur die Durchblutung verbessert und die gesamte gesundheitliche Verfassung positiv beeinflußt, kräftigt sie auch die Sexualfunktionen des Körpers. Die Punkte im Kreuzbereich und an der Basis der Wirbelsäule (Kreuzbein) zum Beispiel helfen bei Menstruationsbeschwerden und Störungen an Prostata und Blase. Die nachfolgenden Punkte kräftigen die männlichen und weiblichen Fortpflanzungsorgane.

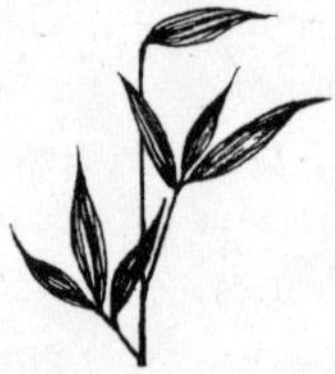

Energiepunkte bei Impotenz

Meer der Vitalität (B 23 und B 47)

Achtung: Nicht auf schwache Bandscheiben oder gebrochene Knochen drücken. Wenn man einen schwachen Rücken hat, können einige Minuten gleichbleibender, leichter Berührung anstelle von Druck sehr heilend sein. Wenn man Fragen hat oder Rat braucht, sollte man zuerst zum Arzt gehen.

Lage: Im Kreuzbereich (zwischen dem zweiten und dritten Lendenwirbel) zwei bzw. vier Fingerbreit zu beiden Seiten der Wirbelsäule in Höhe des Nabels.

Anwendungsgebiete:

Bei Kreuzschmerzen, Ermüdung, sexuellen Störungen, Impotenz und vorzeitigem Samenerguß.

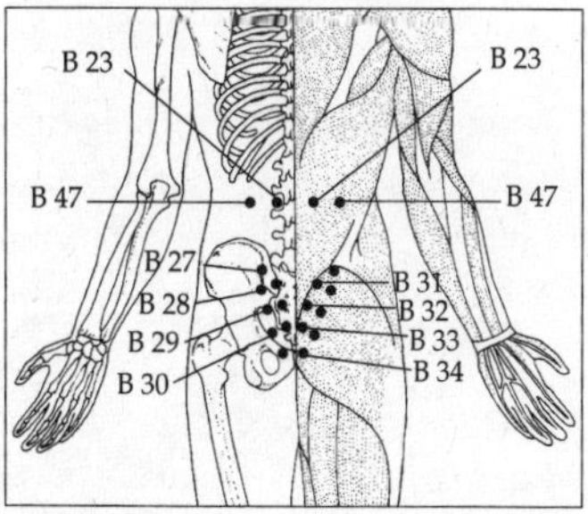

Sprudelnde Quellen (N 1)

Lage: In der Mitte der Fußsohle zwischen den beiden Ballen.

Anwendungsgebiete: Bei Hitzewallungen und Impotenz.

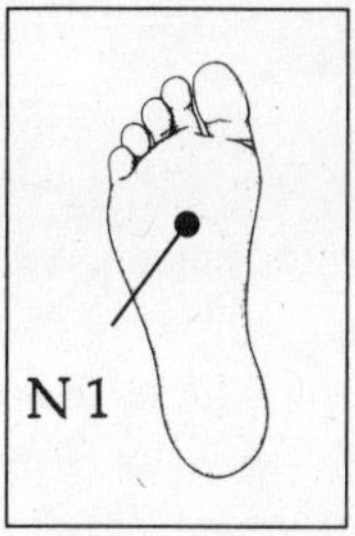

Größerer Bach (N 3)

Achtung: Dieser Punkt darf nach dem dritten Schwangerschaftsmonat nicht mehr kräftig stimuliert werden.

Lage: In der Mitte zwischen dem inneren Knöchel und der

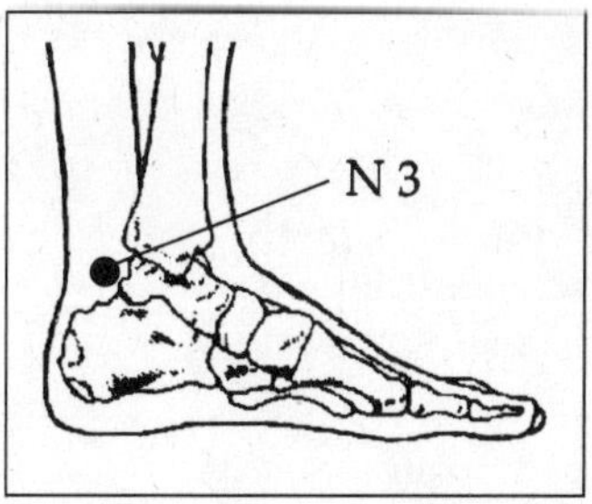

Achillesferse hinter dem Knöchel.
Anwendungsgebiete: Bei sexuellen Spannungen, Samenausfluß, unregelmäßiger Menstruation, geschwollenen Füßen, Knöchelschmerzen und Ermüdung.

Dreimeilenpunkt (Ma 36)
Lage: Vier Fingerbreit unterhalb der Kniescheibe einen Fingerbreit außerhalb des Schienbeins. Wenn man an der richtigen Stelle ist, tritt ein Muskel hervor, wenn man mit dem Fuß wippt.
Anwendungsgebiete: Kräftigt den ganzen Körper, insbesondere die Muskeln, und wirkt auf die Geschlechtsorgane. In der Regel ist für die Beseitigung von Impotenz eine mehrmonatige tägliche Akupressur notwendig.

Ursprung der Pforte (EG 4)
Lage: Vier Fingerbreit unmittelbar unterhalb des Nabels.
Anwendungsgebiete: Bei Impotenz, Beschwerden im Urogenitalbereich, unregelmäßigem Ausfluß, unregelmäßiger Periode und Harninkontinenz.

Kreuzpunkte (B 27 bis B 34)
Lage: An der Basis der Wirbelsäule (siehe Abbildung S. 341).
Anwendungsgebiete:
Bei Menstruationsbeschwerden und Kreuzschmerzen. Stetiger und fester Druck auf die Kreuzpunkte (die unmittelbar mit dem Fortpflanzungssystem verbunden sind) kann bei Impotenz helfen.

Meer der Energie (EG 6)
Lage: Zwei Fingerbreit unterhalb des Nabels.

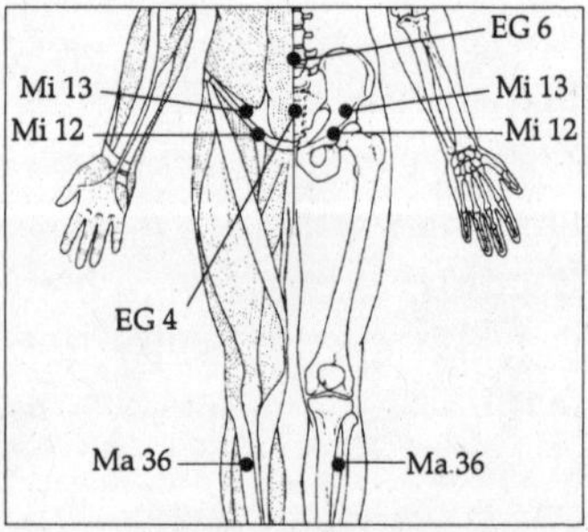

Anwendungsgebiete: Bei Beschwerden im Urogenitalbereich, unregelmäßigem Ausfluß, unregelmäßiger Menstruation und Impotenz. Dient auch zur Kräftigung des Fortpflanzungssystems.

Eilende Tür (Mi 12)
Hütte am Herrenhaus
(Mi 13)
Diese beiden Punkte wirken besonders gut bei Menstruationsbeschwerden.
Lage: Die beiden Punkte liegen im Beckenbereich in der Mitte der Falte zwischen Oberschenkel und Unterleib.
Anwendungsgebiete: Diese Punkte haben besonders gute Wirkung bei Impotenz, Menstruationsbeschwerden und Unterleibsschmerzen.

Es müssen nicht alle diese Punkte bearbeitet werden. Es genügt oft schon, wenn man nur einen oder zwei der Punkte drückt.

Übungen

Bei den ersten drei Schritten dieses Programms sich bequem hinsetzen.

Schritt 1

B 47 und B 23 reiben: Mit den Handrücken die Punkte im Kreuzbereich eine Minute lang kräftig auf und ab reiben, bis Wärme entsteht. Als nächstes B 47 am äußeren Rand der breiten senkrechten Muskeln parallel zur Wirbelsäule eine Minute lang in Richtung Wirbelsäule reiben. Anschließend oben auf die breiten senkrechten Muskeln drücken, die etwa zwei Fingerbreit von der Wirbelsäule entfernt liegen; dies stimuliert B 23. Mit Daumen oder Fingern jeweils eine Seite oder beide Seiten gleichzeitig stimulieren und mindestens eine Minute halten.

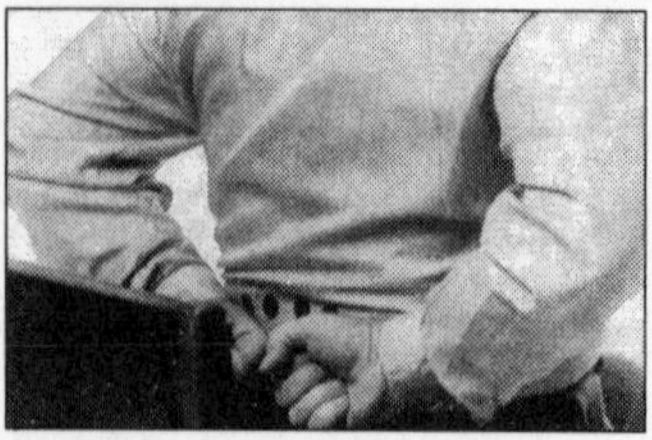

Schritt 2

Ma 36 kräftig reiben: Die rechte Ferse auf den linken Punkt Ma 36 außen am Bein unterhalb des Knies legen. Mit der Ferse diesen Punkt dreißig Sekunden lang kräftig reiben. Anschließend am anderen Bein ebenso verfahren.

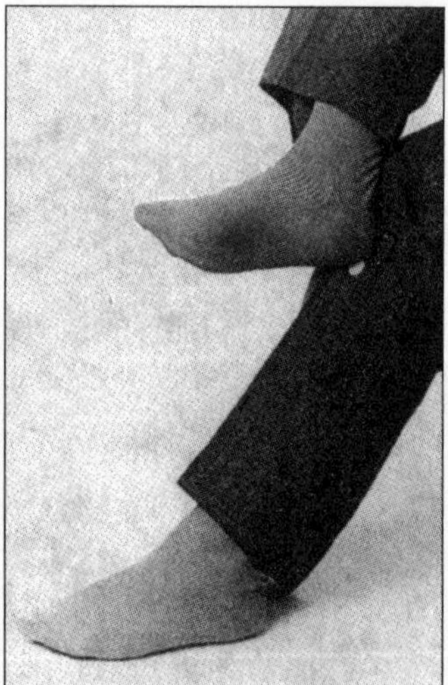

Schritt 3

N 3 mit N 1 drücken: Den linken Fuß bequem auf den rechten Oberschenkel legen. Dann den linken Daumen auf N 3 zwischen der Achillesferse und dem inneren Knöchel legen und den Druck in eine Richtung unterhalb des inneren Knöchels richten. Mit dem rechten Daumen N 1 in der Mitte der Fußsohle drücken. Diese Punkte eine Minute lang kräftig halten und sich auf eine tiefe Atmung konzentrieren. Anschließend diese Punkte eine Minute lange am anderen Fuß halten.

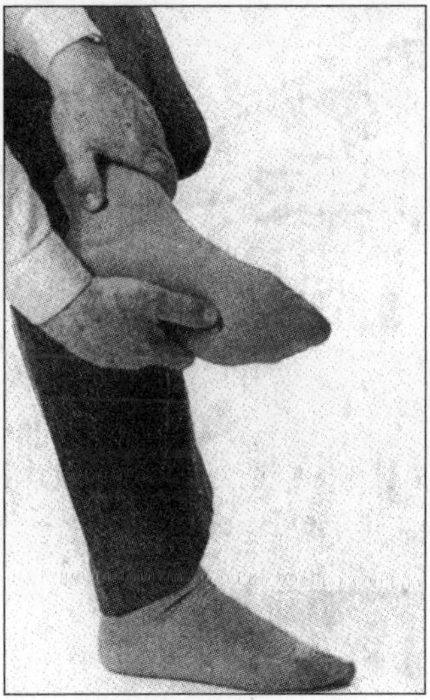

Sich mit angezogenen Knien und flach auf dem Boden aufgesetzten Füßen bequem auf den Rücken legen.

Schritt 4

EG 4 und EG 6 drücken: Die Fingerkuppen der einen Hand etwas oberhalb der Mitte des Schambeins auf EG 4 legen und die Finger der anderen Hand darüber zwischen Nabel und

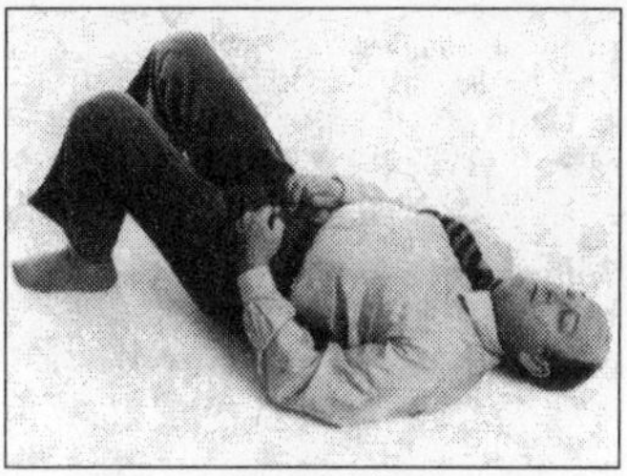

Schambein auf EG 6. Die Augen schließen und eine oder zwei Minuten lang 2 bis 4 cm tief in diese wichtigen Potenzpunkte in den Unterleib drücken; dabei tief atmen. Sehr gute Wirkungen erzielt man auch mit einer Wärmflasche auf diesen Punkten.[1]

1 Wärme auf diesen Unterleibspunkten kräftigt die Sexualorgane. Man kann einmal versuchen, mit warmen Auflagen wie einer Wärmflasche, einem Heizkissen oder auch mit einem Haarfön diese Energiepunkte einige Minuten zu erwärmen.

Schritt 5

Mi 12 und Mi 13 halten oder darauf liegen: Mit allen Fingerkuppen eine Minute lang direkt auf das dicke, strangartige Band in der Mitte der Beinfalte vorne oben am Oberschenkel drücken. Wenn man diese Punkte drückt, dann spürt man das kräftige Pulsieren einer großen Arterie, die zwischen diesen Punkten und den Genitalien verläuft.[1]

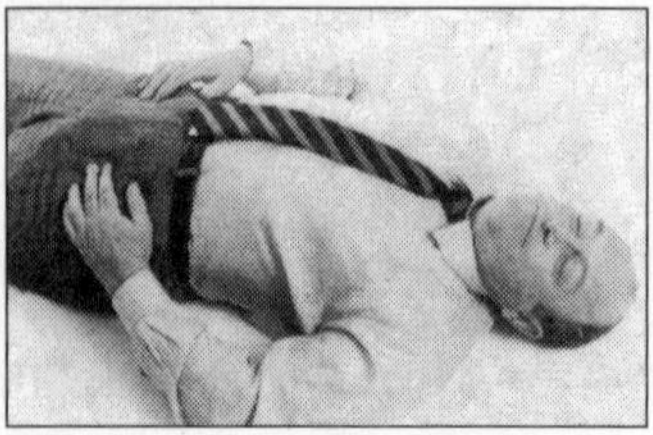

Schritt 6

Punkte B 27 bis B 34 drücken: Noch mit angezogenen Knien auf dem Rücken liegend, Füße flach auf dem Boden, das Becken anheben und die Hände mit den Handflächen nach unten unter dem Kreuzbein aufeinanderlegen. Die Hände so drehen, daß die Finger der einen Hand mit den Fingern der anderen überkreuzt sind. Langsam das Becken auf die Hände absenken. Dann die Knie eine Minute lang von einer Seite zur anderen schwenken und dabei tief in den Bauch atmen. Man kann auch die Füße einige Zentimeter über den Boden anheben und mit den Knien eine langsame und weite Kreisbewegung ausüben.

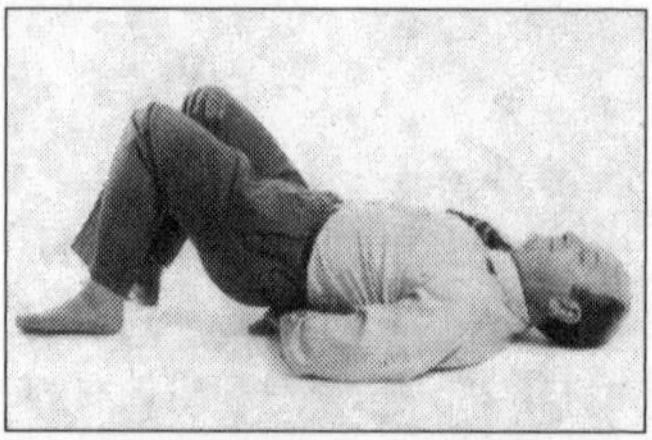

Schritt 7

Schritt 4 wiederholen: EG 4 und EG 6 nochmals eine Minute drücken und tief einatmen, um die Potenz zu steigern.

1 · Ein Verfahren, um diese Unterleibspunkte noch kräftiger zu drücken, besteht darin, daß man sich flach auf den Unterleib legt und die Fäuste unter die Leiste legt. Stirn oder Kinn auf den Boden legen und Beine schließen. Dann einatmen und die Füße so anheben, daß die Oberschenkel nicht mehr am Boden liegen. Dadurch entsteht Druck auf diese Potenzpunkte. Die Beine dreißig Sekunden oben halten und langsam tief atmen. Dann die Beine absenken und die Hände an den Seiten entspannen. Sich bequem ausstrecken und eine Minute lang völlig entspannen.

Weitere Punkte bei Impotenz

Darstellungen weiterer Punkte bei Impotenz siehe Kapitel 33, »Rückenschmerzen und Ischias«, und Kapitel 17, »Immunsystem-Kräftigung«.

40 Verstopfung

Eine meiner ehemaligen Patientinnen, die schon zahlreiche Operationen hinter sich hatte, unter anderem zwei Kaiserschnitte und eine Bandscheibenoperation, hatte bei jedem Stuhlgang unerträgliche Schmerzen. Ich zeigte ihr die Anwendung von Akupressur am Unterleib (EG 6). Das Drücken dieses Punkts regt die Peristaltik an und entspannt den Unterleib. Nachdem sie dies regelmäßig zweimal täglich durchgeführt hatte, war ihr Stuhlgang innerhalb eines Monats normal und schmerzfrei.

Verstopfung kann durch den Genuß zu vieler denaturierter, verarbeiteter Nahrungsmittel wie zum Beispiel Weißmehl verursacht sein, wodurch ein Mangel an Ballaststoffen entsteht; andere Ursachen können zu reichliche oder zu schwere Speisen, zu viele unterschiedliche Arten von Speisen zugleich, Unterleibsprobleme oder mangelnde Bewegung sein.[1] Alle diese Umstände können dazu führen, daß Ausscheidungsstoffe den Dickdarm blockieren. Verstopfung ist oft begleitet von Blähungen, Unterleibsschmerzen, Völlegefühl und Kopfschmerzen, bedingt durch die fehlende peristaltische Bewegung, die die Stoffwechselprodukte durch den Dickdarm schiebt. Die Trägheit des Dickdarms kann von einer zu großen Erschlaffung, einer zu großen Ermüdung oder einer zu großen Anspannung herrühren.

Gesundheitsfachleute sind sich darüber einig, daß man Verstopfung durch geeignete Ernährung und ausreichend Bewegung verhindern kann. Vollwertnah-

1 Tips zur Vorbeugung von Verdauungsproblemen und zur Ernährung siehe in Kapitel 24, »Magenschmerzen, Verdauungsstörungen und Sodbrennen«.

rungsmittel wie frisches Obst und Gemüse und Vollkorn enthalten genügend Ballaststoffe, die für eine gute Darmtätigkeit sorgen. Ein Salat aus frischem Spinat, Petersilie, Kopfsalat, Rosenkohl, Paprika und grünen Bohnen ist reich an Fasern und Vitaminen A, B, C, E, G und K, die sämtlich verdauungsfördernd wirken.[1]

Körperliche Betätigung wie Wandern, Jogging, Schwimmen und Aku-Yoga[2] tonisieren und massieren die Muskeln des Darmtrakts, regulieren die Darmtätigkeit und halten den ganzen Körper fit.

1 Mildred Jackson, N. D., *The Handbook of Alternatives to Chemical Medicine* (Oakland: Lawton-Teague Publications, 1975), 52.

2 Näheres hierzu siehe bei Michael Reed Gach, *Acu-Yoga* (Tokio: Japan Publications, 1981), 142–147, 184–189.

Energiepunkte bei Verstopfung

Meer der Energie (EG 6)
Lage: Drei Fingerbreit unterhalb des Nabels.
Anwendungsgebiete: Schmerzen in der Unterleibsmuskulatur, Verstopfung, Dickdarmentzündung und Blähungen.

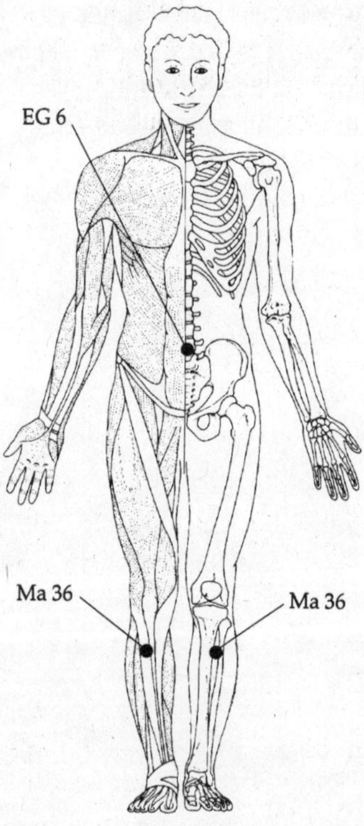

Dreimeilenpunkt (Ma 36)
Lage: Vier Fingerbreit unterhalb der Kniescheibe einen Fingerbreit außerhalb des Schienbeins. Wenn man an der richtigen Stelle ist, tritt ein Muskel hervor, wenn man mit dem Fuß wippt.
Anwendungsgebiete: Kräftigt den ganzen Körper, fördert die Verdauung und hilft bei Magen- und Darmbeschwerden.

Verbindung mit dem Tal (Hoku) (Di 4)
Achtung: Diesen Punkt nicht bei Schwangeren anwenden, da die Stimulierung eine vorzeitige Wehentätigkeit auslösen kann.
Lage: Am Handrücken an der höchsten Stelle des Muskels, der hervortritt, wenn Daumen und Zeigefinger zusammengepreßt werden.

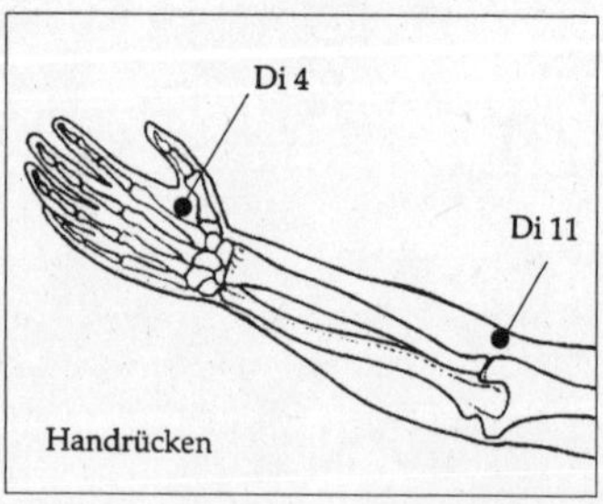

Anwendungsgebiete: Bei Verstopfung, Kopfschmerzen, Zahnschmerzen, Schulterschmerzen, Arthritis und Wehenschmerz.

Teich an der Biegung (Di 11)
Lage: Am oberen äußeren Ende der Ellbogenfalte.
Anwendungsgebiete: Fieber, Verstopfung und Verdauungsstörungen. Dies ist ein sehr wirksamer Fernpunkt für den Dickdarm.

Es müssen nicht alle diese Punkte bearbeitet werden. Es genügt oft schon, wenn man nur einen oder zwei der Punkte drückt.

Übungen

Die besten Ergebnisse erzielt man, wenn man dieses Programm auf dem Rücken liegend beginnt.

Schritt 1

EG 6 kräftig drücken: Alle Fingerkuppen unmittelbar zwischen Nabel und Schambein einsetzen. Langsam 2 cm tief drücken oder bis man festeren

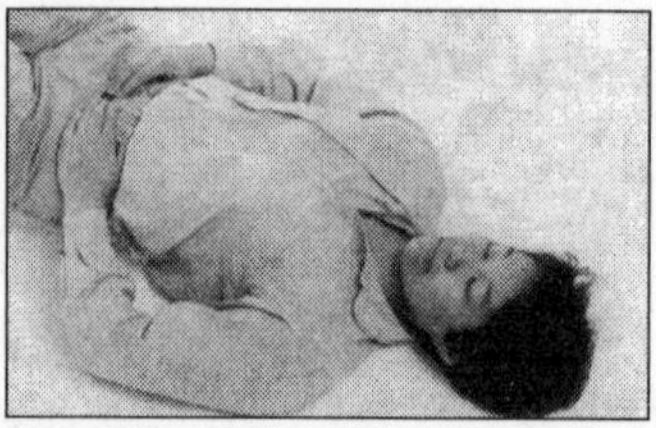

Widerstand verspürt. Diesen kräftigen Druck halten und mit geschlossenen Augen tief atmen.

Schritt 2

Ma 36 stimulieren: Die rechte Ferse außen auf das Schienbein unterhalb des Knies legen. Diesen Punkt eine Minute lang kräftig reiben. Am gegenüberliegenden Bein ebenso verfahren.

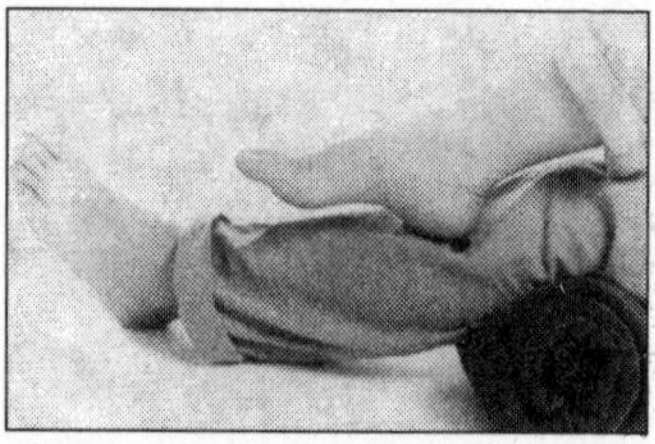

Schritt 3

Di 4 kräftig drücken: Den linken Daumen vom Zeigefinger abspreizen. Die rechte Hand in die Hautfalte auf der Rückseite der linken Hand legen, die Fingerkuppen auf die Handfläche direkt hinter dem Daumen. Daumen und Zeigefinger der rechten Hand langsam zusammendrükken und kräftig in das Gewebe drücken. Den Druck zu dem Knochen richten, der mit dem linken Zeigefinger verbunden ist. Dreimal langsam tief atmen und dabei die Daumen-Zeigefinger-Falte der linken Hand eine Minute drücken. Dann auf der

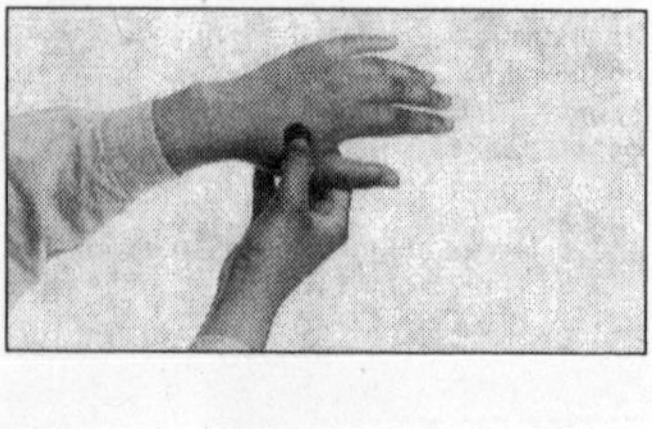

anderen Seite Di 4 an der rechten Hand drücken. Die Daumen-Zeigefinger-Falte kräftig drükken und wiederum mehrmals langsam tief atmen.

Schritt 4

Punkt Di 11 drücken: Den rechten Arm mit nach unten weisender Handfläche vor dem Oberkörper abwinkeln. Man findet den Punkt, indem man die Fingerkuppen der linken Hand dort auf die Außenseite des rechten Oberarms legt, wo die Ellbogenfalte endet. Tief atmen und diesen Punkt eine Minute lang drücken. Dann Di 11 am anderen Arm drücken. Tief atmen und

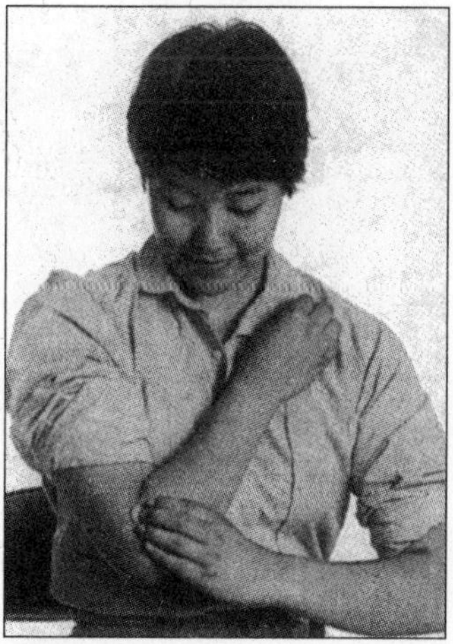

diesen Punkt im Ellbogengelenk eine Minute lang drücken.

Akupressur-Massage

Diese Übung beseitigt weitere Stauungen im Körper und verbessert die Elastizität und den Tonus des Dickdarms. Man kann sie an anderen oder sich selbst durchführen. Die nachfolgenden Anweisungen gelten für die Arbeit an sich selbst. Diese Übung sollte mit leerem Magen durchgeführt werden.

1. Mit angezogenen Knien, flach auf den Boden aufgesetzten Füßen und geschlossenen Augen bequem auf dem Rücken liegen.

2. Am oberen Unterleib beginnend, alle Fingerkuppen weich in die Akupressurpunkte drükken, die sich in einem Kreis in der Größe der Hand am Unter-

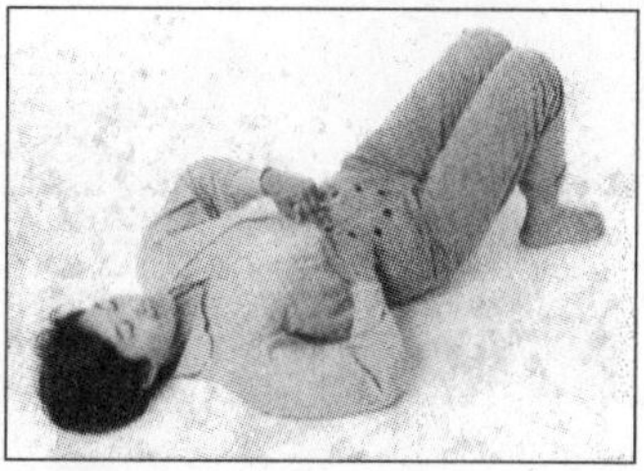

leib befinden (siehe Abbildung). Langsam im Uhrzeigersinn drükken und jede Stelle fünf Sekunden gedrückt halten.

3. Tief atmen und die langsame Bewegung im Uhrzeigersinn an den Unterleibspunkten wiederholen, wobei man beim zweiten und dritten Mal etwas stärker drückt.

4. Hände seitlich ablegen und völlig entspannen. Weiter tief atmen, damit sich die Wirkung ganz entfalten kann.

Zusätzliche Punkte bei Verstopfung

Darstellungen weiterer Punkte bei Verstopfung siehe in Kapitel 12, »Diarrhöe«, Kapitel 32, »Reizbarkeit, Frustration und Bewältigung von Veränderungen«, und Kapitel 24, »Magenschmerzen, Verdauungsstörungen und Sodbrennen«.

41 Wehen, Geburt und Stillen

Jean, eine meiner Lehrerinnen am Akupressur-Institut, arbeitete mit einer Schwangeren, deren Geburtstermin seit drei Wochen verstrichen war. Die Mutter hatte unregelmäßige Wehen: Sie setzten immer wieder ein, flachten aber dann ab. Nachdem Jean dreißig Minuten mit der Frau arbeitete und die Fernpunkte an ihren Händen und Knöcheln hielt, wurden die Wehen regelmäßiger, und die Mutter spürte, wie das Baby auf den Fingerdruck reagierte: Seine Bewegungen wurden mit einem Mal viel kräftiger. Jean zeigte der Mutter auch viele Selbstakupressurpunkte und -techniken, die ihr während der Wehen Mut machten und gegen den Schmerz und die Erschöpfung wirkten.

Als im Krankenhaus B 67 an der kleinen Zehe der Mutter stimuliert wurde, fühlte sie, wie das Baby tiefer trat. Die Akupressur half der Mutter, sich zu entspannen, und sie konnte ihre Schmerzen während der Geburt besser kontrollieren.

Selbstakupressur kann den Streß und die Schmerzen der Geburt ohne die Nebenwirkungen von Medikamenten erheblich lindern. Anspannung und Müdigkeit vergrößern den Wehenschmerz – je mehr man sich gegen den Schmerz wehrt, desto stärker wird er –, weshalb Entspannung der Schlüssel zur Erleichterung der Wehen ist. Akupressur in Kombination mit Tiefatmung beseitigt Muskelspannungen und hilft entspannen.

Wenn man die in diesem Kapitel dargestellten tonisierenden Punk-

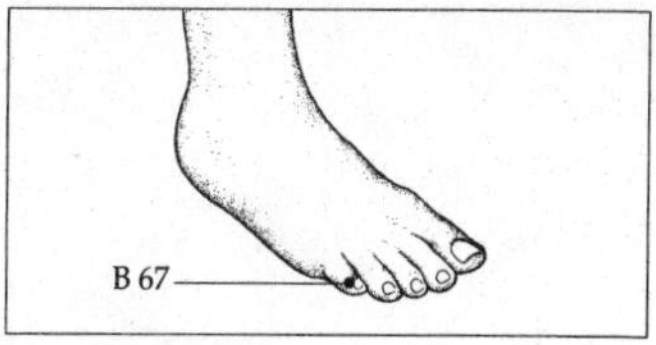

te drückt, kann man während der Schwangerschaft alle Körpersysteme kräftigen und sich auf die Geburt vorbereiten. Weiterhin gibt es mehrere Punkte für die Erholung nach der Geburt, die gegen Muskelschmerzen wirken, die Milchbildung anregen und die Lebenskräfte nach der Niederkunft wiederherstellen.

Wenn man während der Wehen auch selbst etwas für sich tut, stärkt dies das Selbstbewußtsein, das man braucht, um mit den Ängsten fertig zu werden, die oft auftauchen. Der aufregendste Aspekt der Anwendung der Akupressur während der Wehen und Geburt ist vielleicht die tiefere Verbindung, die man nicht nur mit seinem eigenen Körper, sondern auch mit dem Neugeborenen empfindet.

Achtung: Beim Einsetzen der Wehen den Arzt oder die Hebamme rufen; rechtzeitig Vorbereitungen für die Aufnahme in die Klinik treffen.

Energiepunkte bei Wehenschmerz

Schulterquelle (GB 21)
Achtung: Schwangere dürfen diesen Punkt nur *leicht* drücken.
Lage: Am höchsten Punkt der Schulter direkt auf dem Muskel, 3 bis 5 cm seitlich des Nackens.
Anwendungsgebiete: Hilft bei der Niederkunft; lindert Schmerzen, Nervosität, Gereiztheit, Ermüdung, verspannte Schultern, Kreislaufschwäche, kalte Hände und Füße.

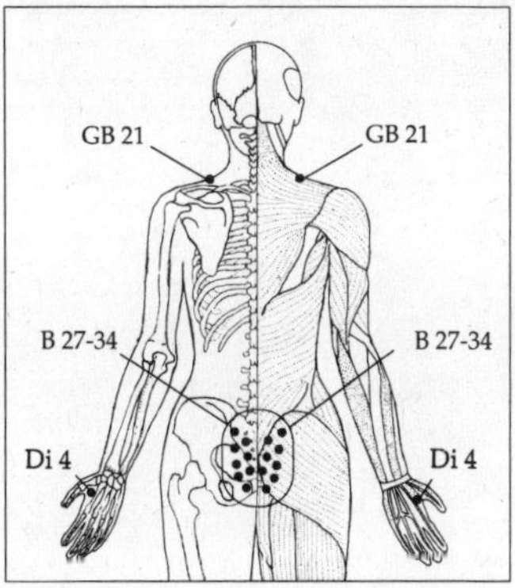

Kreuzpunkte (B 27 bis B 34)
Lage: Am Kreuzbein, dem breiten Knochenverband unten an der Wirbelsäule.
Anwendungsgebiete: Bei Menstruationsbeschwerden, Kreuzschmerzen und Wehenschmerz. Stetiger, fester Druck auf diese Kreuzpunkte (man legt sich hierzu auf den Rücken, wobei die Hände übereinander unter die Basis der Wirbelsäule geschoben werden) hilft den Uterus und den Beckenbereich entspannen und wirkt gegen Schmerzen während der Wehen (siehe auch Seite 339 und 341 f.).

Verbindung mit dem Tal (Hoku) (Di 4)
Lage: In der Hautfalte zwischen Daumen und Zeigefinger am Handrücken an der höchsten Stelle des Muskels, wenn Daumen und Zeigefinger zusammengepreßt werden.
Anwendungsgebiete: Bei Wehenschmerz sowie Verstopfung, Kopfschmerzen, Zahnschmerzen, Schulterschmerzen und Arthritis.

Größerer Bach (N 3)
Achtung: Dieser Punkt darf nach dem dritten Schwangerschaftsmonat nicht mehr kräftig stimuliert werden.

Lage: In der Vertiefung in der Mitte zwischen dem Vorsprung des inneren Knöchels und der Achillesferse hinter dem Knöchel.

Anwendungsgebiete: Bei Wehenschmerz, geschwollenen Füßen, Ermüdung, Knöchelschmerzen und Kreuzschmerzen.

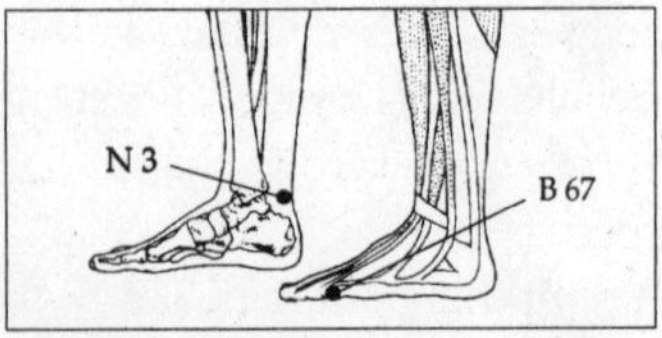

Nach innen Reichendes
(B 67)

Lage: Außen an der kleinen Zehe an der Basis des Zehennagels.

Anwendungsgebiete: Bei schwierigen Wehen, anomaler Kindslage des Fötus,[1] verstopfter Nase und juckender Haus.

> *Es müssen nicht alle diese Punkte bearbeitet werden. Es genügt oft schon, wenn man nur einen oder zwei der Punkte drückt.*

1 Um einer Steißgeburt vorzubeugen, kann man an diesem Fernpunkt Wärme anwenden, um den Fötus dazu anzuregen, in den letzten vier Schwangerschaftsmonaten seine Lage zu ändern. Besprechen Sie dies mit Ihrem Arzt und anschließend mit einem Akupresseur.

Übungen für Wehen

Das nachfolgende Programm kann bequem sitzend oder im Liegen durchgeführt werden. Die Punkte an den Füßen lassen sich möglicherweise im Sitzen einfacher stimulieren. Beim Halten der Punkte konzentriert langsam und tief atmen. All diese Akupressurtechniken können Sie auch von Ihrem Partner, einer Freundin bzw. einem Freund oder der Hebamme ausführen lassen. Die folgenden Anweisungen können als vollständiges Programm durchgeführt werden, jedoch lassen sich auch beliebige Schritte miteinander kombinieren.

Schritt 1

GB 21 weich drücken: Die Finger krümmen und die Fingerkuppen genau auf den Muskel oben auf den Schultern neben dem Hals legen. Tief atmen und eine Minute lang in eventuell vorhandene Schulterspannungen an dieser Stelle drücken.

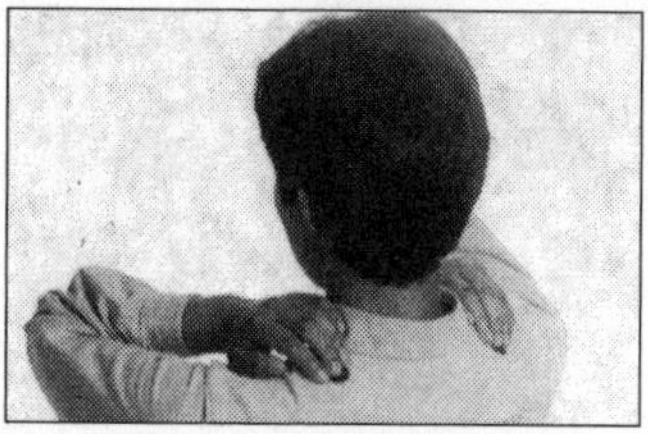

Schritt 2

B 27 bis B 34 drücken und reiben: Diese Punkte zur Erleichterung der Geburt drücken. Mit den Handrücken die Basis der Wirbelsäule kräftig reiben, bis eine Erwärmung eintritt. Wenn es möglich ist, sich einige Minuten bequem auf den Rücken zu legen, die Hände unter der Basis der Wirbelsäule übereinanderlegen. Die Knie anziehen und die Füße flach auf das Bett aufsetzen. Tief atmen und das Becken langsam von links nach rechts verlagern, um diese Kreuzpunkte zu stimulieren. Dies entspannt den Beckenbereich und fördert die Öffnung des Muttermundes.

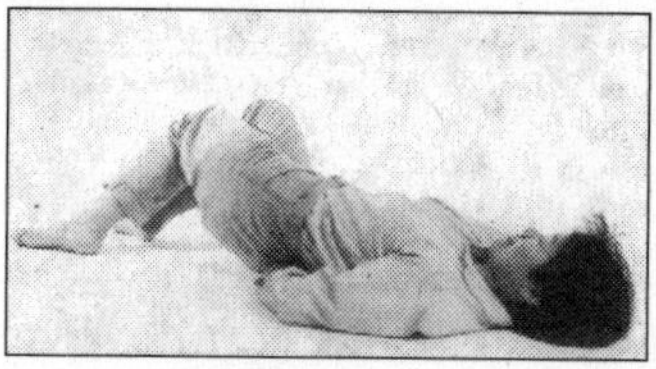

Schritt 3

Di 4 kräftig drücken: Den rechten Daumen auf den Rücken der linken Hand auf die Hautfalte zwischen Daumen und Zeigefinger legen, wobei die Fingerkuppen auf der Handfläche unmittelbar hinter dem Daumen liegen. Daumen und Zeigefinger der rechten Hand kräftig zusammenpressen und in die Hautfalte drücken. Den Druck unter den Knochen richten, der mit dem Zeigefinger verbunden ist.

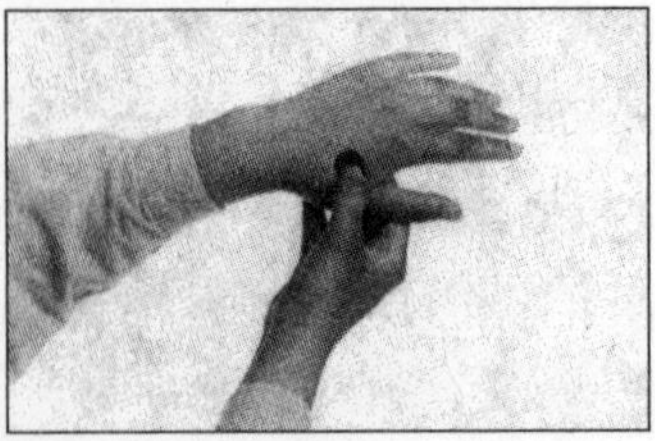

Um die Wehen zu verstärken, den Punkt durch Reiben stimulieren; um den Wehenschmerz zu lindern, die Hautfalte kräftiger fassen und länger halten.

Tief in den Unterleib atmen und den Punkt eine Minute lang halten. Anschließend die andere Hand bearbeiten.

Punkte gegen Wehenschmerz

Zeigen Sie Ihrer Hebamme oder Ihrem Freund bzw. Ihrer Freundin die folgenden Energiepunkte.

N 3 kräftig drücken: Das Bein beugen. Den Daumen zwischen den inneren Knöchel und die Achillesferse einsetzen; diesen Punkt zur Linderung des Wehenschmerzes drücken. Jede Seite eine Minute lang halten oder sich in geeigneter Weise hinlegen, so daß beide Punkte gleichzeitig gedrückt werden können.

B 67 stimulieren: Mit dem Nagel des Zeigefingers B 67 außen am Nagel der kleinen Zehe vorsichtig kratzen. Beide Seiten dreißig Minuten lang stimulieren.

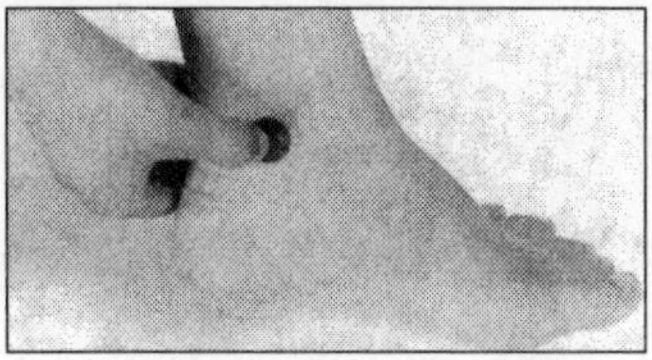

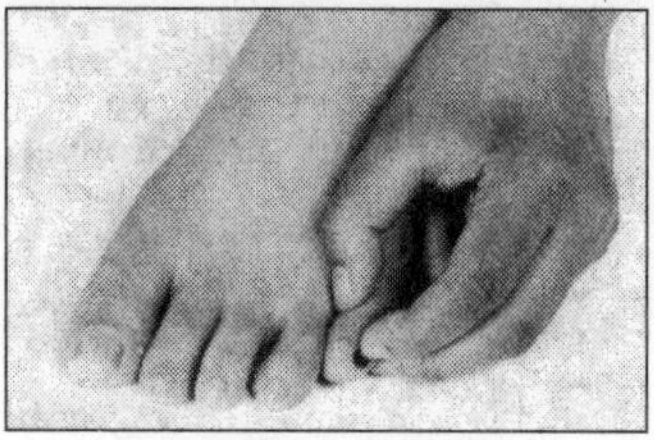

Energiepunkte für das Wochenbett

Meer der Energie (EG 6)
Lage: Zwei Fingerbreit unterhalb des Nabels.
Anwendungsgebiete: Schwache Unterleibsmuskulatur, Kreuzschmerzen, Nierenschmerzen, Verstopfung, Blähungen, Störungen im Urogenitalbereich, unregelmäiger Ausfluß, allgemeine Schwäche und Schlaflosigkeit.

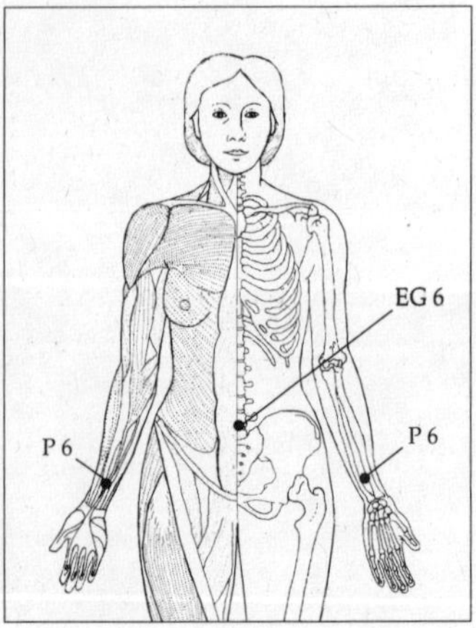

Innere Pforte (P 6)
Lage: In der Mitte der Innenseite des Unterarms zweieinhalb Fingerbreit von der Handgelenkfalte entfernt.
Anwendungsgebiete: Wochenbettbeschwerden, Schlaflosigkeit, Ängstlichkeit, Herzklopfen, Gelenkschmerzen, Übelkeit und Verdauungsbeschwerden.

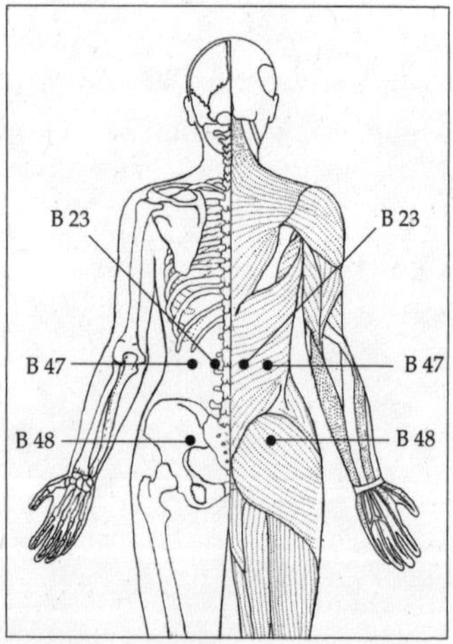

Meer der Vitalität (B 23 und B 47)
Achtung: Nicht auf schwache Bandscheiben oder gebrochene Knochen drücken. Wenn man einen schwachen Rücken hat, können einige Minuten gleichbleibender, leichter Berührung anstelle von Druck sehr heilend sein. Wenn man Fragen hat oder

Rat braucht, sollte man zuerst zum Arzt gehen.
Lage: Im Kreuzbereich (zwischen dem zweiten und dritten Lendenwirbel) zwei bzw. vier Fingerbreit zu beiden Seiten der Wirbelsäule in Höhe der Taille.
Anwendungsgebiete: Wochenbettbeschwerden, Kreuzschmerzen, Mattigkeit, Störungen der Sexualorgane, unregelmäßiger Ausfluß und Störungen der Harnwege.

Genitalienpunkt (B 48)
Lage: Einen bis zwei Fingerbreit außerhalb des Kreuzbeins.
Anwendungsgebiete: Bei Spannungen im Beckenbereich, Blasenschwäche, Verstopfung, Hämorrhoiden, Störungen der Harnwege, Ischias, Kreuzschmerzen, Hüftschmerzen und Frustrationsgefühlen.

Dreimeilenpunkt (Ma 36)
Lage: Vier Fingerbreit unterhalb der Kniescheibe einen Fingerbreit außerhalb des Schienbeins. Wenn man an der richtigen Stelle ist, tritt ein Muskel hervor, wenn man mit dem Fuß wippt.
Anwendungsgebiete: Dient zur Kräftigung nach der Niederkunft, kräftig und tonisiert die Muskeln, unterstützt die Verdauung und hilft bei Magenbeschwerden und Erschöpfung.

Höchste Flut (Le 3)
Lage: Am Fußrücken in der Senke zwischen der großen und der zweiten Zehe.
Anwendungsgebiete: Bei anhaltender Transpiration nach der Niederkunft, Krämpfen, Kopfschmerzen und überanstrengten Augen.

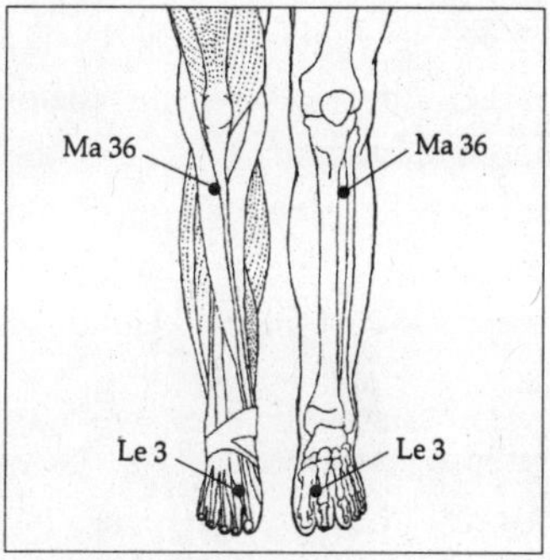

Es müssen nicht alle diese Punkte bearbeitet werden. Es genügt oft schon, wenn man nur einen oder zwei der Punkte drückt.

Übungen für das Wochenbett

Sich bequem auf den Rücken oder in »Fötusstellung« hinlegen. Langsam und tief atmen, während man die nachfolgenden Punkte hält.

Schritt 1

B 23 und B 47 drücken: Die Hände zu Fäusten schließen und unter das Kreuz legen. Mit den Knöcheln in die dicken Muskelstränge des Kreuzbereichs in Höhe der Taille drücken. Dieser Druck stimuliert den inneren unteren Kreuzpunkt B 23 und gleichzeitig den äußeren Punkt B 47. Zwei Minuten lang langsam und tief in den Unterleib atmen.

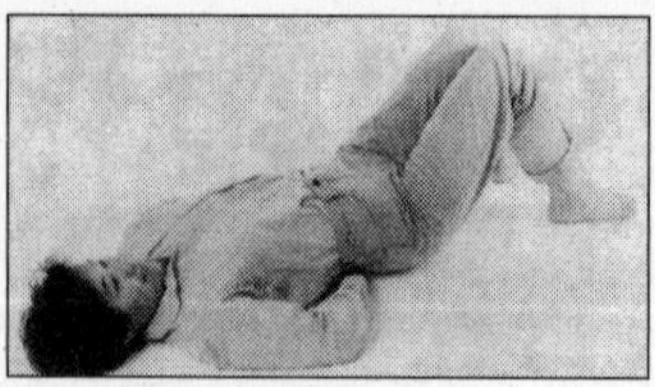

Schritt 2

B 48 drücken: Die Fäuste weiter nach unten unter die Gesäßbacken zu beiden Seiten der Basis der Wirbelsäule schieben. Während nun die Knöchel B 48 drücken, langsam und tief atmen und den Kopf eine Minute lang weich von einer Seite zur anderen rollen lassen.

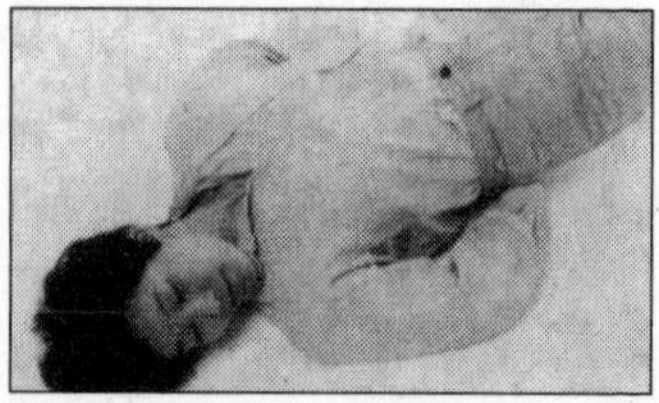

Schritt 3

P 6 kräftig drücken: Den rechten Daumen auf die Innenseite des Handgelenks zweieinhalb Fingerbreit oberhalb der Falte legen. Dreißig Sekunden kräftig drücken. Anschließend den Punkt am anderen Handgelenk drücken.

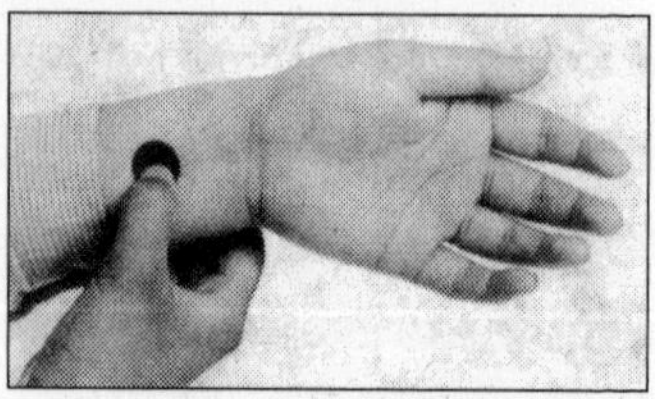

Schritt 4

EG 6 kräftig drücken: Alle Fingerkuppen in den Unterleibsbereich zwischen Nabel und Schambein einsetzen. Die Augen schließen und zwei Minuten lang tief in diesen Punkt atmen. Nach dem Drücken von EG 6 tief entspannen. Dies ist einer der wirksamsten Punkte für die Erholung nach der Niederkunft. Ein Schläfchen nach dem Drücken dieses Punktes kann besonders wohltuend sein.

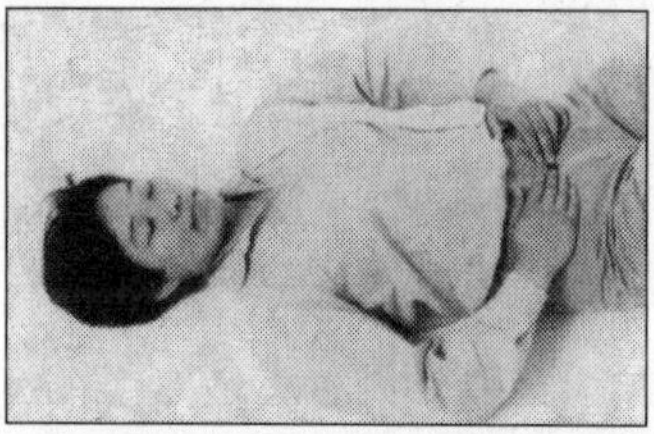

Schritt 5

Ma 36 drücken: Die rechte Ferse außerhalb und etwas unterhalb der Kniescheibe auf das linke Bein legen. Ma 36 mit der Ferse drücken. Nach dreißig Sekunden auf der anderen Seite ebenso verfahren. Nehmen Sie sich täglich mehrmals eine Minute Zeit, um diesen Energiepunkt zu halten, der nach der Niederkunft den ganzen Körper kräftigt.

Schritt 6

Le 3 stimulieren: Sich langsam aufsetzen. Die Fingerkuppen oder die Ferse des anderen Beins oben auf den Fuß in die Vertiefung zwischen die Knochen legen, die mit der großen und zweiten Zehe verbunden sind. Kräftig in dieser Vertiefung reiben und Le 3 jeweils dreißig Sekunden lang an beiden Seiten stimulieren. Anschließend hinlegen, die Augen schließen und tief entspannen.

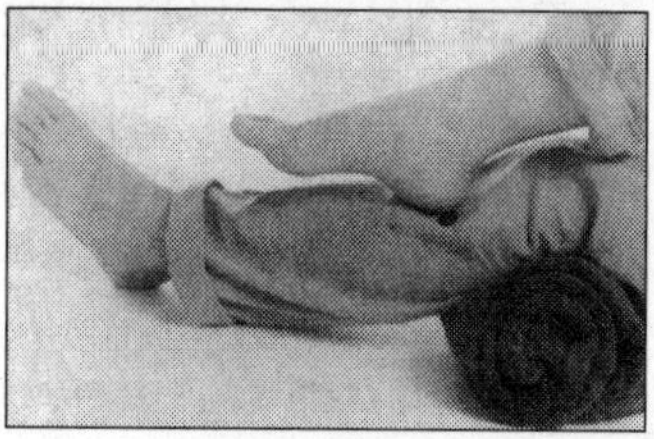

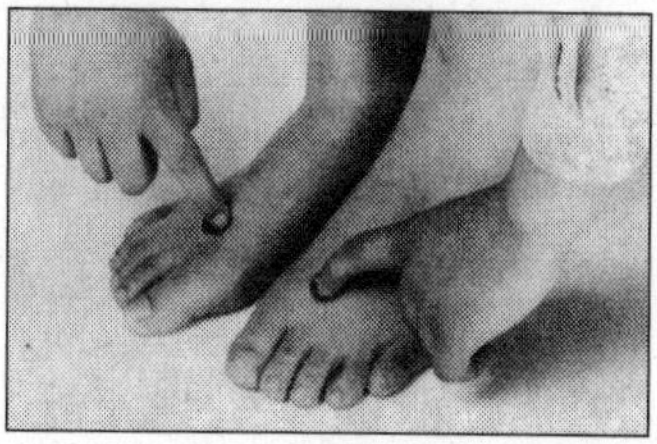

Energiepunkte für das Stillen

Loslassen (Lu 1)
Lage: Im äußeren Brustbereich drei Fingerbreit unterhalb des Schlüsselbeins. Wenn man an der richtigen Stelle ist, fühlt man einen Muskel hervortreten, wenn man den Arm zum Körper zieht und den Arm anspannt.

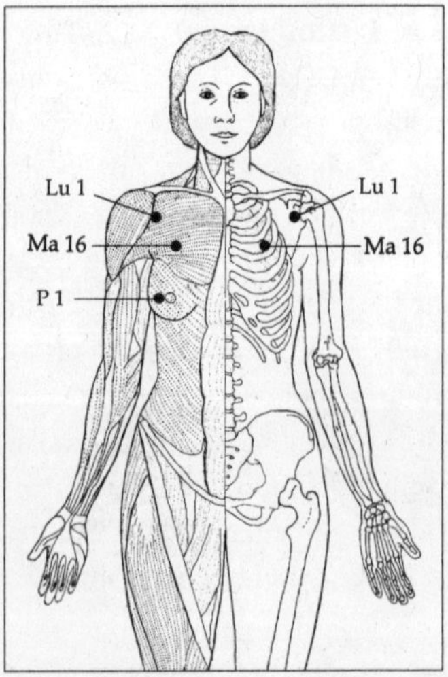

Anwendungsgebiete: Bei Atembeschwerden, Erschöpfung, Verwirrung, Spannungen und Stauungen in der Brust, Niedergeschlagenheit, Husten und Asthma.

Brustfenster (Ma 16)
Lage: Unmittelbar oberhalb des Brustgewebes auf der Senkrechten durch die Brustwarzen zwischen der dritten und vierten Rippe.
Anwendungsgebiete: Bei Brustschmerzen, Stillproblemen, Sodbrennen, Schlaflosigkeit, Niedergeschlagenheit und Druckgefühl in der Brust.

Himmlischer Teich (P 1)
Lage: Einen Daumenbreit außerhalb der Brustwarze.
Anwendungsgebiete: Bei Brustschmerzen und zuwenig Milchbildung; regt die Lymphdrüsen an.

Punkt des Dritten Auges (LG 24.5)
Lage: Genau zwischen den Augenbrauen in der Vertiefung zwischen Nasenwurzel und der Mitte der Stirn.
Anwendungsgebiete: Bei Stillproblemen, Störungen des Hormonhaushaltes; wirkt auch bei Heuschnupfen, Kopfschmerzen, Verdauungsstörungen, Magen-

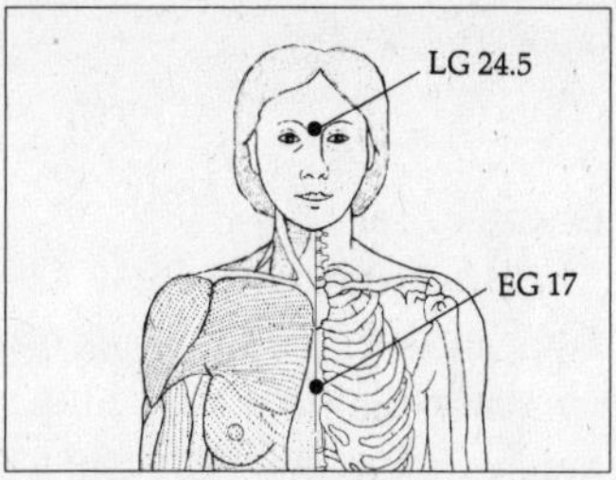

geschwürschmerzen und Überanstrengung der Augen.

Meer der Ruhe (EG 17)
Lage: In der Mitte des Brustbeins drei Daumenbreit oberhalb der Basis des Knochens.
Anwendungsgebiete: Nervosität, Druckgefühl in der Brust, Schlaflosigkeit, Ängstlichkeit, Depressionen, Hysterie und andere emotionelle Störungen.

Es müssen nicht alle diese Punkte bearbeitet werden. Es genügt oft schon, wenn man nur einen oder zwei der Punkte drückt.

Übungen für das Stillen

Die nachfolgenden Akupressurübungen können im Sitzen oder im Liegen ausgeführt werden.

Schritt 1

Lu 1 drücken: Die Finger krümmen und die Fingerkuppen der rechten Hand auf den oberen äußeren Teil der linken Brustseite legen, die Fingerkuppen der linken Hand auf die rechte

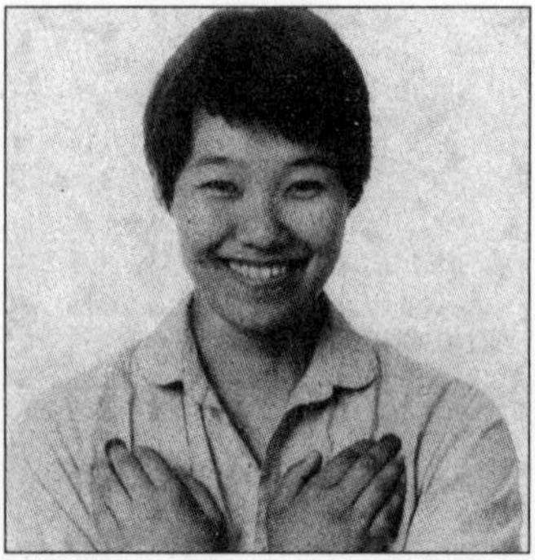

Brustseite. Festen Kontakt mit den Muskeln herstellen, die sich vier Fingerbreit oberhalb und einen Fingerbreit innerhalb der Achselfalte befinden; tief atmen und die Punkte mit geschlossenen Augen eine Minute lang halten.

Schritt 2

Ma 16 leicht drücken: Die Kuppen der Mittelfinger genau oberhalb der Brust auf die Linie durch die Brustwarze legen, wo sich ein schmerzender, empfindlicher Punkt befindet. Diesen Punkt eine Minute lang halten, dabei tief atmen.

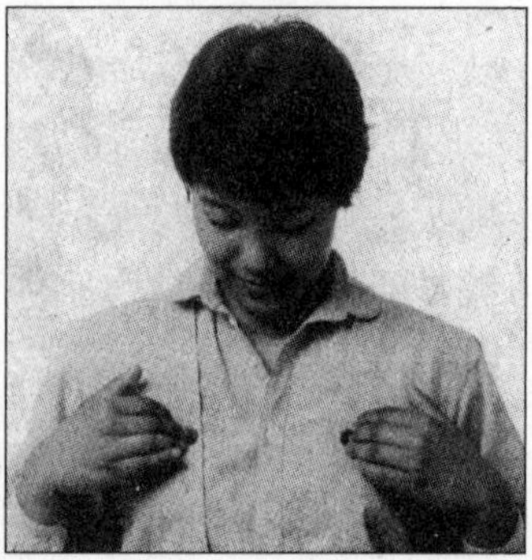

Schritt 3

P 1 leicht drücken: Die Fingerkuppen neben die Brustwarze legen und P 1 eine Minute lang an beiden Seiten leicht halten.

Bitte beachten Sie, daß dieser Schritt hier nicht gezeigt ist. Die Lage von P 1 finden Sie in der Grafik auf Seite 366.

Schritt 4

LG 24.5 zusammen mit EG 17 halten: Die Kuppe des dritten Fingers der rechten Hand leicht auf den Punkt des Dritten Auges zwischen den Augenbrauen legen. Mit den Fingerkuppen der linken Hand EG 17 in der Mitte des Brustbeins halten. Die Augen schließen und eine bis zwei Minuten lang langsam und tief atmen.

Genießen Sie die einströmende Ruhe und Entspannung und die heilende Wirkung, die Sie selbst erzeugen.

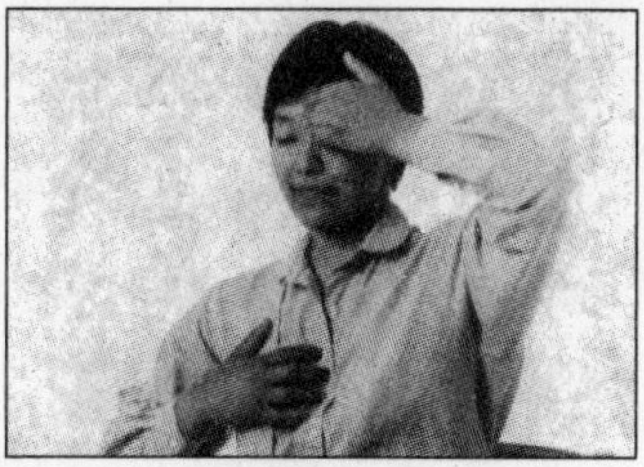

Weitere Punkte für Wehen, Niederkunft und Stillen

Darstellungen weiterer Punkte für die Linderung des Wehen- und Geburtschmerzes siehe in Kapitel 38, »Schwangerschaft und Unfruchtbarkeit«.

42 Zahnschmerzen

Zahnschmerzen können durch Karies oder eine Verletzung verursacht sein, durch die die Nerven im Wurzelkanal frei liegen. Zahnschmerzen sowie die auf einer Zahnfleischerkrankung beruhenden Schmerzen können durch die Anwendung von Akupressur vorübergehend gelindert werden. Natürlich muß man immer zum Zahnarzt gehen, um die Ursache des Zahnschmerzes behandeln zu lassen.

Bei Zahnschmerzen werden traditionell die Akupressurpunkte auf dem Dickdarmmeridian benutzt. Dieser Energiekanal verläuft von den Händen über die Arme zum Zahnfleisch und den Zähnen. Deshalb sind Fernpunkte auf diesem Meridian bei Zahnschmerzen wirksam. Kalte und insbesondere zuckerhaltige Speisen sollten Sie meiden.

Gegen Zahnschmerzen kann man auch das umliegende Zahnfleisch mit Gewürznelkenöl einreiben. Ich habe beim Zahnarzt beim Ausbohren eines Lochs einmal wirksam Selbstakupressur angewandt: Kräftiger Druck auf den Punkt Di 4 zwischen Daumen und Zeigefinger betäubt den Schmerz weitgehend auch ohne Spritze.

Spezielle Armpunkte

Eine Reihe von Akupressurpunkten außen am Oberarm können ebenfalls bei Zahnschmerzen helfen. Wenn sich der betreffende Zahn rechts im Mund befindet, benutzt man die Punkte am rechten Arm (bei Schmerzen auf der linken Seite drücken Sie die Punkte auf dem linken Oberarm); wenn es sich um einen hinteren Backenzahn handelt, die empfindlichen Stellen hinten am äußeren Oberarm behandeln; wenn der Zahnschmerz vorn im Mund sitzt,

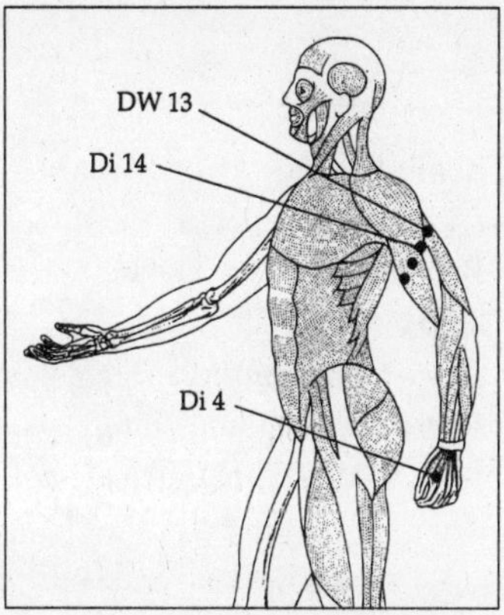

nach einer empfindlichen Stelle vorn am Oberarm tasten.

Die Finger krümmen und mit den Fingerkuppen direkt und kräftig auf die schmerzhafteste Stelle drücken, die man außen am Oberarm finden kann. Einige Minuten lang halten, bis die schmerzende Stelle am Arm wie auch der Zahnschmerz nachlassen.

Dies ist eine gute Technik, die man auch seine Kinder lehren kann, damit sie sich sicherer und weniger ängstlich und hilflos fühlen, wenn sie zum Zahnarzt müssen. Auch Kinder können lernen, ihren Schmerz zu beherrschen, und sich mit neuen Konzentrationstechniken vertraut machen.

Energiepunkte bei Zahnschmerzen

Kieferwagen (Ma 6)
Lage: Zwischen Ober- und Unterkiefer am Kaumuskel vor den Ohrläppchen, der beim Aufeinanderbeißen der Zähne hervortritt.

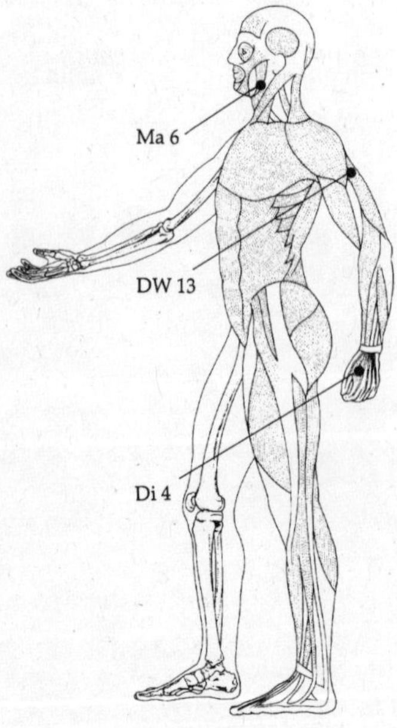

Anwendungsgebiete: Bei Kieferschmerzen und -krämpfen, Kiefergelenkbeschwerden, Kiefersperre, Halsschmerzen, Zahnneuralgie und Zahnschmerzen.

Schönheit des Antlitzes (Ma 3)
Lage: Am unteren Rand des Backenknochens genau unterhalb der Pupille.
Anwendungsgebiete: Bei Zahnschmerzen, Blutandrang zum Kopf und Nebenhöhlenschmerzen.

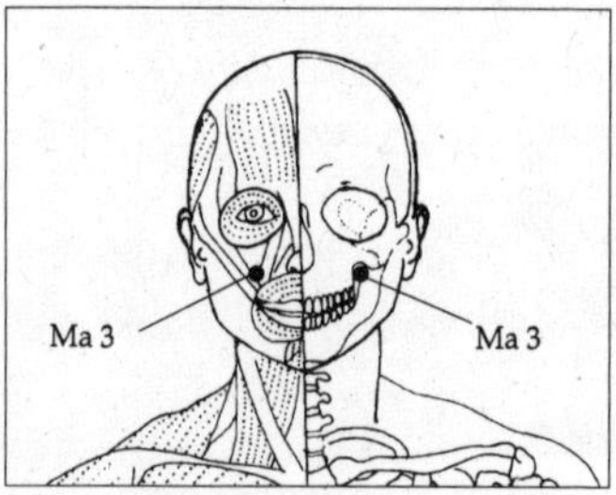

Verbindung mit dem Tal (Hoku) (Di 4)
Achtung: Diesen Punkt nicht bei Schwangeren anwenden, sofern nicht bereits die Wehen eingesetzt haben, da die Stimulierung eine vorzeitige Wehentätigkeit auslösen kann.
Lage: In der Hautfalte zwischen Daumen und Zeigefinger am Handrücken an der höchsten Stelle des Muskels, wenn Daumen und Zeigefinger zusammengepreßt werden.

Anwendungsgebiete: Bei Kopfschmerzen und Zahnschmerzen; wird traditionell auch als allgemeiner Schmerzpunkt sowie als stauungslösender und entzündungshemmender Punkt benutzt.

Schulter-Treffpunkt

(DW 13)

Lage: An der Außenfläche des Oberarms einen Daumenbreit hinter der Basis des Oberarmmuskels (Deltamuskel) und zwei Fingerbreit nach oben in Richtung der Schulter.

Anwendungsgebiete: Bei Zahnschmerzen, Ellbogenschmerzen, Schulterschmerzen und Schmerzen beim Strecken des Arms.

Es müssen nicht alle diese Punkte bearbeitet werden. Es genügt oft schon, wenn man nur einen oder zwei der Punkte drückt.

Übungen

Bequem hinsetzen und die nachfolgend beschriebenen Punkte auf derjenigen Körperseite stimulieren, auf der man Zahnschmerzen hat. Die besten Ergebnisse erzielt man mit starkem Druck, der bis an die Schmerzgrenze geht.

Schritt 1

Ma 6 gleichzeitig mit Ma 3 kräftig drücken: Die Daumen zwischen Ober- und Unterkiefer legen und Ma 6 auf dem Kiefermuskel kräftig drücken. Mit gekrümmten Fingern die Kuppen von Zeige- und Mittelfinger neben die Nase legen und nach oben unter die Backenknochen drücken. Die Augen schließen und langsam und tief atmen; dabei diese Zahnschmerzpunkte eine Minute lang drücken.

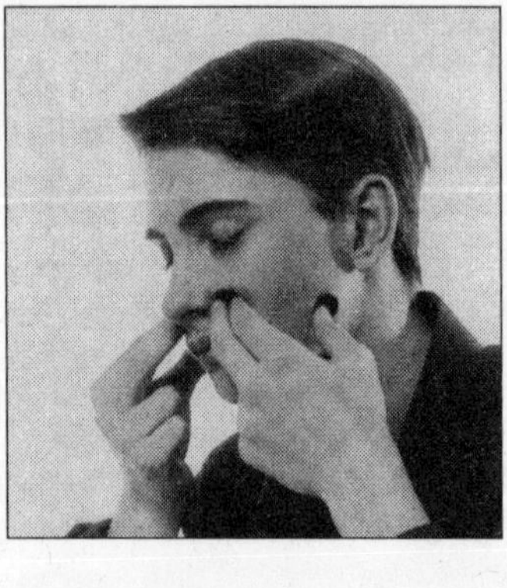

Schritt 2

Di 4 und DW 13 halten: Diese Fernpunkte für Zahnschmerzen auf derselben Seite drükken, auf der man Zahnschmerzen hat. Zuerst Di 4 in der Hautfalte zwischen Daumen und Zeigefinger eine Minute lang stimulieren.

Anschließend DW 13 außen am Oberarm drücken. Mit dem Fin-

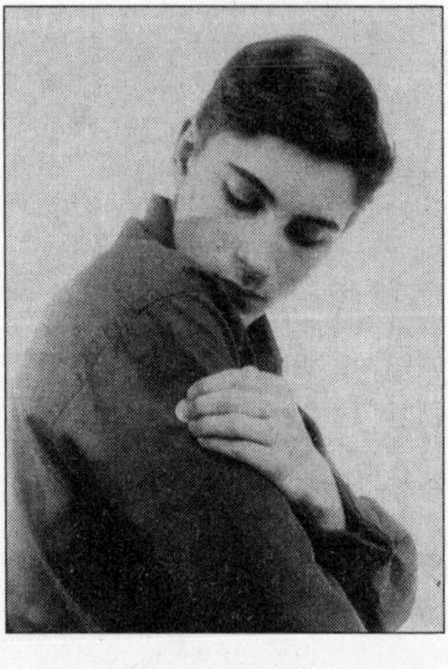

ger über die Außenseite des Arms streichen und nach einer empfindlichen Stelle tasten. Zwei Minuten lang genau auf den empfindlichsten Bereich drücken und tief atmen, bis der Schmerz oder die Empfindlichkeit nachläßt.

Weitere Punkte bei Zahnschmerzen

Darstellungen weiterer Punkte bei Zahnschmerzen siehe in Kapitel 22, »Kopfschmerzen und Migräne«, und Kapitel 19, »Kieferprobleme«.

43 Akupressurprogramm für Ihr Wohlbefinden

Unsere Lebenseinstellung, wie wir denken, mit unserem Körper umgehen, essen, schlafen, uns fit halten und unsere Prioritäten setzen – dies alles hat Einfluß auf unsere Gesundheit und unser Wohlbefinden. Je bewußter wir unserem Körper geben, was er braucht, desto verantwortlicher handeln wir hinsichtlich unseres Wohlbefindens. Krankheiten vorzubeugen ist ebenso wichtig, wie Krankheiten zu heilen, und doch denken viele Menschen erst dann an ihre Gesundheit, wenn sie krank geworden sind.

Das Akupressur-Gesundheitsprogramm ist ein ganzheitlicher Ansatz zur Gesundheitspflege, der tägliche Akupressur mit der Entscheidung für eine gesunde Lebensweise verbindet, wozu unter anderem richtige Ernährung, körperliche Betätigung, positives Denken, Entspannung und Tiefatmung gehören.

Akupressur und Tiefatmung für die Gesunderhaltung

Die in diesem Buch dargestellten Akupressurpunkte helfen nicht nur bei häufigen Gesundheitsstörungen, sondern können ihnen auch vorbeugen. Ich empfehle die regelmäßige Anwendung der tonisierenden Akupressurpunkte in Kapitel 17, »Immunsystem-Kräftigung«, zur Stärkung des ganzen Körpers. Wenn man diese Punkte täglich stimuliert, kann man die Gesamtverfassung verbessern und die Vitalität steigern.

Tiefatemübungen sind die sanftesten und wirksamsten bekannten Methoden zur Reinigung und Revitalisierung des Körpers. Wenn die Atmung flach ist, können die lebenswichtigen Systeme des Körpers nicht optimal funktionieren. Wenn man dagegen tief atmet, kann das Atemsystem den Körper ausreichend mit Sauerstoff versorgen und seine Kraft erhalten.

Tägliches Training

Zu den wichtigsten Arten täglicher Gymnastik zur Gesunderhaltung zählen Dehnungsübungen und Aerobic. Sanfte Dehnungsübungen (zweimal täglich fünf Minuten) halten die Muskeln und Gelenke locker. Aerobic-Übungen (zwanzig bis dreißig Minuten täglich), Schwimmen, Radfahren, Laufen bzw. Jogging entwickeln den Muskeltonus, stimulieren Tiefatmung und die Transpiration und verbessern die Durchblutung. Körperliche Betätigung harmonisiert die Körpersysteme in natürlicher Weise. Wenn man sich nicht körperlich betätigt, wird der Stoffwechsel träge, und es entsteht eine Neigung zu Depressionen oder zu überreichlichem Essen. Wenn man regelmäßig Sport oder Gymnastik treibt, entwickelt man einen gesunden Appetit, eine positive Grundeinstellung und eine insgesamt verbesserte Vitalität.

Ernährung

Auch die Ernährung spielt eine wichtige Rolle für die Gesunderhaltung und Widerstandskraft gegenüber Krankheiten. Wer raffinierte, konservierte oder denaturierte Lebensmittel verzehrt, schwächt seine Körpersysteme. Es gibt andererseits Lebensmittel, die den Körper kräftigen, widerstandsfähig machen und seine Selbstschutzmechanismen aktivieren. In der folgenden Tabelle ist angegeben, welche Nahrungsmittel man bevorzugen sollte, bei welchen man zurückhaltend sein und welche man meiden sollte.

Empfohlene Nahrungsmittel	*Nicht zu empfehlende Nahrungsmittel*
Gemüse	denaturierte Nahrungsmittel mit Zucker
Vollkorn	Weißmehlprodukte
Samen (in Maßen)	Salz (weniger essen)
Nüsse (in Maßen)	Gebackenes (weniger essen)
Bohnen (in Maßen)	Molkereiprodukte (weniger essen)
Tofu und Misosuppe	rotes Fleisch
Fisch und Meeresalgen	chemische Zusätze
frisches Obst	Kaffee, auch koffeinfreier (weniger trinken)

Das Fünf-Minuten-Gesundheitsprogramm mit Akupressur

Ich möchte Ihnen abschließend dieses kurze Energiepunkteprogramm zur Erhaltung Ihrer Gesundheit und zum Abbau von Streß empfehlen. Man kann es ohne weiteres zu Hause oder am Arbeitsplatz durchführen. Sitzen Sie zunächst vorn auf der Kante eines Stuhls mit gerader Lehne.

Schritt 1

Kreuzbereich kräftig reiben: Nicht auf schwache Bandscheiben oder angebrochene bzw. gebrochene Knochen drücken. Wenn der Kreuzbereich empfindlich ist, mit geringem Druck arbeiten. Ansonsten beide Handrücken längs der Seiten der Wirbelsäule auf den Kreuzbereich legen. Die Punkte B 23 und B 47 (Meer der Vitalität) eine Minute lang kräftig auf- und abwärts reiben, bis Wärme entsteht.

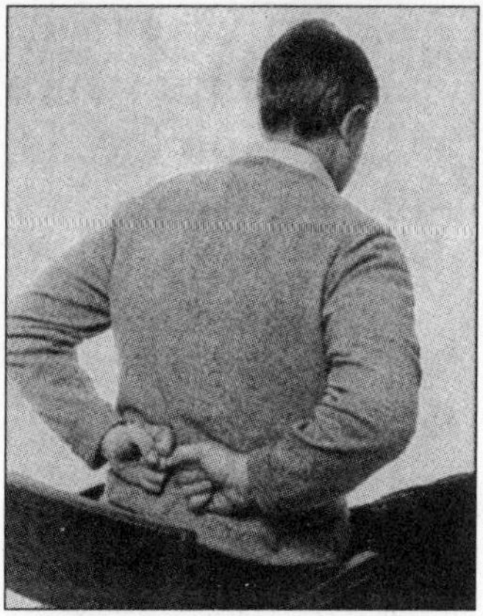

Schritt 2

Die Schädelbasis zusammen mit dem Punkt des Dritten Auges halten: Den Kopf zurückneigen, die Augen schließen und dabei die nachfolgende Tiefatemübung durchführen.

Dreimal langsam und tief atmen. Sich vorstellen, daß man mit jedem tiefen Atemzug eine heilende Substanz aufnimmt, die den Schmerz oder die Spannung durchdringt und auflöst. Sich darauf konzentrieren, tief in

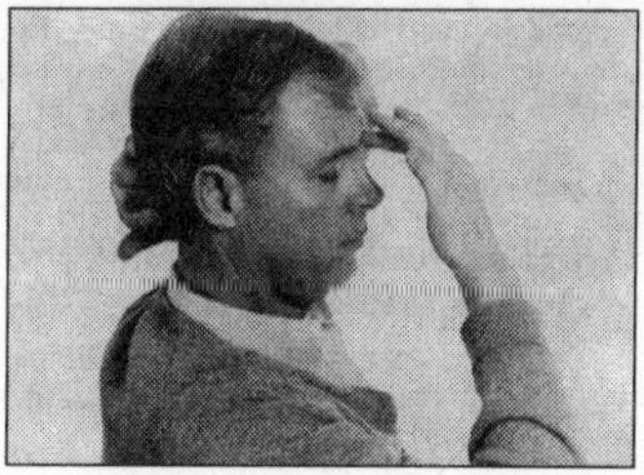

Spannungszustände oder verspannte Muskeln zu atmen. Nach jedem vollen Einatmen den Atem einige Sekunden lang anhalten. Ausatmen und die Spannung langsam abfließen lassen.
Eine weitere Minute lang tief atmen und sich vorstellen, wie jeder Atemzug heilende Energie in den Körper bringt.

Schritt 3

Das Meer der Energie (EG 6) drei Fingerbreit unterhalb des Nabels im Unterleib halten: Sich nun bequem mit geradem Rücken und entspannten Schultern im Stuhl zurücksetzen. Die Augen schließen, kräftig in diesen Energiepunkt drücken und eine Minute lang tief atmen.

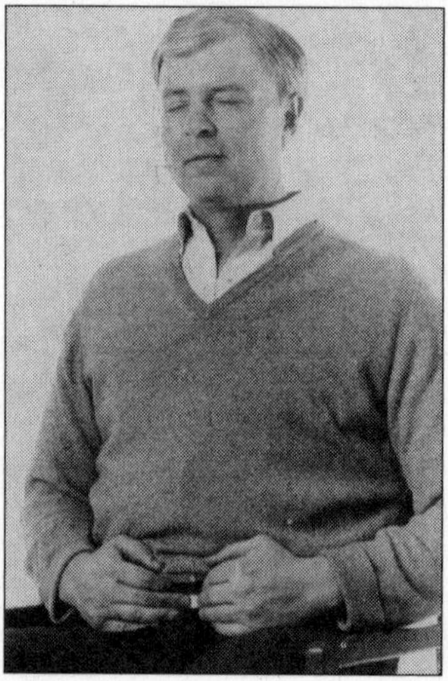

Jeder kann sich durch gesunde Ernährung, positives Denken, Dehnungsübungen und Tiefatemübungen sowie durch tägliches körperliches Training bester Gesundheit erfreuen.
Drücken Sie Ihre Energiepunkte, wann immer Ihnen danach zumute ist, und Sie werden sich frischer, vitaler und gesünder fühlen.

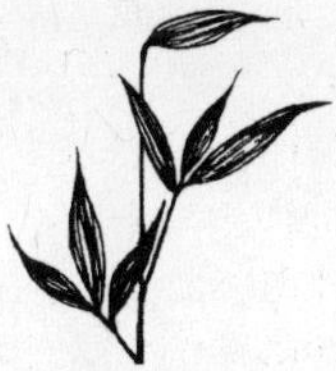

Anhang A: Tafeln

Meridianabkürzungen

B	=	Blase
Di	=	Dickdarm
Dü	=	Dünndarm
DW	=	Dreifacher Wärmer
EG	=	Empfängnisgefäß
GB	=	Gallenblase
H	=	Herz
Le	=	Leber
LG	=	Lenkergefäß
Lu	=	Lunge
Ma	=	Magen
Mi	=	Milz
N	=	Niere
P	=	Perikard
Z	=	Zusätzlicher Punkt

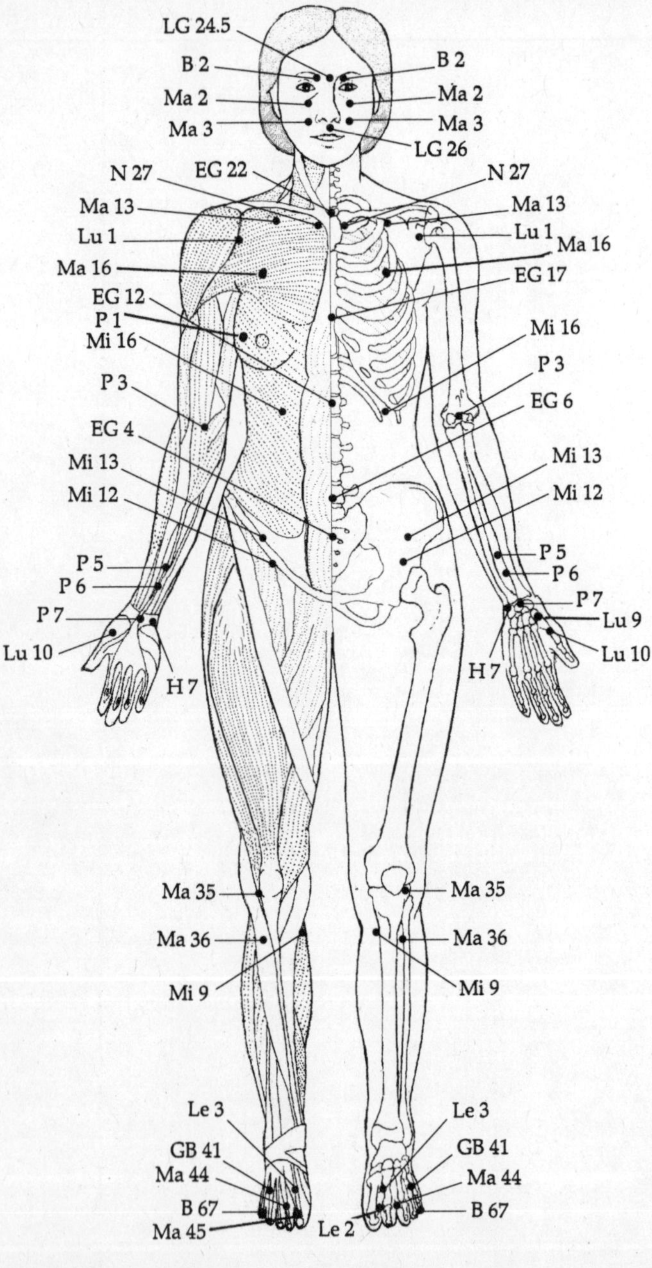

LG 24.5
B 2
B 2
Ma 2
Ma 2
Ma 3
Ma 3
LG 26
N 27
EG 22
N 27
Ma 13
Ma 13
Lu 1
Lu 1
Ma 16
Ma 16
EG 17
EG 12
P 1
Mi 16
Mi 16
P 3
P 3
EG 6
EG 4
Mi 13
Mi 13
Mi 12
Mi 12
P 5
P 5
P 6
P 6
P 7
P 7
Lu 9
Lu 10
Lu 10
H 7
H 7
Ma 35
Ma 35
Ma 36
Ma 36
Mi 9
Mi 9
Le 3
Le 3
GB 41
GB 41
Ma 44
Ma 44
B 67
B 67
Ma 45
Le 2

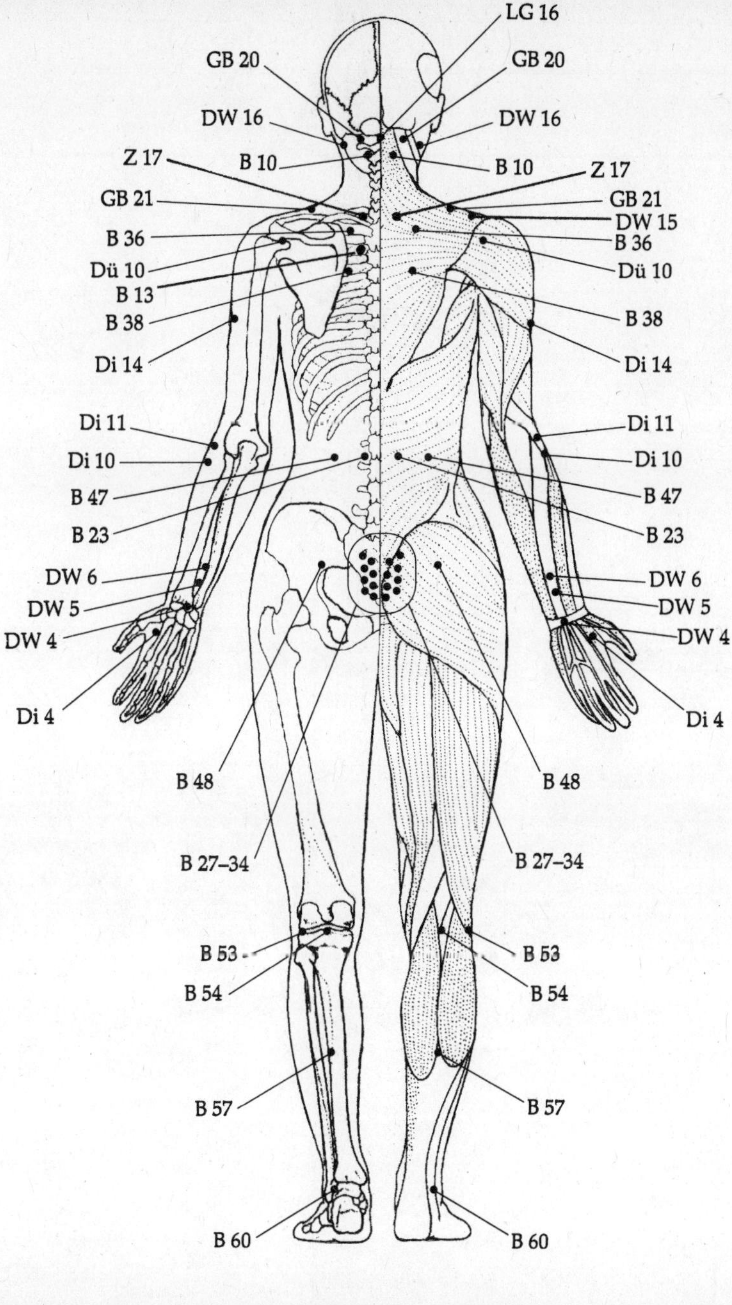

LG 16
GB 20
GB 20
DW 16
DW 16
Z 17
B 10
B 10
Z 17
GB 21
GB 21
DW 15
B 36
B 36
Dü 10
Dü 10
B 13
B 38
B 38
Di 14
Di 14
Di 11
Di 11
Di 10
Di 10
B 47
B 47
B 23
B 23
DW 6
DW 6
DW 5
DW 5
DW 4
DW 4
Di 4
Di 4
B 48
B 48
B 27–34
B 27–34
B 53
B 53
B 54
B 54
B 57
B 57
B 60
B 60

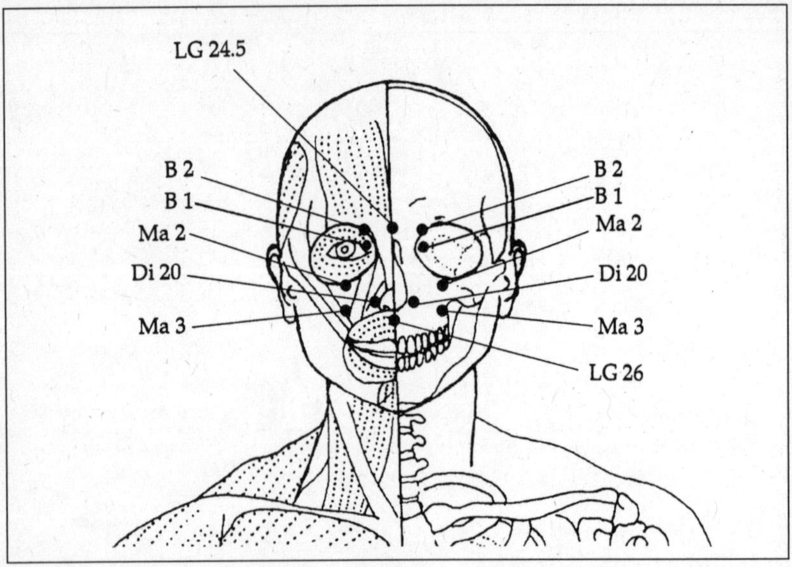
LG 24.5
B 2
B 1
Ma 2
Di 20
Ma 3
B 2
B 1
Ma 2
Di 20
Ma 3
LG 26

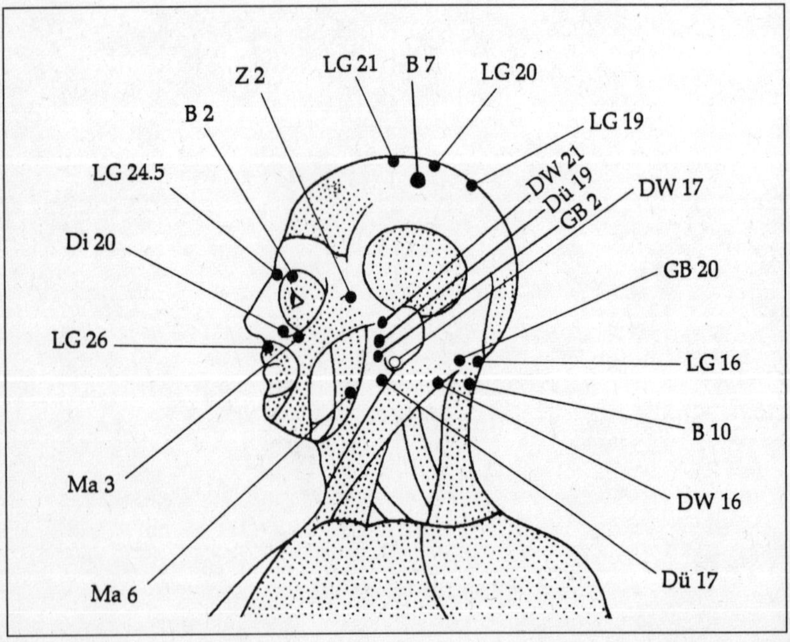
LG 21
B 7
LG 20
Z 2
B 2
LG 19
LG 24.5
DW 21
Dü 19
GB 2
DW 17
Di 20
GB 20
LG 26
LG 16
B 10
Ma 3
DW 16
Ma 6
Dü 17

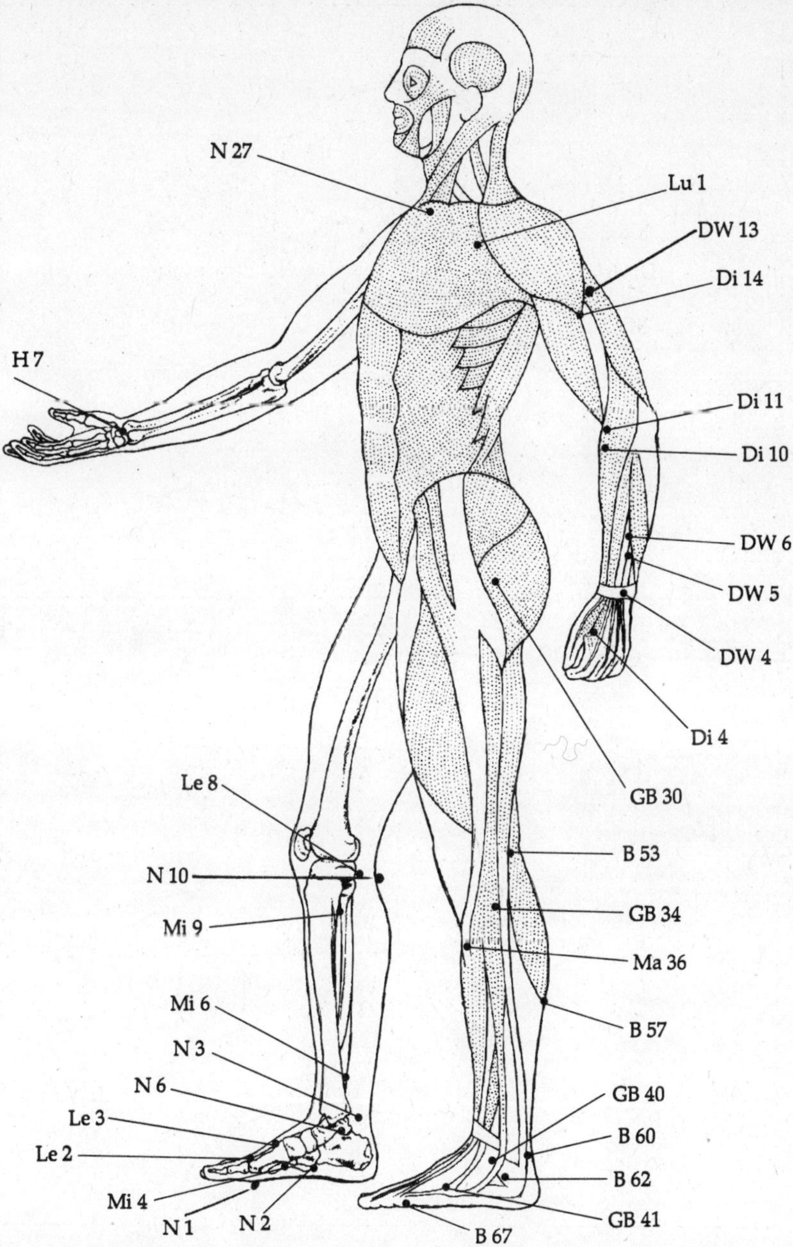
N 27
Lu 1
DW 13
Di 14
H 7
Di 11
Di 10
DW 6
DW 5
DW 4
Di 4
GB 30
Le 8
B 53
N 10
GB 34
Mi 9
Ma 36
Mi 6
B 57
N 3
N 6
GB 40
Le 3
B 60
Le 2
B 62
Mi 4
GB 41
N 1
N 2
B 67

Anhang B: Alphabetisches Verzeichnis der Energiepunkte

Energiepunkt	*Seite*
Befehlende Mitte (B 54) Bei Rückenschmerzen, Ischias und schmerzenden oder steifen Knien; kräftigt Kreuz und Knie.	190, 289
Befehlshabende Stelle (B 53) Bei schmerzenden oder steifen Knien, Wadenkrämpfen, Epilepsie und Ohnmacht; hilft bei Problemen beim Wasserlassen.	191
Beleuchtetes Meer (N 6) s. a. Fröhlicher Schlaf Bei geschwollenen Knöcheln, Knöchel- und Fersenschmerzen.	93, 197
Brustfenster (Ma 16) Bei Brustschmerzen und Stillproblemen.	366
Den Himmel durchdringen (B 7) Bei Kopfschmerzen und Druckgefühl in Nase und Nebenhöhlen; macht die Nase frei.	252, 253
Ding Chuan (Z 17) Bei Husten, pfeifendem Atem, Atemnot, steifem Nacken und Asthma; gut für Lungen, Schultern und Nacken.	137

Energiepunkt	*Seite*
Fröhlicher Schlaf (N 6) s. a. Beleuchtetes Meer Bei Schlaflosigkeit, Urogenitalbeschwerden, Knöchelschmerzen, Wasserretention und Bluthochdruck; klärt den Geist und beruhigt den Körper.	299
Gekrümmter Sumpf (P 3) Bei nervösem Magen, Ängstlichkeit und Herzklopfen; reguliert das Herz und harmonisiert die Emotionen.	69
Genitalienpunkt (B 48) Bei Kreuzschmerzen, Ischias, Hüftschmerz und Verspannung; gut für das Kreuz.	234, 277, 280, 289, 331, 363
Gewundene Quelle (Le 8) Bei Knieschmerzen, Fasergeschwulsten, Scheiden- und Penisschmerz; kräftigt das Knie und reguliert die Menstruation.	190
Großer Abgrund (Lu 9) Bei Asthma, Husten, Reizbarkeit und Aufgeregtheit; harmonisiert die Lungen.	85
Großer Hügel (P 7) Bei Handgelenkbeschwerden und emotionellen Störungen; gut für das Handgelenk, reguliert die Magentätigkeit.	152

Energiepunkt	*Seite*
Kieferwagen (Ma 6) Bei Kieferproblemen, Zahnschmerzen, Streß und Halsschmerzen; hilft bei Kiefer- und Zahnschmerzen.	181, 182, 183, 372
Kreuzpunkte (B 27 bis B 34) Bei Menstruationsproblemen, Impotenz, Wehenschmerz, Kontraktionen im Beckenbereich, Hexenschuß und Kreuzschmerzen; helfen, die Gebärmutter zu entspannen.	233, 339, 342, 357
Leuchtende Augen (B 1) Bei starkem Nasenbluten; lindert Augenschmerzen.	247
Loslassen (Lu 1) Bei Atembeschwerden, Asthma, Ermüdung, Verwirrtheit und Reizbarkeit; macht die Brust frei, lockert die Emotionen und stärkt die Lungen.	85, 102, 104, 117, 280, 305, 366
Lungenpunkt (B 13) Bei Atembeschwerden, Druck in der Brust.	85
Meer der Energie (EG 6) Bei schwachem Kreuz, Verstopfung, Blähungen und Impotenz; kräftigt das Kreuz und füllt die Energievorräte wieder auf.	62, 92, 102, 106, 122, 124, 166, 168, 223, 233, 289, 328, 342, 350, 362

Energiepunkt	*Seite*
Ohrenpforte (DW 21) Bei schmerzendem oder entzündetem Ohr und Hör- und Kieferproblemen; macht die Ohren frei.	183, 265,
Ort des Zuhörens (Dü 19) Bei Ohrenschmerzen, Wasser im Ohr, Ohrendruck und Kieferproblemen; harmonisiert die Schilddrüse.	183, 265
Punkt des Dritten Auges (LG 24.5) Bei hormonellen Störungen, Reizbarkeit, Niedergeschlagenheit und Verwirrtheit; stimuliert die Funktion des Immunsystems und macht den Geist ruhig.	52, 70, 98, 106, 118, 132, 145, 158, 176, 205, 254, 278, 280, 298, 312, 332, 366
Reise dazwischen (Le 2) Bei Diarrhöe, Magenschmerzen und Übelkeit; macht den Geist ruhig.	122, 125
Ruhiger Schlaf (B 62) Bei Knöchelschmerzen, Kreuzschmerzen, Schlaflosigkeit und Bluthochdruck; entspannt, beruhigt und beseitigt Schmerzen.	197, 299
Schattige Seite des Berges (Mi 9) Bei Kniebeschwerden, Aufgetriebensein, Ödem und Wasserretention; reguliert den Wasserhaushalt und hilft bei Knieschmerzen.	92, 190

Energiepunkt	*Seite*
Springender Kreis (GB 30) Bei Frustration, Gereiztheit, Hüftschmerz und Rheumatismus; lockert die Sehnen und stellt die Beweglichkeit der Gelenke wieder her.	277, 280
Sprudelnde Quellen (N 1) Hilft bei Impotenz, Ohnmacht, Hitzewallungen und Epilepsie; stimuliert die Nieren und verjüngt den Geist.	157, 260, 341
Strenger Mund (Ma 45) Hilft bei Übelkeit, Verdauungsstörungen, Lebensmittelvergiftung und Unterleibsschmerzen; harmonisiert den Magen.	271
Teich an der Biegung (Di 11) Bei Verstopfung, fieberhafter Erkältung und arthritischen Ellbogenschmerzen; stimuliert die Eingeweide und kräftigt das Immunsystem.	61, 79, 131, 164, 166, 169, 351
Tor des Geistes (H 7) Bei Schlaflosigkeit durch Überreizung; hilft bei Angstzuständen, harmonisiert das Herz und kräftigt den Geist.	69, 298
Tore des Bewußtseins (GB 20) Bei steifem Nacken, Kopfschmerzen, Schlaflosigkeit und Bluthochdruck; lindert Kopf- und Nackenschmerzen.	79, 102, 104, 116, 132, 145, 158, 175, 183, 205, 241, 277, 280, 298, 312, 316, 321, 322

Energiepunkt	*Seite*
Vereinigung des Hörens (GB 2) Bei Ohrenbeschwerden, Schmerzen in den Ohren und Kieferproblemen; gut für Kiefer und Ohren.	183, 265
Vier Weiße (Ma 2) Bei Akne, unreiner Gesichtshaut und brennenden Augen; entspannt Augen und Gesicht.	51, 97
Vitales Zwerchfell (B 38) Bei Atembeschwerden, Ängstlichkeit und Bluthochdruck; beruhigt die Emotionen und fördert die Entspannung.	116, 136, 297
Vorderer Gipfel (LG 21) Bei psychologischen Konflikten, Traumen und Kopfschmerzen; macht den Kopf frei, beruhigt den Geist.	117
Willkommensduft (Di 20) Bei Schnupfen, Nebenhöhlenschmerzen und verstopfter Nase; macht Nase und Nebenhöhlen frei.	131, 252, 253
Windschutz (DW 17) Bei Nackenschmerzen, Kopfschmerzen, Nasenbluten und Halsentzündung; macht Kopf und Nase frei.	52, 183, 265, 304

Register

H

I

J

K

L

M

N

O

P, Q

R

S

T

U

V

W

Y, Z